MARIËTTE BOON
LIESBETH VAN ROSSUM

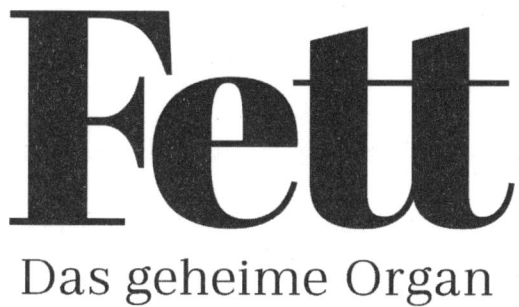

Fett

Das geheime Organ

**Körperfett verstehen,
gesund und schlank leben**

Aus dem Niederländischen von Annette Löffelholz

HEYNE

Die Originalausgabe erschien 2019 unter dem Titel *VET belangrijk* bei Ambo | Anthos Uitgevers, Amsterdam.

Diese Publikation wurde mit der finanziellen Unterstützung der Dutch Foundation for Literature möglich gemacht.

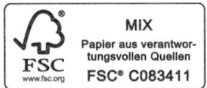

Sollte diese Publikation Links auf Webseiten Dritter enthalten, so übernehmen wir für deren Inhalte keine Haftung, da wir uns diese nicht zu eigen machen, sondern lediglich auf deren Stand zum Zeitpunkt der Erstveröffentlichung verweisen.

Penguin Random House Verlagsgruppe FSC® N001967
Deutsche Erstausgabe 2021

© by Mariëtte Boon; Liesbeth van Rossum 2019

© der deutschsprachigen Ausgabe 2021 by Wilhelm Heyne Verlag, München, in der Penguin Random House Verlagsgruppe GmbH,
Neumarkter Straße 28, 81673 München
Redaktion: Kerstin Lücker
Umschlaggestaltung: Hauptmann & Kompanie, Zürich
Satz: Satzwerk Huber, Germering
Druck und Bindung: CPI books GmbH, Leck
Printed in Germany
ISBN: 978-3-453-20735-6

www.heyne.de

Für unsere Eltern

Inhalt

Vorwort 13

1 **Die Geschichte des Fetts in einem kurzen Überblick** 17
   Warum Fett in der Evolution unverzichtbar war 17
   Wie Fett von einem guten Freund zu einem großen Feind wurde 20
   Die Entdeckung der Fettzelle 24

2 **Fett als unverzichtbares Speicherorgan** 29
   Der Zuckerspeicher Glykogen 30
   Fett: Ein nützlicher Speicher 33
   Was, wenn man kein Fett hat? Die Geschichte von Natalie 35
   Von Fett kann man lange zehren 37
   Fett ist verrückt nach Zucker – und wir auch 40
   Warum macht Hunger schlechte Laune? 44
   Die Verarbeitung einer fetten Mahlzeit 46
   Wann hat man zu viel Fettmasse? 50
   Übergewicht als Folge einer positiven Energiebalance . 53
   Was macht eine gesunde Ernährung aus? 54

3 **Fett als Hormonfabrik** 59
   Das Mädchen, das immer Hunger hat: Die Geschichte von Karin 59
   Die Entdeckung des Fetthormons Leptin 62
   Leptin beim Menschen 68
   Leptin als Allheilmittel gegen Adipositas 71
   Andere Fetthormone 73

	Fettdepot und Fruchtbarkeit	76
	Das Hormon Kisspeptin: Der Startschuss für die Pubertät	78
4	**Fett kann krank machen und Krankheiten können fett machen**	81
	Krank durch zu viel Körperfett: Die Geschichte von Rob	81
	Der Lebenszyklus von Fett	83
	Apfelfigur versus Birnenfigur	88
	Bauchfett ist schlechter als Hüftspeck	89
	Übergewicht verringert die Fruchtbarkeit: Die Geschichte von Carla	93
	Übergewicht erhöht das Krebsrisiko	98
	Das Schilddrüsenhormon: Ein Katalysator unseres Stoffwechsels	99
	Geschlechtshormone steuern die Verteilung unseres Körperfetts	101
5	**Das Hunger- und Sättigungsgefühl**	105
	Ungezügelter Appetit: Die Geschichte von Joost	105
	Esslust: Ein kompliziertes Zusammenspiel von Hormonen und Schaltstationen	108
	Die Auswahl von Essen geschieht oft unbewusst	112
	Das Hungerhormon aus dem Magen: Ghrelin	114
	Auch Darmhormone kommunizieren mit unserem Gehirn	116
	»Cannabis« im Gehirn: Das Endocannabinoid-System	118
	Warum essen wir, auch wenn wir keinen Hunger haben?	120
	Die Rolle des Belohnungssystems	120
	Wie lässt sich ein gesundes Essverhalten steuern?	124

6	**Wunderbarer Stoffwechsel**	129
	Unser fantastischer Verbrennungsmotor	129
	In Bewegung: Stehen und »fidgeting«	131
	Braunes Körperfett heizt mächtig ein	135
	Braunes Körperfett verwandelt Fett in Wärme	138
	Schlank werden durch braunes Körperfett?	
	Die Geschichte von Barbara	140
	Lass mich nicht in der Kälte stehen!	144
7	**Körperfett und Biorhythmus**	149
	Ein heftig gestörter Rhythmus: Die Geschichte von Femke	149
	Unsere biologische Uhr	151
	Wie bringen Lebensgewohnheiten unsere biologische Uhr aus dem Takt?	153
	Zu wenig Schlaf macht Appetit auf Fast Food: Die Geschichte von Erik	157
	Wie wenig Schlaf dick machen kann	158
	Was passiert mit unserem Biorhythmus, wenn wir nicht frühstücken?	161
	Der Stoffwechsel und der Jo-Jo-Effekt	163
	Der Jo-Jo-Effekt nach einer Crashdiät: Die Geschichte von Chantal	164
	Einige Trenddiäten	170
	Der Menstruationszyklus und Hungerattacken	173
8	**Wie macht Stress dick?**	175
	Psychischer Stress, körperlicher Stress und Gewichtszunahme	178
	Extremer Stress und die Folgen: Die Geschichte von Mischa	179
	Warum macht extremer Dauerstress nicht jeden dick?	182
	Ist Stress messbar?	184
	Wie macht Cortisol dick?	186

9 Versteckte Dickmacher 191
Injizierter Stress: Die Geschichte von Julie 191
Chemischer Stress 194
Hormonelle Schadstoffe 198
Dick durch Darmbakterien? Die Rolle unseres Mikrobioms 203
Dick durch ein Virus? 207
Eine Epidemie versteckter Dickmacher 209

10 Übergewicht effektiv bekämpfen 211
Schlank durch eine Magenoperation: Die Geschichte von Patty Brard 211
Ein gesundes Gewicht halten durch Prävention 214
Schlank werden oder bleiben – was können wir selbst dafür tun? 218
Neue wissenschaftliche Erkenntnisse für die eigene Praxis 222
Nicht jedes Pfund geht durch den Mund 224
Abnehmen bei Übergewicht oder Adipositas 230
Medikamente gegen Adipositas 232
Die Magenoperation: Eine dauerhafte Lösung für Übergewicht? 233
Ein Magenbypass bringt die Darmhormone in Schwung 236
Das Leben nach einer Magenoperation 239

11 »Fatshaming« und die psychischen Folgen von Adipositas 243
Tagebuch einer »Fatty«: Die Geschichte von Asha 243
Die letzte sozial akzeptierte Form von Diskriminierung 246
Das Adipositas-Stigma im Gesundheitswesen 249
Adipositas und Depression: Gemeinsame biologische Ursachen 252
Adipositasbehandlung bei einer Depression 259

Dankwort 263

Glossar 265

Quellennachweise 274

Sachregister 296

Vorwort

Bei dem Wort »Körperfett« denken Sie wahrscheinlich zuerst an die kleine Speckrolle, die über den Hosenbund quillt, wenn Sie über die Weihnachtstage zu viel gegessen haben. Oder an die gut gepolsterten Pobacken, auf denen sich, wenn das Licht ungünstig fällt, kleine »Wölkchen« abzeichnen – zumindest bei den meisten Frauen. Viele Menschen pflegen eine Hassliebe zu ihrem Körperfett, wobei der Hass oft überwiegt.

Dieses Bild wird eindeutig durch die Medien verstärkt. Man kann keine Zeitschrift aufschlagen, in der nicht mindestens ein Artikel über Diäten, Schlankheitskuren oder Nahrungsergänzungsmittel steht, die uns zu einer schlankeren Figur verhelfen sollen. Und das natürlich möglichst mühelos. Eine Erfolgsgeschichte jagt die andere, und die Supermodels lassen Neid aufkommen. Auch im Fernsehen wird die unmissverständliche Botschaft verbreitet, dass wir allesamt schlanker und fitter werden und uns von unserem Körperfett verabschieden müssen. Aber wie alles, was mit unserem Körper zu tun hat, wird auch das wohl einen bestimmten Sinn und Zweck haben. Oder? Was also ist Fett eigentlich und welche Funktion hat es? Und ist es wirklich so schlecht, wie allgemein behauptet wird?

Über kein anderes Organ haben wir bis vor Kurzem so wenig gewusst wie über unser Körperfett. Denn ja, Fett ist genauso ein Organ wie das Herz oder die Lungen. Jahrelang, nein jahrhundertelang, war man der Auffassung, dass Fett nicht viel mehr ist als eine Isolierschicht, ein wabbeliger Haufen Speck, der unsere inneren Organe vor Kälte und Einwirkungen von außen schützt. Aber nichts ist weniger wahr.

Fett ist, wie man inzwischen weiß, eines der größten Organe unseres Körpers. Das Interesse der Forschung daran ist in der letzten Zeit exponentiell gestiegen und hat uns viele neue Erkenntnisse gebracht. Wenn wir als Mediziner*innen und Wissenschaftler*innen in den zurückliegenden Jahren etwas gelernt haben, dann, dass unser Körperfett nicht nur ein wichtiges, sondern sogar ein unverzichtbares Organ ist. Es sorgt dafür, dass den anderen Organen ständig Brennstoff zugeführt wird, wenn wir längere Zeit nichts gegessen haben. Für unsere Vorfahren war dies unerlässlich, um überleben zu können. Aber das Körperfett kann und macht noch so viel mehr! Es produziert zahllose Hormone, Botenstoffe, die in die Blutbahn ausgeschüttet werden, um mit anderen Organen, einschließlich des Gehirns, zu kommunizieren. Dazu gehören auch Hormone, die den Appetit zügeln, wenn man sich zum Beispiel gerade eine ordentliche Portion Pommes frites einverleibt hat, sodass man nicht endlos weiterisst. Praktisch, oder?

Unser Körperfett hat deutlich zwei Gesichter. Solange es im Umfang nicht ausufert, ist es uns wohlgesonnen und hält uns gesund. Haben wir jedoch zu wenig oder zu viel Körperfett, kehrt es sich gegen uns. Bei Untergewicht produziert es nicht genügend wichtige Hormone, sodass der gesamte Hormonhaushalt aus dem Gleichgewicht gerät, bis hin zur Unfruchtbarkeit. Und bei Übergewicht kommt es zu einem Überschuss an ungesunden Hormonen und anderen Stoffen, die sich auf diverse Prozesse im Körper negativ auswirken und krank machen können. Zu den Erkrankungen, die in Zusammenhang mit Übergewicht stehen, zählen unter anderem die Zuckerkrankheit (Diabetes mellitus Typ 2, im Folgenden der Einfachheit halber »Diabetes« genannt), Unfruchtbarkeit, Depressionen sowie manche Krebsarten. Nicht von ungefähr lassen es sich die Hersteller einiges kosten, um ihre diversen Pillen, Pülverchen und andere höchst innovative

Produkte – wie spezielle Westen, durch die Wasser strömt –, an den Mann oder die Frau zu bringen – mit dem Versprechen, dass sie schlank und gesund machen. Diese Dinge finden bei der entsprechenden Zielgruppe zwar reißenden Absatz, können die Erwartungen aber oft nicht erfüllen.

Uns liegt am Herzen, Ihnen zu vermitteln, was Sie selbst tun können, um Ihr Körperfett zu reduzieren – oder im Gegenteil mehr Fett anzusetzen –, wir möchten Ihnen Tipps geben, wie Sie Ihr Fett gesünder machen oder verhindern können, gegen Ihren Willen zuzunehmen.

Wir machen Sie in diesem Buch mit einigen Patient*innen bekannt, denen wir in unserer Berufspraxis begegnet sind. Manche haben Probleme mit ihrem Körperfett, zum Beispiel Übergewicht, oder leiden unter häufigen Folgeerkrankungen, die vielen Menschen nicht fremd sein dürften. Aber Sie werden sehen, dass jeder und jede einen eigenen Weg gefunden hat, mit dieser Problematik umzugehen. Und das ist, so meinen wir, durchaus inspirierend. Wir haben uns auch dafür entschieden, von sehr seltenen Krankheitsbildern zu berichten, weil sie uns ganz besonders beeindruckt haben. Und darüber hinaus haben gerade diese Fälle der Wissenschaft in den letzten Jahren zu vielen Einblicken und Erkenntnissen im Hinblick auf die verblüffende Funktion unseres Körperfetts verholfen und dazu beigetragen, dass viele seiner Geheimnisse enträtselt werden konnten.

Anhand alltäglicher und weniger alltäglicher Geschichten nehmen wir Sie mit auf eine Erkundungsreise zu diesem faszinierenden Organ. Wie funktioniert unser Körperfett genau? Und wie kommt es, dass manche Menschen zu viel und andere zu wenig Fett haben? Spielen hierbei Hormonstörungen eine Rolle? Ist zu viel Fett in jedem Fall gleich schädlich? Warum funktionieren Diäten oft nicht oder nur für eine begrenzte Zeit und was können Sie tun, um auf lange Sicht ein gesundes Gewicht zu halten? Sollte man Stress vermeiden, sich in die Kälte stellen, um die Fettverbrennung anzukurbeln? Oder gibt es noch andere schlaue Tricks? Wie wird das Körperfett durch den Schlaf-Wach-Rhythmus, appetitregulierende Hormone und bestimmte Medikamente beeinflusst? Wir alle wissen, dass ungesunde Ernährung und Bewegungsmangel an der epidemischen Ausbreitung von Adipositas wesentlich beteiligt sind. Aber in den letzten Jahren sind auch sehr viele andere Dinge ans Licht gekommen und man hat eine ganze Welt versteckter Dickmacher entdeckt. Die gute Nachricht ist, dass wir selbst einiges zum Positiven wenden und dadurch die Kontrolle über unser Gewicht zurückgewinnen können. All diese Fragen und Aspekte werden in diesem Buch zur Sprache kommen. Ergänzt durch praktische Tipps, die Sie als Leser*in sofort in Ihrem Alltag anwenden können. Willkommen im Wunderland unseres Körperfetts!

Mariette Boon & Liesbeth van Rossum, April 2019

1
Die Geschichte des Fetts in einem kurzen Überblick

Warum Fett in der Evolution unverzichtbar war

In den hoch entwickelten Gesellschaften gibt es Nahrungsmittel im Überfluss und es kostet wenig Mühe, sich für eine ganze Woche mit Lebensmitteln einzudecken. Man geht am Samstagmorgen einfach in den Supermarkt und lädt seinen Einkaufswagen voll. Oder – noch besser – man erledigt seine Bestellungen online. Für unsere prähistorischen Vorfahren sah die Nahrungsbeschaffung ein wenig anders aus, sie mussten sich ihr Essen erjagen und dafür weite Wege gehen. Und es konnte durchaus Tage geben, an denen sie mit leeren Händen »nach Hause« kamen. Aber zum Glück besaßen sie einen Energievorrat, auf den sie jederzeit zurückgreifen konnten: ihr Körperfett. So konnten wichtige Organe wie das Gehirn und das Herz auch an Tagen, an denen es nichts zu essen gab, ihre Funktionen wahrnehmen. Fett war überlebenswichtig.

Manche unserer Vorfahren hatten das Glück, mit einem besonders effektiven Energiesystem ausgerüstet zu sein. Sie waren in der Lage, aus wenig Nahrung viel Energie zu gewinnen, um sie in ihrem Körperfett zu speichern, und sie hatten zudem eine sparsame Verbrennung. Diese günstige Kombination machte es ihnen möglich, größere Fettreserven anzulegen, von denen sie in Zeiten, in denen die Nahrung knapp war, entsprechend länger zehren konnten.

Prähistorische Menschen konnten in schweren Zeiten oder Hungersnöten also nur dann überleben, wenn sie reichlich Körperfett angesetzt hatten. Mit anderen Worten: Sie waren, wenn sie viel Körperfett hatten, evolutionär gesehen im Vorteil, ein Aspekt, der für den Fortbestand unserer Art von existenzieller Bedeutung gewesen ist. Folglich stand viel Körperfett in prähistorischen Zeiten in hohem Ansehen, möglicherweise wurde es sogar vergöttert. Das zeigt der Fund einiger rätselhafter Skulpturen aus der Steinzeit, deren bekannteste die Venus von Willendorf (etwa 25.000 v. Chr.) ist (siehe Abb. 1). Dargestellt ist eine dickbäuchige Frau mit großen Brüsten und breiten Hüften, die als Fruchtbarkeitssymbol gedeutet werden kann. Was nicht einer gewissen Ironie entbehrt, wenn man bedenkt, dass starkes Übergewicht (Adipositas) nachweislich auf Kosten der Fruchtbarkeit geht.

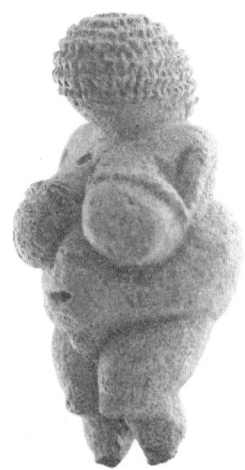

Abbildung 1: Die Venus von Willendorf

Nach der Zeit der Jäger und Sammler kam es vor rund 10.000 Jahren zu einer bedeutenden Wende. Die Menschen begannen, sich an festen Orten anzusiedeln und taten damit den ersten Schritt auf dem Weg zur Gründung von Dörfern und Städten. Da sie dazu übergingen, Ackerbau und Viehzucht zu betreiben, war es ihnen möglich, Nahrungsvorräte anzulegen. Von nun an waren die Zeiten großer Hungersnöte vorbei, auch wenn die Menschen nach wie vor den Launen der Natur ausgeliefert waren. Von daher war und blieb das Körperfett ein lebenswichtiger Verbündeter, und zwar bis weit ins 18. Jahrhundert hinein.

Dann brach eine Zeit an, die von Robert Fogel, der 1993 den Nobelpreis für Wirtschaftswissenschaften erhielt, auch als die »zweite Agrarrevolution« bezeichnet wird. In seinem Buch: *The escape from Hunger and Premature Death, 1700–2100* (Die Überwindung von Hunger und vorzeitigem Tod) stellt er dar, welch tiefgreifende Veränderungen sich in dieser Zeit vollzogen haben. Auf den Punkt gebracht, sagt er Folgendes: Durch die Entwicklung effizienterer Ackerbaumethoden konnte mehr Nahrung produziert werden; die verbesserte Ernährungslage führte dazu, dass die bis dato kleinen und mageren Menschen sowohl größer als auch breiter und somit stärker wurden. Sie verfügten dadurch über mehr Kraft und Energie, um noch härter arbeiten zu können, was wiederum das wirtschaftliche Wachstum förderte, neue technologische Entwicklungen (unter anderem Maschinen und Ähnliches) ermöglichte und ... noch mehr Nahrungsmittelressourcen schuf. Die Bevölkerung der westlichen Welt geriet auf diese Weise in eine permanente Aufwärtsspirale.

Aber es gab auch eine Kehrseite. Irgendwann war der Punkt gekommen, an dem der Mensch die Obergrenze seines genetisch festgelegten Längenwachstums erreicht hatte, aber weiterhin über ein Überangebot an Nahrung verfügen konnte. Hinzu kam, dass Maschinen zunehmend einen Teil der Arbeiten übernahmen, die ursprünglich von Menschen erledigt worden waren. Von nun an begann sich die Evolution langsam gegen uns zu wenden. War es eine Zeit lang von Vorteil gewesen, dass wir unsere Energie effizient speichern und sparsam mit ihr haushalten konnten, führten die reichliche Verfügbarkeit von Nahrungsmitteln und weniger körperliche Arbeit dazu, dass der Mensch jetzt mehr Kalorien zu sich nahm, als er verbrennen konnte. Es kam zu einem Überschuss an Fettreserven. Während die Menschen früher im Allgemeinen eher klein und dünn gewesen waren, gab es nun zunehmend mehr Übergewichtige und Adipöse, da der Körper schlichtweg zu viel Fett speicherte. Es hat lange gedauert, bevor die Medizin Fettleibigkeit als Problem erkannt hat – und das hat zweifellos damit zu tun, dass unser Körperfett über lange Zeit in einem derart exzellenten Ruf stand.

Wie Fett von einem guten Freund zu einem großen Feind wurde

Unsere Wahrnehmung von Körperfett hat sich im Laufe der Geschichte drastisch verändert. Die Frage, wie dick jemand sein darf, um noch als attraktiv zu gelten, ist immer wieder unterschiedlich beantwortet worden und ähnlich wie Frisuren oder der Teint dem jeweiligen Zeitgeschmack unterworfen. Man denke nur an die üppigen Frauen mit breiten Hüften und kleinen Brüsten, die uns auf den Gemälden des flämischen Malers Peter Paul Rubens aus dem frühen 17. Jahrhundert begegnen. Dieser Typus hat sich offensichtlich so sehr in den Köpfen festgesetzt, dass die Bezeichnung »Rubensfrauen« inzwischen zu einem festen Begriff geworden ist.

Im alten Ägypten war das Schönheitsideal ein ganz anderes, geprägt von schlanken, durchtrainiert wirkenden Frauen mit tiefschwarzem Augen-Make-up und hoch komplizierten Frisuren. Auch im antiken Griechenland galt es (vor allem für den männlichen Teil der Bevölkerung) als erstrebenswert, schlank und fit zu wirken. In Sparta ging man laut Überlieferung sogar so weit, dicke Menschen aus der Stadt zu verbannen. Und der griechische Philosoph Sokrates soll jeden Morgen Sprungübungen gemacht haben – der Figur zuliebe. In der Spätrenaissance begann sich der Geschmack zu wandeln, ab jetzt galt eine mollige Figur als ausgesprochen attraktiv. Wie Peter Paul Rubens stellte auch Michelangelo auf seinen Fresken in der Sixtinischen Kapelle Frauen mit ausgeprägten Rundungen dar. Im 19. Jahrhundert blieb dieser Typus weiterhin populär, Körperfülle wurde mit Reichtum, Macht und Erfolg assoziiert. Das ist durchaus nachvollziehbar in einer Zeit, in der Nahrungsmittel für breite Schichten der Bevölkerung immer noch relativ knapp waren. Und wenn etwas nur spärlich vorhanden ist, wird alles, was man damit verbindet, zu einem Objekt der Begierde.

Machen wir nun einen Sprung in das frühe 20. Jahrhundert. In dieser Zeit wurde die US-amerikanische Kleinstadt Wells River in Vermont einmal im Jahr zum Mekka zahlloser dickbäuchiger Männer mit imponierenden Doppelkinnen, die dort im örtlichen Gasthof ein Wochenende lang die Korken knallen ließen. Hier war das Hauptquartier des *New England Fat Men's Club* – jawohl, Sie haben ganz richtig verstanden, es handelte sich um einen Club, der speziell von und für dicke Männer gegründet worden war. Um Mitglied werden zu können, musste man mindestens 100 Kilo wiegen und außerdem gut betucht sein. Und so bestand der Hauptzweck dieser Vereinigung auch darin, Netzwerke zwischen reichen Geschäftsleuten zu knüpfen. Auch einflussreiche Politiker gehörten zum *New England Fat Men's Club*, der bei Weitem nicht der einzige seiner Art war. Ähnliche Zusammenschlüsse dicker Männer schossen zu Anfang des 19. Jahrhunderts wie Pilze aus dem Boden, vor allem in den USA, aber auch in Frankreich. Fett hatte sozusagen Hochkonjunktur. Wie positiv Körperfett in der Gesellschaft besetzt war, spiegelt sich auch in der Literatur jener Jahre wider. In diversen Romanen, unter anderem von Charles Dickens, war der dicke Junge ein »wonderfully fat boy«. Auch andere Schriftsteller dichteten dicken Menschen Charaktereigenschaften wie »fröhlich«, »liebenswert« und »gut gelaunt« an. Das sollte sich allerdings bald ändern ...

Die Trendwende setzte damit ein, dass Fettleibigkeit schlicht und einfach nicht mehr als ästhetisch empfunden wurde. Um die Jahrhundertwende zum 20. Jahrhundert galt ein schlanker Körper als schön. Diese Vorstellung wurde ab den zwanziger Jahren des letzten Jahrhunderts von großen Unternehmen ausgebeutet, die hofften, damit eine Menge Geld zu verdienen. 1925 startete der Zigarettenfabrikant Lucky Strike eine Werbekampagne mit dem Slogan *Reach for a Lucky instead of a sweet* (Greif zu einer Lucky statt zu einer Süßigkeit). Genau genommen funktioniert das auch, denn das in Zigaretten enthaltende Nikotin unterdrückt tatsächlich den Hunger. Aber eine Zigarette ist natürlich alles andere als eine gute Alternative zu Süßigkeiten. Ein schlauer Reklametrick war es aber trotzdem. In den dreißiger Jahren kam mit Dinitrophenol (DNP) eine sehr erfolgreiche, aber gefährliche Diätpille auf den Markt. Sie sorgte dafür, dass der Energieumsatz extrem angekurbelt wurde. Die Kilos purzelten nur so, aber der Körper wurde durch die hohe Verbrennung im wahrsten Sinne des Wortes überhitzt. Nachdem dieses Schlankheitsmittel einige Frauen sogar das Leben gekostet hatte, wurde es schon 1938 wieder vom Markt genommen. Umso schockierender ist es, dass Dinitrophenol auch heute, achtzig Jahre später, immer noch illegal über das Internet vertrieben wird. In den fünfziger Jahren machte ein neues »Wundermittel« Furore, mit dessen Hilfe die berühmte Opernsängerin

Maria Callas rund 30 Kilo abgenommen hatte. Die besagte Pille enthielt die Eier eines Bandwurms, die sich zu langen und gefräßigen Bandwürmern entwickelten und auf diese Weise für einen rasanten Gewichtsverlust sorgten. Zweifellos eine effektive, aber auch sehr unappetitliche und, nicht zu vergessen, gefährliche Methode. In den sechziger Jahren bekam das herrschende Schönheitsideal noch mehr Strahlkraft durch die schmächtige Lesley Hornby, besser bekannt unter dem Namen »Twiggy«, die zum begehrten Topmodel wurde. Hauptsächlich junge und sehr junge Frauen wollten so aussehen wie sie und nicht nur schlank, sondern superschlank sein. Dieser hartnäckige Schlankheitswahn brachte Jean Nidetch, eine Hausfrau, die nach eigener Aussage eine Leidenschaft für Kuchen und Gebäck hatte, auf die Idee, den Diätclub *Weight Watchers* ins Leben zu rufen, eine Vereinigung, die sich inzwischen zu einem weltweiten Imperium ausgewachsen hat. In den letzten Jahrzehnten wurden immer wieder neue Diäten propagiert, darunter Atkins, South Beach etc., etc. und es gibt sogar Fernsehprogramme, in denen man Menschen bei ihren Bemühungen um eine möglichst schlanke Figur zusehen konnte, wie *The Biggest Loser*. Der Wunsch, schlank zu sein, ging ab Beginn des 20. Jahrhunderts zunehmend mit einem negativen Blick auf Menschen mit Übergewicht oder Adipositas einher. In der Literatur war nicht mehr vom »fröhlichen Dickerchen« die Rede, sondern vom »hässlichen Fettsack«. Man war sich darin einig, dass die Betroffenen an ihrem Übergewicht selbst schuld sind und jemand, der beim Essen kein Maß halten kann, »willensschwach« ist. Obwohl unmäßiges Essen keineswegs immer die Ursache für Adipositas ist, hat dieses Stigma für viele, die zu viele Pfunde mit sich herumschleppen, schwerwiegende psychische Folgen (siehe dazu Kapitel 11).

Keine Frage, das Körperfekt war in Verruf geraten. Gestützt wurde diese Sichtweise zu Anfang des 20. Jahrhunderts durch wissenschaftliche Studien, die einen unwiderlegbaren Zusammenhang zwischen Adipositas und höheren Sterberaten herstellten – wobei durchaus bemerkenswert ist, dass die ersten dieser Untersuchungen im Auftrag von Versicherungsunternehmen durchgeführt wurden. Seitdem hatte das Fett seinen guten Ruf endgültig verloren, und ab den dreißiger Jahren wurde Adipositas allgemein als ein gesundheitliches Problem gesehen. Aber auf welche Weise Fett die Gesundheit negativ beeinflussen konnte, war lange Zeit ein Rätsel.

Die Entdeckung der Fettzelle

Noch einmal zurück in die Antike. Dem griechischen Arzt Hippokrates, der als Begründer der modernen Medizin gilt, war schon im 4. Jahrhundert v. Chr. aufgefallen, dass mehr übergewichtige Menschen von einem plötzlichen Tod ereilt wurden als dies bei schlanken der Fall war. Außerdem sah Hippokrates in Fettleibigkeit eine Ursache für Unfruchtbarkeit bei Frauen. Und er hatte recht auch wenn er mit seiner Erklärung daneben lag. Er führte die geringere Fruchtbarkeit darauf zurück, dass Übergewicht den Geschlechtsakt selbst erschwert. Man hatte seinerzeit natürlich noch keine Ahnung, dass es so etwas wie Hormone gibt oder auf welche Weise zu viel Körperfett unseren Hormonhaushalt ernsthaft dereguliert.

Nach der Antike schwieg die medizinische Literatur lange Zeit über das Thema Übergewicht. Es lässt sich kaum noch sagen, ab wann man genau wusste, dass Übergewicht durch zu viel Körperfett entsteht und andere Stoffe, wie beispielsweise Blut, keine Rolle spielen. Irgendwann im Verlauf der Geschichte muss bei einer Obduktion aufgefallen sein, dass die subkutane Fettschicht, die gelb und schwammig aussieht, bei einem übergewichtigen Menschen dicker ist als bei einer schlanken Person. Dazu sollte man wissen, dass es – zumindest in der westlichen Welt – bis zur Renaissance aus religiösen Gründen tabu war, einen menschlichen Körper aufzuschneiden. Die Körper von Verstorbenen mussten unangetastet bleiben. Wahrscheinlich gibt es deshalb diesbezüglich nur so wenige schriftliche Quellen. Das änderte sich jedoch im 18. Jahrhundert. In dieser Zeit erschienen zahlreiche Bücher und Artikel über die Ursachen und Folgen von Übergewicht, darunter hochinteressante und – im Rückblick betrachtet – manchmal auch ausgesprochen fantasievolle Theorien.

So verkündete der schottische Arzt Thomas Short 1727, dass das Fettorgan aus kleinen Fettsäckchen besteht, die vom Blut isoliert sind. Zu einer Zeit, in der die Theorie, dass Organe aus einzelnen Zellen aufgebaut sind, noch in den Kinderschuhen steckte, war das sehr weit gedacht. Short war auch der Meinung, dass Übergewicht durch eine zu große Menge an Blut und »ölähnlichen Stoffen« verursacht wurde, ein Phänomen, für das er eine zu schwache Transpiration verantwortlich machte. Folglich schlug er zur Behandlung von Übergewicht vor, mehr zu schwitzen. Wenn er damit im Sinn gehabt haben sollte, dass dicke Menschen mehr Sport treiben sollten, hat er ihnen damit natürlich ungewollt einen guten Rat gegeben.

Der schottische Physiologe Malcolm Flemyng, ein Schüler des niederländischen Forschers Boerhaave, trat um 1760 mit Überlegungen über die verschiedenen möglichen Ursachen von Übergewicht an die Öffentlichkeit. Schon mit seiner ersten These, dass die Aufnahme von zu viel – vor allem fettreicher – Nahrung vermutlich zu Adipositas führt, lag er vollkommen richtig. Er merkte allerdings an, dass nicht alle dicken Menschen starke Esser und nicht alle schlanken per se schwache Esser seien. Eine andere mögliche Ursache für Fettleibigkeit vermutete Flemyng im Zusammenhang mit den »Fettsäckchen«, über die Thomas Short geschrieben hatte. Auch Flemyng glaubte, dass Fett in Säckchen gespeichert wird, die von einer Membran umschlossen sind. Waren diese Membrane, so der schottische Wissenschaftler, zu schlaff, konnten sich die Säckchen leichter ausdehnen und somit rascher zu Übergewicht führen. Und er schrieb auch, dass ein solches Phänomen in bestimmten Familien gehäufter auftreten könne als in anderen. Damit gehörte er zu den Ersten, die eine genetische Ursache von Übergewicht in Betracht zogen. Als eine weitere mögliche Ursache von Adipositas nannte Flemyng, wiederum in Anlehnung an die Theorie von Thomas Short, eine Störung beim Ausscheiden flüssiger Substanzen. Er glaubte, dass ein Teil des in der Nahrung enthaltenen Fetts über den Schweiß, Urin und Stuhl ausgeschieden werden musste. Geschah das nicht in ausreichendem Maße, wurde es in den Fettsäckchen gespeichert und der Mensch wurde dick. Um dieses »Problem« zu lösen, hatte er einige gute Vorschläge parat, die allesamt auf eine Intensivierung der Ausscheidung hinausliefen. Eine seiner Ideen klingt ziemlich eklig. Flemyng schlug nämlich vor, jeden Tag ein Stückchen Seife zu essen und erwähnt in diesem Zusammenhang einen Patienten, der innerhalb von zwei Jahren angeblich 14 Kilo abgenommen hatte, indem er jeden Tag 2 bis 4 Gramm Seife aß.

Die Theorie von Short und Flemyng, dass unser Fettgewebe aus mit Fett gefüllten Säckchen besteht, war sicherlich nicht ganz abwegig. Die Entwicklung des Mikroskops durch Antony van Leeuwenhoek im 17. Jahrhundert machte es möglich, kleine Gewebeteile aus unserem Körper, aus dem Blut und aus Pflanzen mikroskopisch vergrößert zu betrachten. Auf der Grundlage dieser Untersuchungen wurde letztendlich die »Zelltheorie« entwickelt (siehe Infokasten 1) und mit ihr gegen Ende des 19. Jahrhunderts auch die Fettzelle als Baustein unseres Fettgewebes entdeckt. Sehr lange war man allerdings der Auffassung, dass die »Fettzelle« nur dazu diente, Körperfett zu speichern. Man nahm an, dass unser Fettorgan aus der Gesamtheit der Fettzellen gebildet wurde, unseren Körper in eine behaglich warme Schicht verpackte und die inneren Organe vor Stößen und Erschütterungen von außen schützte.

> **Infokasten 1**
> **Die Zelle als Baustein**
>
> Alle Organismen, Menschen wie Pflanzen, sind aus einzelnen Zellen aufgebaut. Ein Mensch besteht aus etwa 100.000 Milliarden Zellen. Eine Zelle ist der kleinste Bestandteil eines Organismus. Sie besitzt einen Zellkern, in dem das genetische Material (die DNA) gespeichert ist. Des Weiteren enthält sie viele Organellen – kleine Maschinen, die für die Funktionsfähigkeit der Zelle sorgen. Ein Beispiel für ein Organell ist das Mitochondrium, das für den Stoffwechsel der Zelle verantwortlich ist. Alle Zellen haben denselben »Bauplan«, aber jedes Organ besitzt völlig andere Zellen mit völlig anderen Eigenschaften. So ist beispielsweise eine Muskelzelle ganz anders als eine Fettzelle. Zellen bilden die Bausteine der verschiedenen Organe wie das Herz, die Lungen und ... das Fettgewebe.

Dieses Bild veränderte sich in den neunziger Jahren des letzten Jahrhunderts drastisch, als man erkannte, dass Fettzellen *selbsttätig* Hormone produzieren können, Botenstoffe, die an das Blut abgegeben werden und diverse Auswirkungen auf andere Organe haben. Aber damit nicht genug! Man fand außerdem heraus, dass das Körperfett bestimmte Signale an unser Gehirn sendet und zum Teil sogar unser Verhalten beeinflussen kann. Und zwar nicht nur unser Essverhalten, sondern auch unsere Stimmung. Aus einem passiven wurde plötzlich ein *aktives* Organ. Damit tat sich für die Wissenschaft mit der Untersuchung des Körperfetts ein neues Forschungsgebiet auf. Eine hochinteressante Disziplin und ein Feld, auf dem spannende Entdeckungen in raschem Tempo aufeinanderfolgten. Immer noch erscheinen Jahr für Jahr hunderte wissenschaftlicher Studien, in denen weitere Geheimnisse unseres Körperfetts enthüllt werden. Aber zunächst soll es um die grundsätzliche Frage gehen, wie Fett eigentlich funktioniert.

2

Fett als unverzichtbares Speicherorgan

Wie ein Auto Benzin braucht, um fahren zu können, haben auch wir einen Brennstoff nötig, um – im Sinne des Wortes – vorwärtszukommen. Unser täglicher Energiebedarf ist ziemlich hoch. Das Herz pumpt unablässig Blut durch unseren Körper, wir atmen im Durchschnitt zwölf Mal pro Minute und unsere Leber und die Nieren reinigen das Blut von Schadstoffen. Und das alles auch im Ruhezustand. Wenn wir Sport treiben, erhöht sich unser Energieumsatz und der Körper benötigt noch mehr Brennstoff. Allgemein gesagt nutzt der menschliche Körper zwei Arten von Brennstoffen: Zucker und Fette. Im Gegensatz zu der vorherrschenden Meinung sind *Fette* der wertvollste Brennstoff für die meisten Organe, da sie bei der Verbrennung die meiste Energie liefern, viel mehr als Zucker. Das hat sich unser Körper schlau ausgedacht und deshalb haben wir in der Regel auch genügend Fettmasse. Der Körper geht damit sehr sparsam um, denn Fett ist nicht nur der wertvollste Brennstoff, sondern besitzt noch zahlreiche andere lebenswichtige Funktionen. So sind unsere Körperzellen wie auch die Nervenbahnen in eine Fettschicht eingebettet. Dadurch können die Nerven ihre Signale so weiterleiten, dass wir in der Lage sind, schnell zu denken und rasche Bewegungen auszuführen. Na, wie sieht's aus, entwickeln Sie schon ein wenig Sympathie für Ihr Körperfett? Aber wo befindet sich unser Brennstoff eigentlich? Bei einem Auto ist diese Frage eindeutig zu beantworten: im Benzintank. In unserem Körper ist er hingegen auf diverse Stellen verteilt. Eine begrenzte Brennstoffmenge – sowohl Fette wie auch Zucker – zirkuliert frei durch das Blut, bereit, in jedem beliebigen Augenblick von den Organen aufgenommen zu werden. So wird der Brennstoff im Blut fortwährend von den Organen absorbiert und wieder aufgefüllt, wenn man etwas isst. Und hier taucht schon eine erste Frage auf. Was passiert eigentlich, wenn wir eine Weile nichts essen, zum Beispiel, wenn wir nachts schlafen? Oder weil einfach keine Nahrung verfügbar ist, wie das bei unseren Vorfahren regelmäßig der Fall war? Oder wir zwar etwas gegessen haben, anschließend aber Sport treiben und dadurch den Verbrennungsprozess ankurbeln? In all diesen Fällen greift unser Körper dankbar auf unser Brennstoffdepot zurück. Diese Vorräte sorgen dafür, dass wir nicht zusammenbrechen, wenn wir mal eine Mahlzeit ausgelassen haben und sie garantieren uns, dass wir eine Stunde problemlos laufen oder Tennis spielen können, vorausgesetzt natürlich, die Kondition reicht. Da unser Körper über zwei Arten von Brennstoffen verfügt, besitzen wir mit einem Zucker- und Fettdepot auch zwei unterschiedliche Vorräte, auf die wir zurückgreifen können, wenn der Brennstoff im Blut zur Neige zu gehen droht.

Der Zuckerspeicher Glykogen

Am kleinsten ist unser Vorrat an Zucker. Wir sprechen hier nicht von Kristallzucker, Rohrzucker oder Rübenzucker, sondern von der Zuckerform, die als *Glucose* bezeichnet wird. Um Glucose so effizient wie möglich speichern zu können, werden die Moleküle im sogenannten Glykogen in langen weitverzweigten Ketten zusammengefügt. Dieses Glykogen befindet sich an zwei verschiedenen Stellen in unserem Körper, und zwar in der Leber und in den Muskeln (siehe Abb. 2). Sinkt der Glucosespiegel im Blut unter den Sollwert (Unterzuckerung), zum Beispiel, weil man mehrere Stunden lang nichts gegessen hat, wird von dem Glykogen in der Leber Glucose »abgespalten« und in das Blut abgegeben. Dies führt zu einem Anstieg des Blutzuckerspiegels. Auch unsere Muskeln besitzen einen Glykogenvorrat, aber sie nutzen die freigesetzte Glucose ausschließlich für sich selbst, unter anderem bei intensiver sportlicher Betätigung. Das ist schlau, denn Glucose kann schneller abgebaut werden als Fett und setzt somit auch schneller Energie frei.

Wie viel Energie liefert dieser Glucosevorrat nun genau? Insgesamt sind in der Leber und in den Muskeln ungefähr 200 Gramm Glykogen gespeichert. Da die Verbrennung von 1 Gramm Glucose 4,1 Kilokalorien ergibt, sind im Glykogen insgesamt 2870 Kilokalorien gespeichert. Ist das viel? Das hängt davon ab, wie man es sieht. Geht man bei einer erwachsenen Frau mit einem durchschnittlichen Gewicht, die sich mäßig intensiv bewegt, von einem täglichen Verbrauch von 2000 Kilokalorien aus, wird sie nicht einmal anderthalb Tage von ihrem Glykogenvorrat »zehren« können, wenn sie nichts isst. Bei genauerem Hinsehen ist diese Zeitspanne sogar noch kürzer, weil der Mensch anfangs nur von dem Glykogenvorrat in der Leber »zehrt«. Ein Energiespeicher dieser Größe hätte unseren Vorfahren also nicht gereicht, wenn sie gezwungen waren, längere Zeit ohne Nahrung auszukommen.

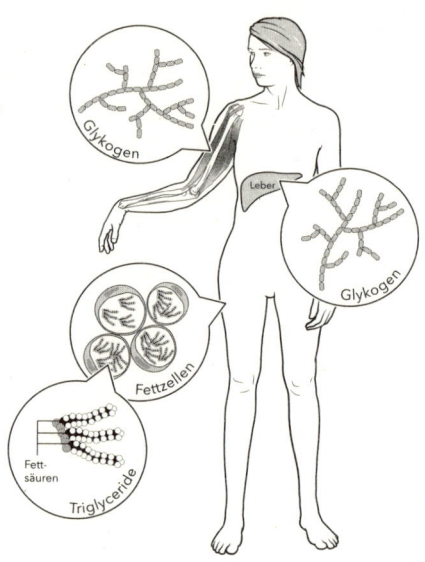

Abbildung 2: Speicherung von Glykogen und Fett im Körper

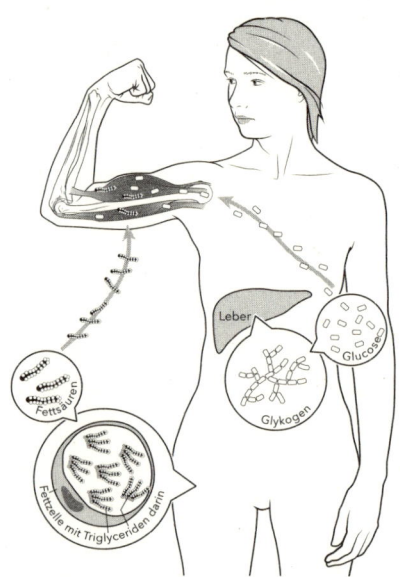

Abbildung 3: Nutzung von Fettsäuren und Glucose als Brennstoff

Aber dafür ist dieses Depot auch nicht vorgesehen. Es wird gerade dann angegriffen, wenn der Körper *schnell* Energie braucht. Das Glykogen kann nämlich binnen kürzester Zeit in Glucosemoleküle zerlegt werden (siehe Abb.3), während die Glucose ihrerseits schnell in Energie umgewandelt werden kann. Das erweist sich als äußerst praktisch, zum Beispiel dann, wenn man einen Sprint einlegen muss, um den Zug noch zu bekommen. Oder wenn man, wie unsere Vorfahren, vor einem hungrigen Tiger auf der Flucht ist. Haben wir mehr als drei Stunden nichts gegessen oder uns über einen längeren Zeitraum angestrengt, greifen wir auf unser Körperfett zurück.

Fett: Ein nützlicher Speicher

Unser Fettvorrat versorgt uns mit der lebensnotwendigen Energie, wenn über längere Zeit keine Nahrung verfügbar ist. So hat sich unser Körperfett im Verlauf der Evolution zu einem wahren Energiespeicher entwickelt. Körperfett wird schon in einer frühen Phase der Schwangerschaft angelegt, wenn der Fötus kaum walnussgroß ist, und es entwickelt sich nicht nur unter der Haut, sondern auch im Bauchbereich rund um die Organe. Anfangs ist das Körperfett eines Fötus noch sehr bescheiden, er besitzt kaum Fett. Das ist auch nicht unbedingt nötig, denn solange er in der Gebärmutter geschützt ist, wird er von der Plazenta über die Nabelschnur versorgt. Auf einen Reservevorrat ist er also noch nicht angewiesen. Gegen Ende der Schwangerschaft muss ein Fötus jedoch für das Leben außerhalb der Gebärmutter entsprechend fit gemacht werden. Es kann dort kalt sein und eventuell reicht die Muttermilch nicht aus. Um diese erste Zeit zu überbrücken, legt der Fötus gegen Ende der Schwangerschaft einen praktischen kleinen Fettvorrat an. Zu früh geborene Babys besitzen ein solches Fettdepot noch nicht und haben deshalb auch nicht genügend eigene Körperwärme. Aus diesem Grund werden sie zunächst in einen Brutkasten gelegt – ein wohlig warmes Nest, in dem »die Frühchen« nur wenig Energie brauchen, um sich warm zu halten. Und mit der Zeit entwickelt sich der notwendige Fettvorrat von selbst.

So klein unser Fettvorrat kurz vor der Geburt ist, so groß wird er mit zunehmendem Alter. Als eines der größten Organe ist das Fett über den ganzen Körper verteilt, das kann man »am eigenen Leib« spüren, auch wenn man das vielleicht nicht immer begrüßen mag. Die beiden größten Fettansammlungen befinden sich im Bauch rund um die Organe (auch *Bauchfett* genannt) sowie als *subkutanes Fett* unter der Haut. Die letztgenannte Fettschicht kann wirklich überall sitzen, unter anderem im Gesicht, inklusive des wohlbekannten Doppelkinns, sowie in den Füßen und Oberarmen. Die dicksten subkutanen Fettschichten bilden sich jedoch – leider, werden viele sagen – in der Bauch-, Gesäß- und Oberschenkelregion.

Wie ist das eigentlich möglich, fragt man sich, dass unser Körperfett eine so große Speicherkapazität besitzt? Das hat damit zu tun, dass es aus unglaublichen 50 Milliarden äußerst dehnbaren Bläschen besteht, die als Fettzellen bezeichnet werden. Jede einzelne dieser Zellen ist in der Lage, Fett zu speichern und sich bei Bedarf in einem erstaunlichen Umfang auszudehnen. Dass Fettzellen wirklich kleinen Bläschen ähneln, sieht man, wenn man eine Gewebeprobe unter dem Mikroskop betrachtet. Witzigerweise sehen diese Fettzellen tatsächlich aus wie »mit Fett gefüllte Säckchen« (siehe Abb. 2), genau wie Short und Flemyng schon im 18. Jahrhundert vermutet hatten.

Eine Fettzelle ist sicher nicht nur ein »mit Fett gefülltes Bläschen« – damit würden wir unserem Fettgewebe wirklich nicht gerecht. Eine Fettzelle ist und tut weitaus mehr. So besitzt sie unter anderem einen Zellkern und Organellen (kleine Maschinen), mit denen sie Eiweiße (Proteine) herstellen kann, die sie zu etwas Einzigartigem machen. Wie auch die verschiedenen Botenstoffe oder Hormone das Körperfett zu einem sehr besonderen Organ machen. Außerdem besitzt die Fettzelle wie jede andere Körperzelle auch spezielle kleine Kraftwerke, die für die Verbrennung sorgen. Wie wichtig unser Körperfett ist, beweist der Fall von Natalie, die unter einer seltenen Fettanomalie leidet.

Was, wenn man kein Fett hat?
Die Geschichte von Natalie

Vor zwanzig Jahren war Natalie eine schlanke, unternehmungslustige junge Frau, die in einer intakten Familie aufwuchs. Aber als ihre Menstruation mit achtzehn unregelmäßig wurde, war es mit dem unbeschwerten Leben schlagartig vorbei. Und nicht nur das. »Ich war todmüde und jede Bewegung tat mir weh. Auch nachdem die Ärzte ein Pfeiffer-Drüsenfieber diagnostiziert hatten, fühlte ich mich weiterhin hundeelend und meine Beschwerden verschlimmerten sich. Ich vertrug kein fettes Essen mehr, mir war ständig übel und ich musste mich häufig übergeben. Das konnte doch nicht alles mit dem Pfeiffer-Drüsenfieber zusammenhängen?«

Die Zeit verstrich und Natalie erholte sich nicht. Bei einer Blutuntersuchung stellte sich heraus, dass ihr Blutzuckerspiegel viel zu hoch war. Mit einundzwanzig Jahren bekam sie die Diagnose Diabetes. Sollte diese Erkrankung die Ursache aller Probleme gewesen sein? »Ich musste Insulin spritzen, aber ich konnte so viel spritzen, wie ich wollte, der Blutzucker sank kaum, es war zum Verzweifeln. Und ich fühlte mich immer noch so erschöpft, dass ich kaum in der Lage war, zur Arbeit zu gehen. Meine ganze Energie war danach aufgebraucht, zum Radfahren fehlte mir die Puste. Die Ärzte standen vor einem Rätsel und ich wusste nicht, wie es weitergehen sollte. Jeder begann sich zu fragen, ob nicht vielleicht mehr dahinter steckte.«

Natalie wurde an einen Internisten überwiesen, dem ihre extrem dünnen Arme und Beine und der auffallend pralle Bauch auffielen. Ein MRT zeigte einen auffälligen Befund. »Wie zu sehen war, hatte ich so gut wie kein Fett unter der Haut. Stattdessen saß es reichlich an Stellen, wo es nicht hingehörte, zum Beispiel auf dem Herzen. Auch die Leber war extrem fett und dadurch vergrößert. Von daher der dicke Bauch! Und deshalb war mir auch ständig übel, deshalb vertrug ich das Essen nicht. Obwohl ich kein subkutanes Fett hatte, waren meine Triglyceriden (Blutfette) stark erhöht.«

Natalie litt offensichtlich unter einer »Lipodystrophie«, einer krankhaften Veränderung des Unterhautfettgewebes, die nur bei einem von zehn Millionen Menschen vorkommt. In der subkutanen Fettschicht kann kein Fett gespeichert werden. Die durchaus vorhandenen Fettzellen sind so gut wie leer und sehen aus wie platte verschrumpelte Säckchen. Die Folge ist, dass sich die Fette einen anderen Platz suchen müssen. Sie schweben durchs Blut und setzen sich andernorts fest, unter anderem im Bauchfett, das noch Speicherkapazität hat. Außerdem werden große Mengen Fett in anderen Organen gespeichert, bei Natalie geschah dies auf dem Herzen und auf der Leber, in anderen Fällen können auch die Nieren betroffen sein. Auf längere Sicht kann eine Fettspeicherung an diesen Stellen sehr gefährlich werden und beispielsweise zu kardiovaskulären Erkrankungen, zu Nierenversagen und Leberschäden führen. Hinzu kommt, dass die Anhäufung von Fett in bestimmten Organen die Aufnahme von Glucose beeinträchtigt. Die Glucose verbleibt im Blut, der Blutzuckerspiegel steigt an und die Betroffenen laufen Gefahr, einen Diabetes zu entwickeln. Also: Ohne gut funktionierendes Fettorgan zirkulieren die Fette und Zucker weiterhin durch das Blut und setzen sich letztendlich an Stellen fest, wo sie nicht hingehören.

Und wie geht es Natalie heute? »Ich bekomme jetzt ein Medikament aus den USA, das noch in der Erprobung ist. Das kann zwar nicht bewirken, dass sich wieder subkutanes Fett bildet, aber es sorgt dafür, dass sich das Fett auf meinen Organen etwas zurückbildet. Mein Bauch ist inzwischen nicht mehr so aufgebläht und mein Glucosestoffwechsel hat sich verbessert. Außerdem habe ich wieder mehr Energie, ich habe mein Leben zurückbekommen.« Inzwischen ist Natalie siebenunddreißig, verheiratet und arbeitet fast in Vollzeit bei einem Großhandel. Ihre Energie reicht jetzt sogar für ihre Hobbys. Sie fährt gerne Rad und liebt es, in der Natur zu sein. Das Medikament aus den USA nimmt sie nach wie vor.

Von Fett kann man lange zehren

Die Geschichte von Natalie macht deutlich, dass unser Körperfett in der Tat ein unverzichtbares Organ ist. Im Folgenden wollen wir einen genaueren Blick auf unsere fette »Vorratskammer« werfen, verbunden mit der Frage, wie das Fett aus dem Körperfett als Brennstoff zu anderen Organen transportiert wird. Wenn wir vom Brennstoff »Fett« sprechen, der im Blut zirkuliert und von den Organen absorbiert und verbrannt werden kann, sind damit Fettsäuren gemeint, lange Ketten, die in der Regel aus 16 bis 18 Kohlenstoffatomen bestehen. Ebenso wie die Glucose werden auch die Fettsäuren so geschickt verpackt, dass viel Fett auf wenig Raum gespeichert werden kann – vergleichbar mit einer Zipdatei auf dem Computer. Fettsäuren werden in einem Dreierpack in Form sogenannter Triglyceriden (siehe Abb. 2) gespeichert. Jede einzelne dieser Fettzellen enthält in äußerst komprimierter Form Tausende von Triglyceriden. Das ist sehr viel Brennstoff, eine echte Goldmine. Wenn man einige Stunden nichts gegessen oder sich längere Zeit bewegt hat (zum Beispiel beim Sport oder im Haushalt) wird diese Mine erschlossen. Dann werden Fettsäuren von den Triglyceriden »abgetrennt«, ins Blut abgegeben und anschließend an die Organe weitergeleitet, die diese Zufuhr benötigen (siehe Abb. 3). Auf diese Weise wird also Brennstoff (in Form von Fettsäuren) vom Fett aus zu den anderen Organen transportiert.

Dank unseres Körperfetts lassen sich Hungerphasen also problemlos überbrücken. Aber wie lange darf eine solche Phase dauern? Oder anders gefragt: Wie lange können wir von unserem Körperfett zehren? Wie chemische Untersuchungen gezeigt haben, ergeben sich aus der Verbrennung von 1 Gramm Fett 9,4 Kilokalorien. Wer aufmerksam gelesen hat, wird wissen: Das ist doppelt so viel wie die 4,1 Kilokalorien, die aus der Verbrennung von 1 Gramm Glucose gewonnen werden. Deshalb wird Brennstoff in unserem Körper nicht nur als Glykogen, sondern auch in Form von Fett gespeichert. Schließlich will man doch auch sein Auto so betanken, dass man damit nicht nur 200 sondern 700 Kilometer fahren kann. Wenn wir dieselbe Kalorienmenge in Form von Glykogen speichern wollten, müssten wir weitaus mehr Kilos mit uns herumschleppen – wobei das Gewicht unseres Fettvorrats natürlich auch nicht zu unterschätzen ist. Von den 70 Kilo, die ein gesunder Erwachsener auf die Waage bringt, macht das Körperfett etwa 14 Kilo aus. Da bei der Verbrennung von 1 Gramm Fett 9,4 Kilokalorien gewonnen werden, kommt man also auf eine Speichermenge von insgesamt 131.600 gespeicherten Kilokalorien – eine gigantische Zahl!

Eine Frau mit einer normalen Figur, die sich jeden Tag mäßig bewegt, verbrennt, wie schon gesagt, etwa 2000 Kilokalorien am Tag, ein Mann um die 2500. Das heißt, dass eine Frau im Durchschnitt 66 Tage und ein Mann 53 Tage von ihrem bzw. seinem Fettvorrat zehren kann, vorausgesetzt, sie oder er ist nicht übermäßig aktiv.

In der Praxis würde dieses Depot sogar noch länger reichen, denn wir besitzen noch einen dritten Energiespeicher, auf den wir aber nur im äußersten Notfall zurückgreifen. Gemeint ist unser Eiweiß- oder auch Proteinvorrat. Ein gesunder Erwachsener, der 70 Kilo wiegt, trägt fast 10 Kilo an Proteinen mit sich herum, die zur Hälfte in die sogenannten *Aminosäuren* zerlegt werden können, die dann als Brennstoff dienen. Der menschliche Körper greift diesen Energievorrat jedoch nicht an, weil die körpereigenen Proteine nicht als Energiequelle vorgesehen sind. Sie spielen eine wichtige Rolle als Bestandteil der Muskulatur, einschließlich des Herzmuskels und der Muskulatur der Atmungsorgane sowie bei der Abwehr von Krankheitserregern. Deutlich werden diese Funktionen bei Patient*innen mit Anorexia nervosa (Magersucht), einer Erkrankung, bei der die Betroffenen über einen langen Zeitraum nichts oder nur sehr wenig essen. Sie haben nicht nur wenig Körperfett, auch ihre Muskulatur ist wenig ausgeprägt, weil sie abgebaut wurde, um dem Körper trotzdem ausreichend Energie zuzuführen. Außerdem ist jemand, der unter einer schweren Magersucht leidet, sehr anfällig für die harmlosesten Viren, Bakterien und Schimmelpilze, weil sein Immunsystem zu geschwächt ist.

Fett ist verrückt nach Zucker – und wir auch

Essen ist wichtig, um unsere Energievorräte wieder aufzufüllen. Und das passt gut, da die meisten Menschen sehr gerne essen – wir, die Autorinnen, übrigens auch. Die Nahrung, die wir zu uns nehmen, besteht aus den drei Bausteinen Zucker, Fette und Eiweiße (Proteine). Bevor der Darm diese Bausteine aufnehmen kann, müssen sie zunächst in kleinere Teile zerlegt werden. Dies geschieht mit Hilfe von Verdauungsenzymen – eine Art kleiner Scheren, die große Nahrungsstücke zerkleinern.

Als Erstes etwas zum Baustein »Zucker«. Als »Zucker« werden oft Kohlenhydrate bezeichnet, die aus einem oder zwei Bausteinen zusammengesetzt sind, die sogenannten einfachen Kohlenhydrate. Dazu zählt man, unter anderem, auch den Haushaltszucker. Die meisten Zucker bestehen aus Glucose, Fructose oder einer Kombination von beiden. Fructose kommt von Natur aus in Nahrungsmitteln wie Obst oder Honig vor und wird deshalb auch als *Fruchtzucker* bezeichnet. Da Fructose sehr süß ist, wird sie in verschiedenen Produkten auch als Süßstoff verwendet, beispielsweise in Gebäck, Schokolade und Lakritze. Andere Kohlenhydrate wie beispielsweise Stärke bestehen aus langen Glucoseketten. Sie kommen unter anderem in Brot, Kartoffeln und Nudeln vor. Daneben gibt es die aus Faserstoffen bestehenden *komplexen Kohlenhydrate*. Sie sind zusammen mit Ballaststoffen unter anderem in Gemüse, Vollkornnudeln, Vollkornbrot, ungeschältem Reis, Linsen, Obst, Nüssen, Hülsenfrüchten und Körnern enthalten. Von daher spricht man bei ihnen auch von den gesunden oder guten Kohlenhydraten.

Während Glucose und Fructose (die einfachen Kohlenhydrate) problemlos direkt vom Darm aufgenommen werden können, müssen die komplexen Kohlenhydrate zuvor von den Verdauungsenzymen in einzelne Zucker zerlegt werden. Je komplizierter oder verästelter die Struktur komplexer Kohlenhydrate ist, desto mehr Zeit und Mühe kostet es, sie zu zerkleinern. Hat man also etwas gegessen, in dem viele einfache Kohlenhydrate enthalten sind, wird der Blutzuckerspiegel rasch in die Höhe gehen, nach einer Mahlzeit mit komplexen Kohlenhydraten wird ein solcher Anstieg hingegen wesentlich langsamer verlaufen (siehe Infokasten 2). Wenn man Hunger hat, greift man also nicht von ungefähr am liebsten zu etwas, das den Blutzuckerspiegel rasch ansteigen lässt. Zum Beispiel ein Stück Schokolade. Das flaue Gefühl im Magen ist dann schnell überwunden.

Infokasten 2
Einfache und komplexe Kohlenhydrate

Die einfachen und komplexen Kohlenhydrate unterscheiden sich nicht nur in ihrem Aufbau, sondern auch in ihren Auswirkungen auf unseren Körper. Siehe dazu die Tabelle.

	Einfache Kohlenhydrate	Komplexe Kohlenhydrate
Art der Lebensmittel	Weißbrot, weißer Reis, Chips, Süßigkeiten	Vollkornbrot, Naturreis, Vollkornnudeln, Gemüse, Hülsenfrüchte
Auswirkungen auf den Körper	Schneller Anstieg des Blutzuckerspiegels, der einen raschen Energieschub auslöst.	Der Blutzuckerspiegel steigt langsamer und weniger stark an und löst einen verzögerten Energieschub aus.

	Einfache Kohlenhydrate	Komplexe Kohlenhydrate
Auswirkungen auf den Insulinspiegel	Schneller Anstieg und hoher Spitzenwert des Insulinspiegels. Dadurch sinkt der Blutzuckerspiegel wieder schnell und führt zu Müdigkeit.	Der Insulinspiegel steigt langsamer an, der Spitzenwert ist niedriger. Dadurch bleibt der Blutzuckerspiegel länger höher, die Energie hält länger vor.

Hat man etwas Zuckerhaltiges gegessen, steigt über kurz oder lang der Blutzuckerspiegel an. Das ist für die Bauchspeicheldrüse das Signal, ein wichtiges Hormon auszuschütten, und zwar das Insulin. Dieser Botenstoff übt eine Art Lotsenfunktion aus, indem er der gesamten Glucose, die sich im Blut sammelt, ihren Platz zuweist. Insulin schließt die unterschiedlichen Körperzellen auf, damit die Glucose in die betreffenden Zellen hineinströmen und von diesen als Brennstoff genutzt werden kann. Muskeln und Leber können Glucose in Glykogen umwandeln, sodass der Zuckervorrat aufgefüllt werden kann. Aber Insulin leistet noch unglaublich viel mehr! Wenn mehr Glucose ins Blut gelangt, als der Körper direkt verwenden oder in Glykogen umsetzen kann, entsteht ein »Überschuss«, der vom Körperfett aufgenommen und in Triglyceriden, also in Fett(!), verwandelt wird. Nimmt man also über längere Zeit zu viele zucker- oder stärkereiche Produkte zu sich – sei es in Form von Softdrinks, Kuchen und Gebäck, weißem Reis oder Kartoffeln – kann das letztendlich genauso dick machen wie eine zu fettreiche Ernährung. Das bedeutet jedoch nicht, auf Kohlenhydrate komplett zu verzichten. Wir brauchen Kohlenhydrate als Brennstoff für das Gehirn und um Glykogenvorräte anlegen zu können. Zudem sind Ballaststoffe wichtig für unseren Darm und wer viele Ballaststoffe zu sich nimmt, hat ein geringeres Risiko, an Diabetes oder kardiovaskulären Störungen zu erkranken. Aber eben alles in Maßen! Allerdings wird es uns natürlich gerade heute sehr schwer gemacht, das richtige Maß zu finden. Dass Zucker in Süßigkeiten, Backwaren und anderen leckeren Dingen steckt, ist natürlich allgemein bekannt. Aber wussten Sie auch, dass viele industriell verarbeitete Produkte ebenfalls reichlich Zucker enthalten? Dass auch in Tütensuppen, Brot, Tomatensauce und sogar in Fleisch- und Wurstwaren sogenannte versteckte Zucker sind? Auf den Etiketten der Hersteller tauchen sie unter diversen Decknamen auf. Und wenn man bei dem Wort »Vanillezucker« sicher noch an Zucker denkt, ist das bei Honig oder Sirup vielleicht schon nicht mehr unbedingt so. Aber was assoziieren Sie eigentlich mit *Cassonade*, *Demerara* oder *Rapadura*? Möglicherweise irgendwelche exotischen Tänze. Irrtum, all das sind nur andere Namen für braunen Zucker beziehungsweise Rohrzucker. Wenn das keine »süße Überraschung« ist! Aber warum setzen die Hersteller so vielen Lebensmitteln Zucker zu? Der Grund ist, dass wir eine angeborene Vorliebe für Süßigkeiten haben – auch die Muttermilch ist beispielsweise sehr süß. Produkte, die zusätzlich Zucker enthalten, finden wir besonders lecker, also greifen wir zu. Und die Hersteller wissen nur zu genau, dass uns zuckerfreie Produkte einfach nicht so gut schmecken.

Warum macht Hunger schlechte Laune?

Vielleicht kommt Ihnen die folgende Situation bekannt vor. Miranda kommt hungrig von der Arbeit nach Hause. Sie hatte schon um halb zwölf zu Mittag gegessen, und weil sie am Nachmittag von einer Besprechung zur anderen hetzen musste, konnte sie nicht einmal zwischendurch ihren üblichen Apfel essen. Als sie um halb sieben zu Hause eintrifft, merkt ihr Mann Patrick sofort, dass seine Frau sich über seine herumliegenden Schuhe übertrieben ärgert und halblaut vor sich hin schimpft. Ihre Hände zittern leicht. Patrick bietet ihr an, sofort mit dem Kochen anzufangen. Als Miranda wenig später in die Küche kommt und sieht, dass er nicht etwa das geplante Gericht mit Basmatireis, Gemüse und Hähnchenfilets zubereitet, sondern ein Risotto mit großen Hähnchenschenkeln, das zu allem Überfluss noch längst nicht fertig ist, explodiert sie. Sie schreit ihn an, dass er vorher besser hätte nachdenken sollen. Und wie er überhaupt auf die Idee käme, etwas zu kochen, das mindestens eine dreiviertel Stunde brauche, wo sie doch so einen Hunger habe. Scheißkerl! Sie schnappt sich einen Beutel Chips und eine Banane und verschwindet wütend nach oben. Hier lässt sie sich aufs Bett fallen und stopft ihre Snacks in sich hinein. Schon kurze Zeit später geht es ihr besser. Ihre Hände zittern nicht mehr und sie hat sich beruhigt. Langsam wird ihr klar, dass sie überreagiert hat. Sie geht nach unten, um sich bei Patrick zu entschuldigen. Der lächelt nur, er kennt seine Frau nicht erst seit gestern und hatte das Gewitter schon heranziehen sehen. Wortlos serviert er ihr einen lauwarmen Hähnchenschenkel.

Im Englischen hat man für einen solchen Zustand das schöne Wort *hanger* – eine Kombination aus *hunger* (*Hunger*) und *anger* (*Wut*). Gibt es tatsächlich so etwas wie einen »hanger«? Oder ist es einfach nur eine erfundene Ausrede für schlechtes Benehmen und Gefühlsausbrüche, die, nun ja, vor allem Frauen auf ihre Kappe nehmen müssen? Nein, ein solches Verhalten lässt sich tatsächlich wissenschaftlich begründen. Wenn wir längere Zeit nichts gegessen haben, sinkt der Blutzuckerspiegel. Der Körper reagiert darauf, indem er diverse Hormone ausschüttet, die dafür sorgen, dass der Blutzuckerspiegel wieder ansteigen kann. Das ist sehr wichtig für das Gehirn, das vor allem Glucose als Brennstoff braucht. Ein Blutzuckerspiegel, der unter den Sollwert sinkt, kann das Gehirn sogar schädigen. Zwei der Botenstoffe, die den Blutzuckerspiegel ansteigen lassen, sind Adrenalin und Cortisol, die ihrerseits Einfluss auf das Gehirn haben. Sie sorgen nämlich dafür, dass im Gehirn die sogenannten Neuropeptide produziert werden, kleine Eiweißbotenstoffe, die Signale weiterleiten. Und wie es der Zufall so will, aktivieren diese Neuropeptide (wie beispielsweise das Neuropeptid Y) im Gehirn auch Gefühle wie Wut und Verärgerung oder impulsives Verhalten. So gesehen ist es keineswegs überraschend, dass manche Menschen viel schneller gereizt reagieren, wenn sie Hunger haben und möglicherweise auch impulsivere Entscheidungen treffen. Vielleicht sollten auch Sie daraus lernen, mit hungrigem Magen besser Onlinebestellungen aufzugeben oder Ihren Chef um eine Gehaltserhöhung zu bitten ...

Die beste Methode, einer Unterzuckerung und damit auch schlechter Laune zu entgehen, besteht darin, gesunde Nahrungsmittel zu konsumieren, die gleichzeitig sättigend sind, also Vollkornprodukte, frisches Gemüse und Obst, eine Handvoll ungesalzene Nüsse und Joghurt, alles Produkte, die komplexe Kohlenhydrate, viele Proteine und ungesättigte Fettsäuren enthalten. Aber Hände weg von zuckerreichen Softdrinks (siehe Infokasten 3)! Eine andere Möglichkeit, der Unterzuckerung einen Schritt voraus zu sein, hat die US-amerikanische Ärztin und Wissenschaftlerin Alpana Shukla vom *Comprehensive Weight Control Center* in New York entdeckt. Sie forscht schon seit Jahren über Adipositas und Abnehmstrategien und hat vor Kurzem untersucht, ob es einen Unterschied macht, in welcher Reihenfolge man die einzelnen Bestandteile eines Essens zu sich nimmt. Und das Ergebnis? Wenn man zuerst die eiweißreichen Produkte isst (also etwa ein Ei, einen Joghurt oder ein Glas Milch) und danach die Kohlenhydrate (Reis oder ein Butterbrot), ist der Blutzuckerspiegel nach der Mahlzeit niedriger als wenn man in der umgekehrten Reihenfolge verfahren würde. Ein schlauer Trick für beispielsweise Diabetiker*innen, die ihren Blutzucker engmaschiger kontrollieren müssen, um im Laufe des Tages nicht *hangry* zu werden.

Die Verarbeitung einer fetten Mahlzeit

Nun stellt sich die Frage, wie unser Körper die aufgenommenen Fette verarbeitet. Wie schon gesagt, bestehen Fette aus komprimierten Paketen von jeweils drei Fettsäuren, die als Triglyceriden bezeichnet werden. Eine fettreiche Mahlzeit kann aus sehr unterschiedlichen Fettarten bestehen, wobei diese Unterschiede in der Art der Fettsäuren in den Triglyceriden liegen. Zum Ersten können die Fettsäuren aus unterschiedlich langen Ketten bestehen.

Infokasten 3
Obst sollte man lieber in fester als in flüssiger Form zu sich nehmen!

Sie fühlen sich unterzuckert und stehen schon in den Startblöcken, um ein Glas frisch gepressten Obstsaft herunterzustürzen? Das sollten Sie sich besser nicht zur Gewohnheit machen, denn das ist gar nicht so gesund wie Sie denken. Flüssige Nahrung (z.B. Orangensaft) wird oft schon innerhalb von zehn Minuten vom Magen in den Zwölffingerdarm geschleust, während feste Nahrung (z.B. eine Apfelsine) für diesen Weg gut eine Stunde braucht. Außerdem macht feste Nahrung eher satt. Mit Fruchtsaft kippt man also rasend schnell eine große Menge Zucker in sich hinein. Ein Glas frisch gepresster Orangensaft enthält nämlich dieselbe Menge an Fruchtzucker wie drei oder vier Apfelsinen. Mit dem Verzehr von vier Apfelsinen (und meistens bleibt es ja doch bei einer oder zwei!) nimmt man gleichzeitig diverse andere Nährstoffe und insbesondere Ballaststoffe auf, für deren Verarbeitung der Körper Energie verbraucht. Außerdem sorgen die Ballaststoffe dafür, dass die Abgabe von Fruchtzuckern viel langsamer erfolgt und nicht zu einem so ungünstig hohen Zuckerwert führt.

Wenn Sie trotzdem nicht auf Ihre geliebten Smoothies verzichten können oder wollen, sollten Sie eine Banane oder einen griechischen Joghurt beimischen. Damit verdickt sich die Struktur, sodass das Getränk länger im Magen-Darm-Trakt verbleibt und der Körper mehr Zeit bekommt,

> Sättigungshormone zu produzieren. Außerdem ist Joghurt durch die darin enthaltenen Proteine sehr sättigend und zudem kalorienarm.
> Der unbestrittene Spitzenreiter unter allen Produkten, mit denen man sich in kürzester Zeit die meisten Kalorien einverleiben kann, ist Kakao. Das liegt an der Kombination von hochkalorischen Fetten und Zucker und der flüssigen Struktur.

Des Weiteren dürften Begriffe wie gesättigte und ungesättigte Fettsäuren bekannt sein. Sie unterscheiden sich hinsichtlich ihrer chemischen Struktur. Ungesättigte Fettsäuren können beispielsweise in Früchten und Körnern wie Oliven und Leinsamen oder auch in manchen Fischarten wie Makrele und Lachs vorkommen. Auch fettreiche Nahrungsmittel, die bei Zimmertemperatur eine weiche oder flüssige Konsistenz annehmen (zum Beispiel verflüssigte Back- oder Bratprodukte), sind reich an ungesättigten Fettsäuren. Gesättigte Fettsäuren hingegen finden sich in vielen tierischen Produkten wie in Fleisch oder in Käsesorten mit einer hohen Fettstufe. Im Allgemeinen werden die ungesättigten Fettsäuren als »gut« bezeichnet, da ihr Verzehr das Risiko für Herz- und Kreislauf-Erkrankungen verringert.

Angenommen, Sie gönnen sich abends ein leckeres, aber fettreiches Essen. Die Fettsäuren, die in dieser Mahlzeit stecken, haben noch eine ziemlich weite Strecke vor sich, nachdem sie in Ihrem Magen angekommen sind. Sie werden zunächst im Darm in einzelne (gesättigte/ungesättigte) Fettsäuren zerlegt und vor ihrem Eintritt in die Blutbahn entscheidend modifiziert, da sie nicht wasserlöslich sind. Stellen Sie sich einfach nur vor, was passiert, wenn Sie ein paar Tropfen Olivenöl in einen Topf mit kochendem Nudelwasser geben – das Öl vermischt sich nicht. Genau dasselbe würde im Blut passieren, wenn Fettsäuren nicht in spezielle wasserlösliche »Behälter« verpackt würden. Dabei handelt es sich um große, fettreiche, kugelförmige Gebilde, in denen riesige Mengen Fett in Form von Triglyceriden durch die Blutbahn transportiert und an bestimmte Organe, insbesondere an das Muskel- und Fettgewebe, geliefert werden können.

Der Botenstoff Insulin, der nach einer Mahlzeit unter dem Einfluss eines ansteigenden Blutzuckerspiegels von der Bauchspeicheldrüse in das Blut ausgeschüttet wird, hat die Aufgabe, nicht nur Glucose, sondern auch Fette im ganzen Körper zu verteilen. Das Insulin sorgt dafür, dass in verschiedenen Organen ein bestimmtes Protein aktiviert wird, das die Fettsäuren aus den fettreichen Containern im Blut zerlegen kann. Anschließend werden die Fettsäuren aus dem Blut von den jeweiligen Organen aufgenommen. Auch unser Fettgewebe »schlürft« auf diese Weise viele Fettsäuren auf. Darüber hinaus ist das Insulin dafür zuständig, dass im Körperfett weniger Fette abgebaut werden. Und die Folge? Der Körper speichert mehr Fett!

Insulin kann also tatsächlich als Handlanger unseres Fettgewebes betrachtet werden und ist evolutionär gesehen ein wahres Überlebenshormon. Es bedient sich zahlreicher Tricks, um die Speicherung von Fett zu fördern. Auch deshalb ist es für Diabetiker*innen, die viel Insulin spritzen müssen, besonders schwer abzunehmen, denn Insulin hält das Körperfett gut beisammen! Bei Patient*innen, die Insulin spritzen müssen, aber abnehmen wollen, wird kurz vor der Umstellung ihrer Lebensweise – weniger essen, mehr bewegen – die Insulindosis herabgesetzt, um einen zu starken Abfall ihres Blutzuckerspiegels zu verhindern. Mit weniger Insulin im Körper fällt es ihnen leichter, Fett abzubauen. Ein solches Vorgehen muss natürlich vorab mit einem Arzt abgesprochen werden.

Wann hat man zu viel Fettmasse?

In der heutigen Gesellschaft, wo (vor allem ungesundes) Essen sozusagen immer in Reichweite ist, laufen wir ständig Gefahr, zu viel Körperfett zu entwickeln. Aber was heißt eigentlich zu viel? Diese Frage lässt sich schnell und einfach anhand des *Body-Mass-Index (BMI)* beantworten (siehe Infokasten 4). Der BMI ist gleichbedeutend mit dem *Quetelet-Index*, der erstmals von dem belgischen Mathematiker und Statistiker Adolphe Quetelet angewendet wurde. Sein großes Ziel war es, den Menschen anhand statistischer Modelle so umfassend wie möglich darzustellen. 1832 untersuchte er die durchschnittlichen Relationen zwischen dem Körpergewicht und der Körpergröße und beschrieb, dass das Gewicht mit der Größe zum Quadrat zunimmt (BMI = Gewicht/Größe^2), wobei das Gewicht in Kilogramm und die Größe in Meter gemessen wird. Als Übergewicht im 20. Jahrhundert zunehmend als ein medizinisches Problem erkannt wurde, hat man anhand breit angelegter Studien die auch heute noch gültigen BMI-Normalwerte festgelegt.

Ein BMI zwischen 18,5 und 25 gilt als ein gesundes Gewicht. Bei einem Wert zwischen 25 und 30 spricht man von Übergewicht, liegt der BMI über 30 ist von Adipositas oder starkem Übergewicht die Rede und bei einem Index über 40 von morbider oder krankhafter Adipositas.

Infokasten 4
Was ist Übergewicht oder Adipositas?

Der medizinische Begriff Adipositas (auch: Obesitas) kommt aus dem Lateinischen und bedeutet Fettleibigkeit [infolge zu reichlicher Ernährung], übermäßige Vermehrung oder Bildung von Fettgewebe. Zum ersten Mal erwähnt wird dieser Terminus 1611. Übergewicht und Adipositas werden anhand des sogenannten »Body-Mass-Index« (BMI), d.h. des Verhältnisses zwischen der Körpergröße und dem Gewicht eines Menschen, bestimmt. Der BMI wird wie folgt errechnet: Gewicht (in Kilogramm): Länge^2 (in Metern), also: kg/m^2. Man unterscheidet – bei Männern wie bei Frauen – die folgenden Kategorien:

BMI < 18,5 = Untergewicht
BMI 18,5 – 25 = gesundes Gewicht
BMI 25 – 30 = Übergewicht
BMI > 30 = Adipositas
BMI > 40 = krankhafte oder morbide Adipositas
BMI > 50 = Super-Adipositas

Ausgehend vom Bauchumfang gelten für Männer und Frauen unterschiedliche Grenzwerte. Bei Männern spricht man bei einem Bauchumfang von über 94 cm von Übergewicht, beträgt der Umfang mehr als 102 cm, liegt Adipositas vor. Bei Frauen belaufen sich diese Werte auf 80 cm (Übergewicht) bzw. auf 88 cm (Adipositas). Für Menschen südostasiatischer Herkunft werden sowohl für den Bauchumfang als auch für den BMI niedrigere Grenzwerte festgelegt.

Für Menschen, die aus dem südasiatischen Raum stammen, gelten etwas niedrigere Grenzwerte, weil sie im Durchschnitt bei einem niedrigeren BMI schon Probleme wie Diabetes bekommen. Der BMI ist ein praktisches Maß, um schnell berechnen zu können, ob jemand mit seinem Gewicht auf der »sicheren Seite« ist. Allerdings kann man sich in manchen Fällen auch täuschen, zum Beispiel dann, wenn jemand Bodybuilding betreibt und sehr viel Muskelmasse hat. Da Muskeln schwerer sind als Fett, kann der BMI in einem solchen Fall trotz eines gesunden Fettanteils hoch sein. Deshalb ist der Prozentsatz an Körperfett, der zum Beispiel mit speziellen Scans oder Waagen oder durch eine Hautfaltenmessung errechnet werden kann, ein besseres Maß für die Menge an Körperfett. Bei Männern gilt der Anteil an Körperfett als zu hoch, wenn er über 20 Prozent und bei Frauen, wenn er über 30 Prozent liegt. Und nein – diese Grenzwerte hat sich keine Frau ausgedacht, um besser dazustehen – es sind vielmehr die weiblichen Geschlechtshormone, die bei dieser Differenzierung den Unterschied ausmachen.

Aber auch der Prozentsatz an Körperfett ist nicht das Maß aller Dinge, sagt er doch nichts darüber aus, in welchen Körperregionen sich möglicherweise zu viel Fett angesammelt hat. So ist Bauchfett beispielsweise schädlicher als subkutanes Fett. Um sich ein Bild zu machen, kann der Bauchumfang gemessen werden. Bei Männern sollte er zwischen 74 und 94 Zentimetern liegen, bei Frauen zwischen 68 und 80. (Auch hier gelten für Menschen südasiatischer Herkunft niedrigere Normen.) Da das Messen des Bauchumfangs in Arztpraxen leider nicht zu den Standarduntersuchungen gehört, gilt im Gesundheitswesen in der Regel immer noch der BMI als Richtschnur. Wenn wir diesen Index als Bezugsrahmen nehmen, sind laut der Weltgesundheitsorganisation WHO weltweit 39 Prozent der erwachsenen Bevölkerung übergewichtig und 13 Prozent adipös. Bei Kindern zwischen vier und neunzehn Jahren liegt der Anteil der übergewichtigen bei 18 Prozent. In den USA sind diese Zahlen noch höher; voraussichtlich werden dort im Jahr 2030 86 Prozent der Erwachsenen von Übergewicht oder Adipositas betroffen sein, 51 Prozent werden adipös (und nicht nur übergewichtig) sein.

Übergewicht als Folge einer positiven Energiebalance

Da Übergewicht mit diversen Gesundheitsrisiken verbunden ist, wird momentan viel Geld in die Forschung gesteckt, um wirksame Methoden (und Medikamente) gegen Adipositas zu entwickeln. Aber um diesen Kampf erfolgreich bestreiten zu können, müssen wir erst einmal genau wissen, wie Adipositas entsteht. Die Ausgangslage ist simpel. Man nimmt zu und entwickelt letztendlich Übergewicht, wenn man über lange Zeit mehr Kalorien aufnimmt als man verbrennt. Wer zum Beispiel über Jahre jeden Tag auch nur ein Stück Kuchen zu viel isst, kann letztendlich übergewichtig werden. Aber ganz so einfach ist es natürlich nicht. Es sind unglaublich viele Faktoren im Spiel, die dafür sorgen, dass wir zunehmen oder beim besten Willen nicht abnehmen können. Wieso neigt der eine Mensch anscheinend viel mehr dazu, dick zu werden als der andere? Wohl jeder von uns kennt jemanden, der oder die ständig auf Diät ist, es aber einfach nicht schafft, ein paar Pfunde loszuwerden. Und wie kann es sein, dass es Leute gibt, die anscheinend alles essen können, kaum Sport treiben und trotzdem gertenschlank sind und bleiben? Es muss deutlich gesagt werden, dass die Entstehung von Übergewicht ein äußerst komplexer Vorgang ist. Unser Körperfett wird von zahllosen Faktoren beeinflusst. Neben dem Insulin spielen dabei auch eine Reihe anderer Botenstoffe wie das Schilddrüsenhormon, das Stresshormon Cortisol und Geschlechtshormone wie Östrogen und Testosteron eine wichtige Rolle – um nur einige wenige zu nennen.

Auch das Gehirn übt einen gewissen Einfluss auf das Körperfett aus – unser Gehirn, das zahllose Verknüpfungen zu den anderen Bereichen unseres Körpers herstellt, das dafür zuständig ist, dass wir sprechen, kauen, Rad fahren, lachen und weinen können. Und das unseren Gemütszustand bestimmt. Dieses Gehirn ist über Nervenbahnen auch mit unserem Körperfett verbunden. Es gibt bestimmte Areale im Gehirn, die registrieren, ob unser Körper eine weitere Kalorienzufuhr benötigt. Ist das der Fall, kann das Gehirn das Fett direkt dazu veranlassen, Fettsäuren in das Blut abzugeben. Darüber hinaus kann es bewirken, dass ein Hungergefühl entsteht, wenn der Körper ein Brennstoffdefizit hat. Eventuelle Schädigungen dieser Hirnregionen können zur Folge haben, dass das Fettgewebe die Triglyceriden so weitestgehend an sich bindet. Dann wird das Fett kaum genutzt und die Betroffenen leiden permanent unter einem extremen Hungergefühl. Derartige Schädigungen werden zwangsläufig zu Übergewicht führen.

Die Entstehung von Adipositas ist also – im Gegensatz zu manchmal geäußerten Auffassungen – nicht in jedem Fall nur eine Folge übermäßigen Essens oder mangelnder sportlicher Betätigung. Aber das Vorurteil, dicke Menschen seien immer selber schuld und könnten sich schlicht und einfach nicht beherrschen, existiert leider immer noch in vielen Köpfen der Menschen.

Was macht eine gesunde Ernährung aus?

Kohlenhydrate, Eiweiße, Fette – über nichts ist in den letzten Jahren so viel geschrieben worden wie über »erfolgreiche Diäten« und »gesunde Ernährung«. Sollen wir viel Fett und wenig Kohlenhydrate zu uns nehmen? Oder lieber viele Kohlenhydrate und wenig Fett? Wir haben alle miteinander ein wenig die Orientierung verloren.

Ein kurzer Blick zurück. In den siebziger und achtziger Jahren des letzten Jahrhunderts wurde von offizieller Seite massenhaft propagiert, Fett so weit wie möglich aus dem Speiseplan zu streichen. Übermäßiger Fettkonsum galt als die Hauptursache für Übergewicht, Diabetes und Krebs. In den letzten Jahren ist ein ganz anderer Trend zu beobachten. Als Übeltäter werden nicht das Fett, sondern die Kohlenhydrate ausgemacht. Finger weg von den Kohlenhydraten, heißt es. Wie soll man es denn jetzt richtig machen?

Um mit einer etwas unbefriedigenden Schlussfolgerung anzufangen: Es gibt nicht die eine Diät, die für jeden und jede optimal wäre. Jeder Mensch ist schließlich anders. Zweifellos wird die grundsätzliche Entwicklung zu einer »Diät nach Maß« führen, bei der die Menge an Fetten, Kohlenhydraten und Proteinen auf die individuellen Bedürfnisse abgestimmt werden kann. Sogar unter Einbeziehung der jeweiligen genetischen Struktur! Aber so weit sind wir noch nicht. Momentan ist zu beobachten, dass Menschen bestimmte Diäten, die bei ihnen selbst oder vielleicht auch bei der Nachbarin gut angeschlagen haben, als eine Art Religion verkünden, felsenfest davon überzeugt, dass genau die auch für alle anderen das Richtige sind. Und auch wenn sie tatsächlich manchmal nützen mögen, so richten sie in anderen Fällen leider gar nichts aus.

Vor Kurzem haben Forscher der Stanford University eine wichtige und aufschlussreiche Studie zu dieser Thematik veröffentlicht. Sie bestimmten per Los 609 Männer und Frauen mit Übergewicht oder Adipositas ohne Diabetes, die entweder eine fettarme oder eine kohlenhydratarme Diät machen sollten. Die Teilnehmer*innen absolvierten innerhalb von zwölf Monaten zweiundzwanzig Gruppensitzungen, auf denen die jeweilige Diät, das Bewegungsmuster, das mentale Wohlbefinden und eventuelle Verhaltensänderungen überprüft wurden. Am Ende stellte sich heraus, dass sich hinsichtlich der Gewichtsabnahme im Grunde nichts verändert hatte. Sowohl die Teilnehmer*innen der kohlenhydratarmen wie auch die der fettarmen Diätgruppe verloren im Schnitt etwa 5 bis 6 Kilogramm. Auffallend waren jedoch die individuellen Unterschiede. In beiden Gruppen gab es Teilnehmer*innen, die fast 30 Kilo abnahmen, während andere am Ende etwa 10 Kilo mehr auf die Waage brachten. Untersuchungen dieser Art lassen also den Schluss zu, dass es bei genauem Hinsehen nicht so entscheidend ist, welche Diät man macht, wenn man sich grundsätzlich gesund ernährt, denn beide Gruppen nahmen möglichst viel Gemüse und möglichst wenige zusätzliche Zucker, raffinierte Mehlprodukte und industriell verarbeitete Produkte zu sich.

Im Übrigen ist es auch so, dass manche spezifischen Ernährungsweisen bei bestimmten Krankheitsbildern einen besonders günstigen Effekt haben können. Diabetiker*innen werden möglicherweise von einer relativ kohlenhydratarmen Ernährung profitieren, die unter anderem durch Fette und Proteine ergänzt wird, weil gerade sie Kohlenhydrate weniger gut verarbeiten können. Aber wie schon gesagt, entscheidend ist auch die Art der Fette, die man zu sich nimmt. Gesättigte Fettsäuren können zu einem Anstieg des LDL-Cholesterinspiegels führen und somit das Risiko einer kardiovaskulären Erkrankung erhöhen. Von daher sollte man Produkte, die reich an gesättigten Fettsäuren sind, durch solche ersetzen, die reich an ungesättigten Fettsäuren sind. Dies entspricht auch den allgemeinen Empfehlungen der WHO. Ganz allgemein schlagen wir vor: Essen Sie jeden Tag reichlich Gemüse und Obst. Weißes Fleisch (zum Beispiel Geflügel) und fetter Fisch (wie Lachs oder Makrele) sollten einmal die Woche auf Ihrem Speiseplan stehen. Den Verzehr von verarbeiteten Fleischprodukten sollten Sie möglichst einschränken, da sie sehr fett- und salzhaltig sind. Genehmigen Sie sich regelmäßig eine Handvoll ungesalzene Nüsse und/oder Hülsenfrüchte. Essen oder trinken Sie täglich Milchprodukte, sie enthalten wichtige Proteine und andere gesunde Nährstoffe. Greifen Sie bei Brot, Reis oder Nudeln möglichst zu den Vollkornvarianten. Und was die Getränke angeht: Versuchen Sie, den Konsum zuckerreicher Getränke (auch in der Lightvariante) weitestgehend einzuschränken, trinken Sie stattdessen viel Wasser plus Kaffee oder Tee ohne Zucker. Und seien Sie zurückhaltend beim Genuss alkoholischer Getränke. Mehr Informationen finden Sie auf der Website der WHO: »5 keys to a healthy diet« (https://www.who.int/nutrition/topics75keys_healthy diet/en/). Wenn Sie dabei strukturell nicht mehr Kalorien zu sich nehmen als Sie verbrennen, haben Sie eine reelle Chance, dass sich diese Tipps günstig auf Ihr Gewicht und den Stoffwechsel auswirken werden.

3
Fett als Hormonfabrik

Das Mädchen, das immer Hunger hat: Die Geschichte von Karin

Karin ist ein fröhliches sechsjähriges Mädchen, das zusammen mit seiner Schwester und den Eltern unbeschwert aufwächst. Sie spielt gerne und ist viel draußen. Auf den ersten Blick also eine ganz durchschnittliche Familie, aber der Schein trügt.

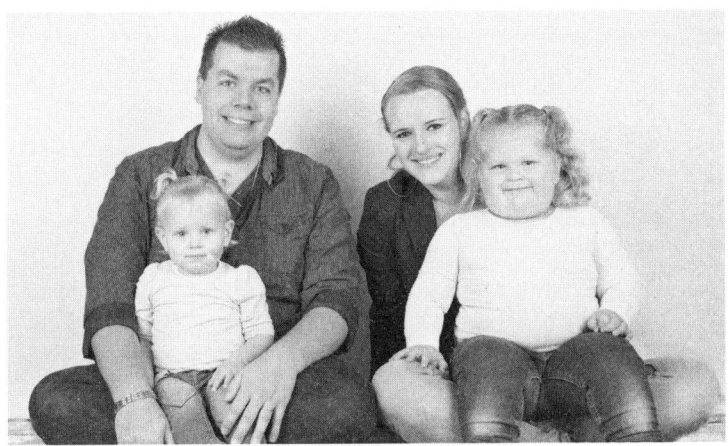

Die hier vierjährige Karin (links) hat ständig Hunger und nimmt permanent zu

Mit 40 Kilo ist Karin extrem dick – ein Kind ihres Alters sollte etwa die Hälfte wiegen. Ihrer Mutter Ilonka war schon bald nach der Geburt aufgefallen, dass mit ihrer Tochter irgendetwas nicht in Ordnung sein konnte. »Als Baby hat Karin ohne einen ersichtlichen Grund sehr viel geweint. Sie war eigentlich nur ruhig, nachdem sie etwas gegessen hatte. Aber kurze Zeit später fing es wieder an. Es war zum Haare raufen. Obwohl wir uns alle Mühe gaben, ihr nicht zu viel zu essen zu geben, nahm sie schnell zu. Manchmal bis zu 4 Kilo in einem Monat! Aus unserem näheren Umfeld bekamen wir oft zu hören, das Kind sei ja ein richtiger Wonneproppen. Ich konnte diesen Spruch irgendwann nicht mehr hören und hatte zunehmend das Gefühl, dass hier etwas nicht stimmte. Bei dem Wenigen, das sie zu essen bekam, konnte sie doch nicht so schnell zunehmen! Dann kam die Zeit, als ich jede Woche in der Beratungsstelle saß. Ich hatte schlicht und einfach Angst, dass sie demnächst aus allen Nähten platzen würde. In einem Tagebuch habe ich genau notiert, wie viel sie wann gegessen hat.«

Als Karin ein halbes Jahr alt ist, zeigt Ilonka das Tagebuch mehreren Ärzten, die über das Gewicht so erschrocken sind, dass sie das Kind in eine Universitätsklinik einweisen. »Ich habe so gehofft, dass man hier eine Erklärung finden würde. Oder besser noch, eine Behandlung für Karin. Aber wie sich leider herausstellte, war das nicht so einfach. Als Erstes wurde Karin auf die häufigsten Ursachen von Adipositas bei Kindern getestet, zum Beispiel auf eine Dysfunktion der Schilddrüse. Aber nichts traf zu. Danach wurde anhand ihres Genmaterials nach selteneren Ursachen von Adipositas gesucht. Und wieder fand man nichts. Ich verlor allen Mut. Karin war inzwischen anderthalb und wog schon 26 Kilo. Und das, obwohl sie eine strenge Diät machte, die sehr kalorienarm war und ihr in kleinen Portionen alle zwei bis drei Stunden verabreicht wurde.«

Ilonka hielt sich streng an diese Diät, die von Ernährungswissenschaftlern speziell für ihre Tochter zusammengestellt worden war. Aber das machte den Umgang mit ihr alles andere als leicht.»Kurz nachdem Karin etwas gegessen hatte, war sie zufrieden, aber dann kamen die Wutausbrüche. Karin wollte mehr! Das war so wahnsinnig schwer für mich! Es war doch nur zu ihrem Besten, dass sie so wenig zu essen bekam, aber mein Mutterherz fühlte manchmal ganz anders. Inzwischen ging es mir selbst immer schlechter. Wenn ich mit Karin unterwegs war, spürte ich die Blicke der anderen Leute. Ich wusste nur zu gut, was sie dachten. Und manche sprachen es sogar aus. Einmal, als Karin gerade an einem Stückchen Gurke knabberte, hörte ich jemanden halblaut sagen: ›Ja, ja, stopf das Kind nur richtig schön voll.‹ Oder man flüsterte sich zu, dass ich sicherlich eine schlechte Mutter wäre und man den Kinderschutzbund einschalten müsste. Es ist schon bizarr, was sich die Leute alles zu sagen trauen. Anfangs habe ich mich noch verteidigt, aber irgendwann hatte ich keine Kraft mehr. Deshalb bin ich eine Zeit lang auch kaum noch vor die Tür gegangen. Außerdem begann ich an mir selbst zu zweifeln und fragte mich, ob es wirklich nicht meine Schuld war.«

Als Karin zwei Jahre alt ist, muss sie für zwei Wochen ins Krankenhaus. Man will dort herausfinden, ob ihre Adipositas sich schon erkennbar ausgewirkt hat. Zum Glück wird kein Diabetes festgestellt, wohl aber erhöhte Leberfettwerte. Außerdem ist ihr Cholesterinspiegel erhöht.»Das hat uns seinerzeit noch mehr motiviert, alles für Karins Gesundheit zu tun, was nur irgendwie möglich war, aber das hieß vor allem, am Essen zu sparen. Wir wurden immer erfinderischer, wenn es darum ging, Karin beizubringen, wann sie was essen durfte. So hatten wir unter anderem eine Uhr gebastelt, auf deren Ziffern verschiedene Piktogramme anzeigten, was sie zu einer bestimmten Zeit essen durfte, also zum Beispiel

Obst oder ein Butterbrot. Das beruhigte sie ein wenig. Inzwischen gingen die Untersuchungen nach einer möglichen Ursache weiter. Und dann, Karin war mittlerweile zweieinhalb, kam der erlösende Anruf. Die klinische Genetikerin Mieke van Haelst und die Kinderärztin Erica van den Akker hatten die Ursache gefunden: Karin fehlte der Rezeptor für das Hormon Leptin, und das führte dazu, dass ihr Gehirn ständig ein Hungersignal abgab!«

Die Entdeckung des Fetthormons Leptin

Wie sich herausstellte, war die extreme Adipositas, die Karins Leben und das ihrer Familie vollkommen auf den Kopf gestellt hatte, durch einen einzigen kleinen »Fehler« in ihrem Genmaterial, in der DNA, verursacht worden. Unsere DNA enthält den Code für alle Proteine, die im Körper produziert werden, unter anderem auch die, die zusammen die Muskeln oder die Augen bilden. Kleine Fehler in der DNA können diese Proteine schädigen und krankhafte Störungen, darunter bestimmte Muskelerkrankungen, verursachen. Auch Karin hatte einen DNA-Defekt, und zwar genau an der Stelle beziehungsweise auf dem Gen, wo das Protein für den Rezeptor des Hormons Leptin hergestellt wird. In ihrem Fall führte diese Mutation nicht nur zu einem ständigen Hungergefühl, sondern auch zu einem verlangsamten Stoffwechsel. Eine problematische Kombination, denn Karin konnte trotz ihres extremen Hungergefühls unterdurchschnittlich wenig Kalorien zu sich nehmen. Nun sollte man aber nicht gleich denken, dass jeder, der eine ausgeprägte Esslust hat, von diesem Gendefekt betroffen ist. Diese Mutation tritt nämlich so selten auf, dass in den Niederlanden aktuell nur sechs Kinder bekannt sind, die diesen spezifischen Gendefekt aufweisen. Weltweit sind insgesamt 88 Fälle einer Genmutation im Leptinrezeptor dokumentiert, 21 davon in Europa. Zusammen mit den Adipositas-Forscher*innen Lotte Kleinendorst und Ozair Abawi haben wir vor Kurzem eine Studie unter 77.000 Personen in Europa durchgeführt und errechnet, dass es mindestens 998 Patient*innen in Europa geben muss, die von einem Defekt des Leptinrezeptors betroffen sind. Das bedeutet, dass die meisten Fälle einer solchen Genmutation möglichweise nie diagnostiziert wurden. Wie selten dieser Fehler im Erbmaterial und seine Folgen auch sein mögen, wir haben daraus viel über die Funktionsweisen unseres Körperfetts gelernt. Wie es zu diesen neuen Erkenntnissen und den daraus resultierenden bahnbrechenden Entdeckungen kam, ist so interessant, dass wir gern etwas genauer darauf eingehen möchten.

Dazu kehren wir zurück in die vierziger Jahre des letzten Jahrhunderts. In der US-amerikanischen Kleinstadt Bar Harbor wurden seinerzeit in einem großen Forschungslabor Mäuse für Tierversuche gezüchtet. Diese Mäuse waren genetisch identisch, besaßen also, genau wie eineiige Zwillinge, dieselbe DNA. Dadurch reagierten sie bei medizinischen Experimenten, beispielsweise bei Medikamententests, fast gleich. Wenn die Testergebnisse unterschiedlich ausfallen, lassen sich die Wirkungen eines Medikaments leicht nachweisen.

Im Sommer 1949 fiel den Mitarbeiter*innen dieses Labors jedoch etwas Ungewöhnliches auf. Sie entdeckten, dass die Mäuse eines bestimmten Wurfs schon von Geburt an viel dicker waren als die anderen. Nach eingehender Beobachtung stellte man fest, dass sich diese Mäuse vergleichsweise weniger bewegten und mehr fraßen als ihre schlanken Artverwandten. Und zwar deutlich mehr. Eines dieser Tiere hatte sogar so viel Hunger, dass es lang ausgestreckt in seinem Käfig lag, mit dem Kopf im Fressnapf, um so den ganzen Tag an Nahrung heranzukommen. Hier spielte sich etwas ziemlich Verrücktes ab! Im Genmaterial dieser Mäuse musste ein Fehler aufgetreten sein, so die Hypothese der Wissenschaftler*innen, und sie beschlossen, die DNA der dicken Mäuse mit der ihrer schlanken Eltern zu vergleichen. Und tatsächlich wich die DNA der dicken Mäuse an einer bestimmten Stelle offenkundig von der der schlanken Mäuse ab. Hier hatte sich ein Fehler eingeschlichen, der als *Obese* oder abgekürzt *Ob* (engl. *obesity*) bezeichnet wurde. Diese Genmutation stellte sich als äußerst interessant für die Adipositasforschung heraus, weil bis dato – und wir befinden uns inzwischen in den frühen fünfziger Jahren des letzten Jahrhunderts – noch sehr wenig über die Entstehung von Adipositas bekannt war. Könnte hierdurch eines ihrer Geheimnisse enträtselt werden? Den Forscher*innen juckte es in den Fingern. Es war nämlich gerade entdeckt worden, dass ein sehr spannender Bereich im Gehirn, der sogenannte Hypothalamus, allem Anschein nach für das Sättigungsgefühl nach einer Mahlzeit verantwortlich war. War dieses Hirnareal bei Mäusen geschädigt, wurden die Tiere adipös, weil sie kein Sättigungsgefühl mehr verspürten und folglich ständig Hunger hatten. In dieser Zeit hatten die britischen Wissenschaftler Kennedy und Hervey die Hypothese entwickelt, dass das Fettgewebe möglicherweise ein Hormon herstellt (siehe Infokasten 5), das in das Blut ausgeschüttet wird und durch die Bindung an das Sättigungszentrum im Gehirn ein Sättigungsgefühl erzeugt. Mit dieser Theorie waren die beiden Briten ihrer Zeit weit voraus, war man damals doch der Meinung, dass unser Körperfett nur dazu dient, Fett zu speichern. Sollte die Entdeckung des *Obese*-Gens mit dieser Hypothese zusammenhängen?

**Infokasten 5
Was ist ein Hormon?**

Ein Hormon ist ein Signalstoff, der durch eine Hormondrüse in das Blut abgegeben wird und an verschiedenen Stellen des Körpers seine Wirkung entfaltet. Dies geschieht, indem es sich in den Zielorganen an sogenannte Rezeptoren bindet und dort unterschiedliche Reaktionen auslöst, zum Beispiel eine erhöhte Fettverbrennung. Ein Hormon passt zu einem Rezeptor wie ein Schlüssel in ein Schloss. Hormone werden in verschiedenen Hormondrüsen produziert, unter anderem in der Schilddrüse, den Nebennieren und der Hypophyse. Ein Beispiel für ein Hormon ist das Schilddrüsenhormon. Aber auch andere Organe können Hormone herstellen und ausschütten, beispielsweise das Herz und ... unser Körperfett.

Es schien der Mühe wert, dies genauer zu untersuchen, auch weil nur kurze Zeit später in demselben Forschungslabor in Bar Harbor noch ein Mäusestamm zur Welt kam, der schon kurz nach der Geburt adipös und sehr verfressen war. Allerdings entwickelten diese Mäuse im Unterschied zu dem *Ob*-Wurf schon früh einen Diabetes. Deshalb wurde das Gen, auf dem diese DNA-Mutation auftrat, als *Db* (von Diabetes) bezeichnet.

Wir sind mittlerweile in den späten sechziger Jahren und die Zeit war reif, um der Funktion der *Ob*- und *Db*-Gene präzise auf den Grund zu gehen. Da viele der modernen Techniken, die uns heute zur Verfügung stehen, seinerzeit noch unbekannt waren, musste man sich ein raffiniertes Experiment ausdenken, um herauszufinden, welche Auswirkungen die Mutationen in den *Ob*- und *Db*-Genen hatten. Man entschloss sich also, die folgenden, etwas schaurig klingenden Versuche durchzuführen. Zunächst verband man den Blutkreislauf einer »normalen« Maus mit dem einer Maus aus dem *Ob*-Stamm. Ein derart schwerwiegender Eingriff, bei dem die Organismen zweier lebender Wesen – ähnlich wie bei siamesischen Zwillingen – ihren Blutkreislauf vollkommen miteinander teilen, wird als Parabiose bezeichnet. Was dann passierte, war einfach nur faszinierend. Die *Ob*-Maus fing an, immer weniger zu fressen und abzunehmen, bis sie genauso schlank war wie die normale Maus, mit der sie über den gemeinsamen Blutkreislauf verbunden war.

Dieses Experiment lässt unterschiedliche Schlussfolgerungen zu. Offensichtlich fehlte der *Ob*-Maus ein Stoff im Blut, der ein Sättigungsgefühl erzeugt. Dieser Stoff gelangte erst dann in ihre Blutbahn, nachdem man sie mit der normalen Maus zusammengenäht hatte, die offenkundig diesen Stoff produzieren konnte und ihn über den gemeinsamen Blutkreislauf an die *Ob*-Maus weitergab. Das erklärt, warum die *Ob*-Maus von dem Moment an, als sie mit der normalen Maus verbunden war, so extrem an Gewicht verlor.

In einem anschließenden zweiten Experiment wurde der Blutkreislauf einer Maus aus dem *Db*-Stamm mit dem einer normalen Maus verbunden. Und jetzt passierte etwas ganz anderes! Die normale Maus verlor rasch an Gewicht und starb binnen fünfzig Tagen an Unterernährung. Bei der Maus aus dem *Db*-Stamm tat sich hingegen nichts, sie nahm nicht ab und fraß nach wie vor sehr viel. Das lässt die Vermutung zu, dass die *Db*-Maus, im Gegensatz zur *Ob*-Maus, gegen den geheimnisvollen Stoff aus dem Blut der normalen Maus resistent war.

Letztlich gelang es erst 1994, diesen Stoff genau zu identifizieren und herauszufinden, wo er in der normalen Maus produziert wurde. Es handelte sich um ein Hormon, das vom Körperfett der normalen Maus in großen Mengen hergestellt wurde. Bei der *Ob*-Maus fand dieser Prozess nicht statt, weil sie dieses Hormon offensichtlich nicht besaß. Weitere Experimente zeigten, dass die *Ob*-Mäuse an Gewicht verloren, weniger Nahrung aufnahmen und weniger Körperfett ansetzten, nachdem man ihnen das betreffende Hormon gespritzt hatte. Sie wurden also tatsächlich von der Krankheit »geheilt«, die durch ihre DNA-Mutation hervorgerufen worden war. Das Hormon wurde *Leptin* genannt, abgeleitet von dem griechischen Wort *leptos* für »dünn«. Damit war Leptin das als Erstes entdeckte Hormon, das von unserem Körperfett produziert wird.

Aber was macht dieses kleine DNA-Segment, auf dem das *Db*-Gen liegt? Es bildet den Code zur Herstellung des Leptinrezeptors. Wie schon gesagt, kann jedes Hormon nur dann seine Wirkung entfalten, wenn es sich an seinen Rezeptor bindet (siehe Infokasten 5) – wie sich eine Haustür auch nur dann öffnen lässt, wenn der Schlüssel ins Schloss passt. Dieses Prinzip gilt auch für den Botenstoff Leptin. Seine Rezeptoren sind über mehrere Stellen im Körper verteilt, unter anderem befinden sie sich auch im Sättigungszentrum des Gehirns. Die *Db*-Maus hat keine Schwierigkeiten, Leptin zu produzieren, im Gegenteil, sie stellt aufgrund ihres reichlichen Körperfetts sehr große Mengen davon her. Das Problem ist, dass diese Maus einen defekten Leptinrezeptor hat und das Leptin infolgedessen kein Sättigungsgefühl auslöst. Das erklärt auch, warum die mit der *Db*-Maus verbundene »normale« Maus mit einem intakten Rezeptor das Experiment nur so kurz überlebt hat. Die enorme Menge Leptin im Blut der *Db*-Maus reduzierte die Esslust der normalen Maus so stark, dass sie nach kurzer Zeit verhungerte. Fazit: Ein aufmerksamer Blick bei der Mäusezucht kann bahnbrechende Entdeckungen zur Folge haben: Leptin erwies sich als ein entscheidender Faktor für das Sättigungsgefühl.

Leptin beim Menschen

Nach der Auswertung der Mäuseexperimente stellten sich die Wissenschaftler*innen natürlich die Frage, was deren Ergebnisse für den Menschen bedeuten können. Kurz nach der Entdeckung des Hormons Leptin wurde eine Studie mit zwei pakistanischen Geschwisterkindern durchgeführt, die beide extrem adipös waren und genau wie Karin und die dicken Mäuse schon sehr früh einen unstillbaren Hunger und erhebliches Übergewicht entwickelt hatten. Wie sich zeigte, waren die Leptinwerte in ihrem Blut so niedrig, dass sie kaum messbar waren ... und ebenso wie bei der amerikanischen Maus wies auch ihr *Obese*-Gen eine seltene Mutation auf, die das Körperfett daran hinderte, Leptin zu produzieren. Endlich gab es eine Erklärung für ihr jahrelanges extremes Hungergefühl und ihren vergeblichen Kampf gegen die überflüssigen Pfunde.

Für die Adipositasforschung waren das spannende und inspirierende Zeiten. So berichtete einer der führenden Wissenschaftler auf diesem Gebiet, Professor Stephen O'Rahilly von der Universität Cambridge, 1998 auf einem Kongress der *American Diabetes Association* in Chicago über den Leptinmangel, den man bei den extrem adipösen pakistanischen Kindern entdeckt hatte. Er beendete seinen Vortrag mit dem Satz, das ältere der beiden Geschwister, ein neunjähriges Mädchen, werde momentan mit künstlich hergestelltem Leptin behandelt. Er durfte sich zu diesem Zeitpunkt noch nicht zu den Ergebnissen äußern, aber sein verschmitztes Lächeln weckte hohe Erwartungen. Es ging ein Raunen durch das im Saal versammelte Fachpublikum, zu dem auch eine der beiden Autorinnen gehörte. Sollte nun endlich eine Behandlung für diese seltene Form von Adipositas gefunden worden sein?

Ein Jahr später kam die erlösende Antwort: Ja, die Leptinbehandlung hatte sich als erfolgreich erwiesen! O'Rahilly und sein Team teilten in der tonangebenden Fachzeitschrift *The New England Journal of Medicine* mit, das seinerzeit neunjährige Mädchen habe in einem Jahr 16 Kilo abgenommen, während es zuvor ständig dicker geworden war. Das war eine revolutionäre Nachricht für die Adipositasforschung. Nicht nur eine Maus, sondern auch ein Mensch mit durch einen Gendefekt verursachter krankhafter Adipositas konnte mit dem Hormon Leptin erfolgreich behandelt werden.

Auch andere Patient*innen, die kein körpereigenes Leptin produzieren konnten (also unter einer sogenannten Leptindefizienz litten), konnten ihr Glück kaum fassen, als sich diese Behandlung als wirksam herausgestellt hatte. Schon nach kurzer Zeit nahmen sie wesentliche Veränderungen an sich wahr. Das permanente Hungergefühl ließ nach, sie aßen deutlich weniger und die Kilos purzelten. Nach einigen Jahren waren sie nicht wiederzuerkennen und hatten eine fast normale Figur erreicht. Inzwischen hat man weltweit mehr als dreißig Menschen mit einer Leptindefizienz erfolgreich mit diesem Hormon behandelt. Ihnen ist ein Leben mit Adipositas und ein frühzeitiger Tod durch die damit verbundenen Komplikationen erspart geblieben.

Bei Karin lag, wie sich letztlich herausstellte, eine andere Störung vor. Die Gentests ergaben, dass sie zwar Leptin in normalen Mengen produzieren konnte, ihr jedoch, ebenso wie der *Db*-Maus, der Leptinrezeptor fehlte. Obwohl das Krankheitsbild fast dasselbe wie bei einer Leptindefizienz ist, nämlich ein ständiges Hungergefühl und Fettleibigkeit, gibt es einen wichtigen Unterschied. Dessen war sich Karins

Mutter nur zu bewusst. Eine Behandlung mit künstlichem Leptin macht logischerweise keinen Sinn, wenn der entsprechende Rezeptor nicht vorhanden ist. Für Patient*innen wie Karin gab es deshalb in den letzten Jahren leider noch keine wirksame Behandlungsmethode, außer möglichst wenig zu essen und gegen den Hunger anzukämpfen. Mittlerweile sind neue Medikamente auf dem Markt, die den Leptinrezeptor umschiffen und über einen anderen Rezeptor doch noch ein Sättigungsgefühl erzeugen können. Die ersten Ergebnisse dieser Therapie sind vielversprechend. Die Zukunft wird zeigen, ob diese Medikamente auch Karin helfen können.

In den letzten Jahren war es ein ständiges Auf und Ab. »Karin ist ein Mädchen, das sehr auf andere hört. Sie weiß nur allzu gut, was sie essen darf und was nicht. Auf Geburtstagsfesten begnügt sie sich mit einem Apfel, während die anderen sich eine Tüte Chips genehmigen. Allerdings hat sie immer noch ihre gelegentlichen Wutanfälle, wenn sie zwischen den Mahlzeiten nichts zu essen bekommt. Auch im Alltag stoßen wir auf viele praktische Hindernisse. Karin kann nur maßgefertigte Schuhe tragen, weil ihre Füße zu groß und zu dick sind. Auch normale Jacken passen ihr nicht, die muss ich immer ein paar Nummern größer kaufen und die Ärmel anschließend kürzen lassen. Karin würde auch liebend gern wie ihre Schwester hübsche Kleider tragen, aber die passen einfach nicht über ihren dicken Bauch. Der hat sie vor Kurzem auch in eine heikle Situation gebracht. Wir waren in einem Freizeitpark, wo Karin wie andere Kinder in einen Autoskooter gestiegen ist. Als die Fahrt vorbei war, mussten alle schnell aussteigen. Aber Karin steckte hoffnungslos fest, sie kam nicht mehr heraus! Das mit anzusehen, hat mir fast das Herz gebrochen! Zum Glück wird sie in ihrer Grundschulklasse vollkommen akzeptiert und hat viele Freundinnen. Aber ich habe jetzt schon Angst, wenn sie auf eine weiterführende Schule kommt. Ich hoffe so sehr, dass es bis dahin ein Medikament für sie gibt, damit sie nicht ihr Leben lang gegen ihre Fettleibigkeit ankämpfen muss.«

Leptin als Allheilmittel gegen Adipositas

Fett produziert also den Botenstoff Leptin und die Geschichte von Karin macht deutlich, wie wichtig ein gut funktionierendes Leptinsystem ist. Die Bindung von Leptin an den Leptinrezeptor im Gehirn erzeugt ein Sättigungsgefühl und verhindert, dass man nach einer Mahlzeit weiterhin Hunger hat. Andere Untersuchungen haben gezeigt, dass Leptin auch die Fettverbrennung im Körper stimuliert. Deshalb wird es oft auch als ein Antiadipositas-Hormon bezeichnet. Aber darin liegt nicht der biologische Nutzen von Leptin, seine wichtigste Funktion ist es, dem Körper und insbesondere dem Gehirn mitzuteilen, wie viel Energie im Körper gespeichert ist. Leptin ist also eine Art »Fettindikator«.

Wir haben es hier mit einem wirklich genialen System zu tun, denn die Leptinproduktion in den Fettzellen hängt von der hier gespeicherten Fettmenge ab. Also: Je mehr Fett vorhanden ist, desto mehr Leptin wird hergestellt und in das Blut abgegeben. So hat ein fettleibiger Mensch auch einen höheren Leptinspiegel im Blut. Dieser Fettindikator hat eine wichtige Funktion, denn bei einem geringen Fettvorrat und einem somit niedrigeren Leptinspiegel werden die Leptinrezeptoren im Sättigungszentrum des Gehirns weniger Signale bekommen. Die Folge: Der Körper ergreift die entsprechenden Maßnahmen, um den Fettvorrat aufzustocken. Man bekommt mehr Hunger!

Mit der Entdeckung von Leptin glaubten die Wissenschaftler zunächst, die Patentlösung für das Adipositasproblem gefunden zu haben, denn schließlich war es doch so, dass die Mehrzahl der Betroffenen nur wenig Leptin produzieren konnte, kaum ein Sättigungsgefühl entwickelte und mehr aß als schlanke Menschen. Kurz nachdem Leptin entdeckt worden war, wurde begonnen, bei unterschiedlichen Gruppen die jeweiligen Leptinspiegel zu messen. Und wie sich zeigte, waren diese Werte bei Fettleibigkeit fast immer sehr hoch. Wirklich überraschen kann dieser Befund eigentlich nicht, wenn man weiß, dass die Produktion dieses Hormons in Relation zu dem jeweiligen Fettvorrat erfolgt. Aber warum haben Menschen mit Adipositas trotz ihres hohen Leptinspiegels oft ein geringeres Sättigungsgefühl? Verantwortlich dafür ist ein Phänomen, das als Leptinresistenz bezeichnet wird. Sie entsteht wahrscheinlich aufgrund einer Kombination verschiedener Faktoren, unter anderem durch eine Entzündung im Körper, die bei Adipositas recht häufig zu beobachten ist und dazu führt, dass Leptin seine Signale weniger gut über den Rezeptor weiterleiten und die Esslust weniger effektiv unterdrücken kann. Oder anders gesagt: Trotz ihres hohen Leptinspiegels haben die Betroffenen häufig Hunger.

Könnte es dann nicht helfen, Menschen mit Adipositas mit zusätzlichem Leptin zu behandeln? Müsste sich bei einer entsprechend hohen Dosierung nicht doch eine gewisse Wirkung einstellen? Tatsächlich wurden in den neunziger Jahren des letzten Jahrhunderts derartige Behandlungen vielfach praktiziert, aber die Ergebnisse waren enttäuschend. Die Betroffenen nahmen gar nicht oder nur wenig ab. Offensichtlich ist die Leptinresistenz bei Adipositas hartnäckiger als man gehofft hatte.

Wesentlich erfolgreicher war eine solche Behandlung bei adipösen Menschen, wenn diese schon erheblich abgenommen hatten. Jeder Mensch hat nämlich einen individuellen *Setpoint*, wenn es um die Menge an Körperfett geht, die der Körper zu speichern versucht. Ist dieser persönliche Fixpunkt nicht erreicht, wird der Körper bestimmte Mechanismen aktivieren, um mehr Körperfett zu produzieren. Zum Beispiel durch eine Verlangsamung des Stoffwechsels, ein stärkeres Hungergefühl und einen ausgeprägten Appetit auf fettreiches Essen. Deshalb ist es so schwer, nach einer erfolgreichen Schlankheitskur das neue Gewicht zu halten – davon werden die meisten, die eine intensive Diät hinter sich haben, ein Lied singen können. Hervorgerufen werden diese Effekte teils dadurch, dass der Leptinspiegel sinkt, nachdem man abgenommen hat – und weniger Leptin bedeutet nun einmal ... mehr Hunger. Wenn fettleibige Menschen, die mehr als 10 Prozent ihres Körpergewichts verloren haben, eine zusätzliche Dosis Leptin bekommen, geschieht etwas Interessantes. Die Mechanismen, die bewirken, dass der persönliche Setpoint wieder erreicht wird, treten nun nicht in Aktion. Das heißt, dass sich der Stoffwechsel nicht verlangsamt, das Sättigungsgefühl länger anhält und die Betroffenen weniger Appetit auf fettreiches Essen entwickeln. Und das alles dank einer kleinen Dosis Leptin. Also Leptin für alle? Leider müssen wir die Begeisterung dämpfen, denn Leptin ist sündhaft teuer und wird daher nur in den seltenen Fällen eingesetzt, in denen der Körper kein eigenes Leptin produzieren kann – zum Beispiel wie im Fall der beiden pakistanischen Geschwister, denen auf diese Weise so wunderbar geholfen werden konnte.

Andere Fetthormone

Die Entdeckung des Leptins bedeutete einen echten Durchbruch bei der Erforschung des Körperfetts. Das Körperfett ist keineswegs ein passives Speicherorgan, es kann zumindest ein Hormon und eventuell sogar noch viele weitere produzieren, die alle anderen Bereiche des Körpers, einschließlich unseres Gehirns, beeinflussen. So haben sich in den letzten zwanzig Jahren diverse Forschungsteams auf die Entdeckung neuer Hormone und anderer Stoffe fokussiert, die von unserem Körperfett hergestellt werden. Mit handfesten Ergebnissen! Inzwischen wurden über sechshundert dieser Stoffe oder auch »Fetthormone« entdeckt. Sie haben unterschiedliche Auswirkungen, wobei ihre genaue Funktion mehrheitlich noch nicht bekannt ist. Manche dieser Fetthormone verursachen Entzündungen, andere beeinflussen unseren Blutdruck, wieder andere die Insulinempfindlichkeit. Und über kurz oder lang wird man vielleicht weitere überraschend neue Funktionen dieser Botenstoffe nachweisen können. Deshalb wird das Körperfett gegenwärtig in der Wissenschaft gern mit einem Dirigenten verglichen, der über die Ausschüttung von Fetthormonen unterschiedliche Aufträge erteilt und damit praktisch alle Organe unseres Körpers beeinflussen kann. Solange der Dirigent seine Aufgabe erfüllt, spielt das Orchester in perfekter Harmonie. Aber man stelle sich nur einmal vor, er würde den einzelnen Musikern immer wieder andere Anweisungen geben! Das ganze Orchester würde heillos durcheinandergeraten! Und genau das passiert, wenn unser Körperfett »krank« wird. Ja, Fett kann tatsächlich erkranken, und zwar dann, wenn sich das Körperfett – wie bei Adipositas – zu stark ausgedehnt hat. Dann kommt es zu einer Überproduktion von Fetthormonen, die Entzündungen verursachen und den Blutdruck in die Höhe treiben. Gleichzeitig werden die Hormone, die den Appetit zügeln und den Stoffwechsel fördern, gestört.

Eines der Fetthormone, das kurz nach dem Leptin entdeckt wurde, ist das Adiponectin, das in auffallend hohen Konzentrationen im menschlichen Blut vorkommt. Um die Rolle dieses Hormons zu untersuchen, wählte man das übliche Verfahren. Man züchtete Mäuse, denen dieses Hormon fehlte. Wie sich herausstellte, sprachen die Tiere, die kein Adiponectin produzierten, weniger gut auf Insulin an, das ja bekanntermaßen für eine gute Verteilung der Blutzucker im Körper zuständig ist. Ihre Blutzuckerwerte waren so hoch, dass die betreffenden Mäuse das Vorstadium eines Diabetes erreicht hatten. Die Gabe einer Extradosis Adiponectin wirkte sich in mehrfacher Hinsicht günstig aus. Die Mäuse entwickelten eine höhere Insulinempfindlichkeit, ihre Blutzuckerwerte sanken, sie waren weniger anfällig für Diabetes, entwickelten weniger Entzündungsstoffe im Blut und litten seltener unter Arterienverkalkungen oder kardiovaskulären Erkrankungen. Adiponectin hat also ein günstiges Wirkungsspektrum – zumindest ließen das die Tests mit Mäusen erkennen.

Und dann fand man heraus, dass die Werte dieses »guten« Hormons bei fettleibigen Menschen deutlich niedriger sind als bei schlanken. Darüber hinaus ist ein niedriger Adiponectinspiegel der Vorbote eines möglichen Diabetes und Herzinfarkts. Warum der Adiponectinspiegel bei adipösen Menschen sinkt, ist bisher nicht bekannt. Allerdings sind die Wissenschaftler einhellig der Meinung, dass es sich günstig auswirkt, wenn man die Adiponectinmenge im Körper erhöht. Erreichen lässt sich das unter anderem durch den Abbau von Körperfett. Wie verschiedene Studien gezeigt haben, führt ein Verlust von 10 Prozent Fettmasse zu einem beträchtlichen Anstieg der Adiponectinwerte im Blut. Zudem können Cholesterinsenker oder bestimmte Antidiabetesmittel den Adiponectinspiegel indirekt erhöhen. Die direkte Gabe dieses Hormons ist momentan leider noch nicht möglich, da es nur eine begrenzte Wirkungsdauer hat und in der Herstellung sehr kostspielig ist. Allerdings wird intensiv nach Medikamenten geforscht, die sich direkt an den Adiponectinrezeptor binden können, da man auf diese Weise die gleiche positive Wirkung wie bei einem höheren Adiponectinspiegel erzielen würde. Auch wenn die ersten Ergebnisse dieser Forschungen vielversprechend sind, wird noch ein langer Weg zu gehen sein, bevor dieses Hormon in der Behandlung von Adipositas zur Anwendung kommen kann.

Fettdepot und Fruchtbarkeit

Die Fetthormone haben noch mehr Überraschungen in petto. Ein praktisches Beispiel: Madelon ist dreizehn und eine begeisterte Turnerin. Sie trainiert 24 Stunden in der Woche, jeden Tag nach der Schule und auch noch am Wochenende. Turnen ist ihr Leben und deshalb fällt es ihr auch überhaupt nicht schwer, alles andere dafür zurückzustellen. Ihre Zwillingsschwester Lieke hat völlig andere Interessen: TV-Serien gucken, schminken, alles, nur kein Sport. Obwohl Madelon und Lieke gleich alt sind, haben sie kaum Ähnlichkeiten miteinander. Die Turnerin Madelon ist gut 10 Zentimeter kleiner als ihre Schwester und erheblich schlanker. Außerdem ist ihre Brust noch nicht entwickelt und die Menstruation hat noch nicht eingesetzt, während Lieke zum ersten Mal mit etwa zwölf ihre erste Periode hatte.

Es ist allgemein bekannt, dass junge Spitzenturnerinnen kleiner und graziler sind als die meisten anderen Mädchen ihres Alters. Man kann bei ihnen sogar von einer Wachstumsverzögerung sprechen, die so ausgeprägt sein kann, dass sie ihre prognostizierte Körpergröße im Erwachsenenalter nie erreichen. Außerdem besitzen Topturnerinnen einen geringeren Anteil an Körperfett, der sich aus der Kombination einer geringen Nahrungsaufnahme (manchmal unter dem eigentlichen Bedarf) und einem hohen Energieumsatz aufgrund des intensiven Trainings ergibt. Darüber hinaus – und das ist in der Tat sehr überraschend – hat man festgestellt, dass sie erst spät zum ersten Mal menstruieren. Während europäische Mädchen ihre erste Menstruation im Durchschnitt zwischen 12,5 und 13,5 Jahren haben, liegt dieses Alter bei Topturnerinnen zwischen 14,3 und 15,6 Jahren. Wie lässt sich das erklären?

Diese Frage bereitete der US-amerikanischen Biologin Rose Frisch (1918-2015) in den siebziger Jahren des letzten Jahrhunderts schlaflose Nächte. Sie fand heraus, dass junge Mädchen mit wenig Körperfett, insbesondere Athletinnen und Mädchen mit der Essstörung Anorexia nervosa, vergleichsweise später menstruieren und außerdem weniger fruchtbar sind. Indem Frisch eine große Gruppe junger Mädchen hinsichtlich ihres Körperbaus genau analysierte, konnte sie nachweisen, dass Mädchen einen Fettanteil von mindesten 17 Prozent haben müssen, damit ihre Menstruation einsetzen kann. Oder anders gesagt: Nicht das Alter ist der wichtigste Faktor für den Beginn der Menstruation, sondern die Menge an Körperfett. Diese Untergrenze von 17 Prozent ist im Übrigen auch nötig, um die Menstruationsfähigkeit zu erhalten. Erwachsene Athletinnen mit einem geringeren Fettanteil menstruieren nicht mehr und haben große Probleme, schwanger zu werden. Rose Frisch konnte den betroffenen Athletinnen fast auf das Pfund genau sagen, wie viel sie zunehmen mussten, um wieder einen Eisprung zu bekommen. Wie ihr Sohn Henry Frisch später erzählte, waren einige dieser Sportlerinnen seiner Mutter dafür so dankbar, dass sie ihre Tochter Rose nannten. Wir profitieren heute noch von den Erkenntnissen Rose Frischs. Wenn eine Frau in eine gynäkologische Praxis geht, weil sie nicht schwanger werden kann, wird man dort – im angesagten Fall – Körpergröße und Gewicht messen, um ein eventuelles Untergewicht zu ermitteln. Sollte das so sein, wird man schauen, wie intensiv die Patientin Sport treibt.

Das Hormon Kisspeptin:
Der Startschuss für die Pubertät

Der Zusammenhang zwischen wenig Körperfettmasse und Unfruchtbarkeit erscheint aus dem Blickwinkel der Evolution als vollkommen logisch. Wenn eine Frau nur geringe Energiereserven hat, wird ihr Körper auch nicht bereit sein, sich den Anstrengungen einer Schwangerschaft auszusetzen und ein Kind auszutragen. Aber wie hat man sich diesen Zusammenhang zwischen Fettdepot und Fruchtbarkeit genau vorzustellen? Lange Zeit konnte man diese Frage nicht beantworten, bis die Entdeckung des Hormons Leptin Licht ins Dunkel brachte. Es stellte sich nämlich heraus, dass die *Ob*-Maus, der wir zu Anfang dieses Kapitels begegnet sind und die kein Leptin produzieren konnte, unfruchtbar war. Als man dem Tier dieses fehlende Hormon verabreichte, ging seine Fresslust zurück und es wurde fruchtbar. Mit einem Schlag ergab das ganze Puzzle einen Sinn. Leptin, der Fettindikator unseres Körpers, teilt dem Gehirn nicht nur die Menge des gespeicherten Körperfetts mit, sondern ist darüber hinaus mit dem Bereich des Gehirns verbunden, der die Fruchtbarkeit beeinflusst. Wenn dieses Zentrum nicht die entsprechenden Signale aussendet, und das ist bei einem Leptinmangel der Fall, findet kein Eisprung und somit auch keine Befruchtung statt. Auch die Menstruation setzt aus.

Das war auch der Fall bei Natalie (siehe Kapitel 2), die unter einer Lipodystrophie leidet. Ihr Körper stellte aufgrund der kaum vorhandenen subkutanen Fettschichten sehr wenig Leptin her, was unter anderem dazu führte, dass ihre Menstruation sehr unregelmäßig war. Auch der umgekehrte Fall ist denkbar. Wenn ein Mädchen viel Körperfett hat, produziert es eine große Menge Leptin und die Menstruation setzt entsprechend früh ein. Übergewichtige junge Mädchen sind tatsächlich in der Regel noch recht jung, wenn sie ihre erste Periode bekommen.

Wie die Verknüpfung zwischen Leptin und dem »Fruchtbarkeitszentrum« im Gehirn genau aussieht, ist Gegenstand zahlreicher Untersuchungen. Wahrscheinlich spielen bestimmte Vermittler im Gehirn bei diesem Prozess eine wichtige Rolle. Zu diesen gehört ein Hormon, das den schönen Namen Kisspeptin trägt. Es leitet sozusagen den Beginn der Pubertät ein und bedient den Schalter, mit dem der sexuelle Reifungsprozess ausgelöst wird. Wenn genügend Körperfett vorhanden ist, regt das Leptin die Produktion von Kisspeptin an, das seinerseits das Fruchtbarkeitszentrum im Gehirn aktiviert. Menschen, die nur wenig Kisspeptin produzieren, haben nachweisbar auch eine geringe Menge an Geschlechtshormonen im Blut und kommen erst spät in die Pubertät. Bei zu viel Kisspeptin setzt diese Phase dementsprechend früher ein.

Seinen Namen verdankt das Kisspeptin der Tatsache, dass es Mitte der neunziger Jahre des letzten Jahrhunderts von Forschern in Hershey (Pennsylvania) entdeckt wurde, wo auch die in den USA äußerst beliebten »Hershey's Chocolate Kisses« hergestellt werden.

Auch in der Schwangerschaft spielt Leptin eine wichtige Rolle, weil es in der Plazenta produziert wird. Da sich im zweiten Drittel einer Schwangerschaft, genau wie bei Adipositas, eine Form der Leptinresistenz herausbildet, verliert dieses Hormon trotz hoher Werte an Wirkung. Wahrscheinlich erklärt das auch die wohlbekannten »Heißhungerattacken«, denen die meisten schwangeren Frauen erliegen. Da sie dazu dienen, einen zusätzlichen Fettvorrat anzulegen, um das Baby nach der Geburt miternähren zu können, sind sie nichts, für das sich eine Schwangere schämen sollte. Auch für ein Neugeborenes ist das Körperfett seiner Mutter von lebenswichtiger Bedeutung.

Kein Zweifel, unser Körperfett lässt sich nicht auf ein einfaches Speicherorgan reduzieren, unser Körperfett ist sehr schlau! Mit Hilfe hunderter verschiedener Fetthormone kann Fett praktisch jedes andere Körperorgan beeinflussen, nicht zuletzt auch das Gehirn. Bei einem drohenden Substanzverlust teilt es dem Gehirn über den Botenstoff Leptin mit, dass wir mehr essen müssen. Und es sorgt dafür – wiederum über das Gehirn –, dass eine Schwangerschaft nicht möglich ist, wenn damit die letzten Fettreserven angegriffen würden. Diese Hormone machen unser Fett zu einem fantastischen und beeindruckend erfinderischen Organ. Andererseits kann dieser »Meisterdirigent« aber auch gelegentlich schwer aus dem Takt geraten. Bei zu viel Körperfett, wie bei Adipositas, wird die Hormonproduktion ernsthaft dereguliert – und zwar so sehr, dass daraus diverse Krankheiten entstehen können.

4
Fett kann krank machen und Krankheiten können fett machen

Krank durch zu viel Körperfett: Die Geschichte von Rob

Rob ist fünfundsechzig und Rentner. Früher arbeitete er als Koordinator an einer Schule. Er hat zwei Kinder und ist zweifacher Großvater. Er pflegt zahlreiche Hobbys, ist oft und gern mit seinem Motorrad unterwegs, ein passionierter Segler und engagiert sich ehrenamtlich. Aber es gab auch andere Zeiten. »Bis zu meinem vierzigsten Lebensjahr brauchte ich nie darauf zu achten, was und wie viel ich aß. Ich bin sehr gerne essen gegangen und habe es genossen, danach noch gemütlich mit den anderen am Tisch sitzen zu bleiben. In dieser Zeit war ich mit meiner Figur sehr zufrieden. Aber dann hatte ich einige Rückschläge zu verkraften. Ich verlor meine Arbeit und ließ mich scheiden. Das Leben war beschwerlich geworden. Um mit meinen Gefühlen umgehen zu können, habe ich immer mehr gegessen. Das Essen verschaffte mir eine gewisse Befriedigung in dieser problematischen Zeit. Ich nahm langsam, aber stetig zu, bis ich es vor einigen Jahren auf stolze 110 Kilo gebracht hatte – viel zu viel, selbst bei meiner Größe von 1,90 m. Man bescheinigte mir, dass ich

›adipös‹ war. Dabei hatte sich das Fett fast ausschließlich um den Bauch herum festgesetzt, genau wie bei meinem Vater.« Rob trauerte seiner ehemals schlanken Figur zwar nach, aber er lernte auch, mit seinem Übergewicht zu leben. »Es ist wie es ist«, pflegte er zu sagen. Allerdings musste er immer wieder die missbilligenden Blicke seiner Kinder ertragen, die meinten, dass er echt etwas dagegen unternehmen müsse.

»In meinem tiefsten Inneren wollte ich das auch, aber ich wusste nicht wie und hatte nicht genug Motivation, um das Ganze energisch anzupacken.«

Die Motivation kam einige Zeit später, als sich die ersten Beschwerden einstellten, die eindeutig seinem Übergewicht geschuldet waren. »Ich hatte wenig Energie und ständig Durst. Der Hausarzt diagnostizierte einen Diabetes. Ich musste anfangen, Tabletten zu nehmen, aber als sich unangenehme Nebenwirkungen wie Übelkeit und Diarrhö einstellten, wollte ich sie absetzen. Der nächste Schritt war, dass ich täglich Insulin spritzen musste.« Außerdem litt Rob unter einer schweren Schlafapnoe, bei der die Atmung mehr als dreißig Mal innerhalb einer Stunde aussetzte. »Dadurch fühlte ich mich schon beim Aufwachen erschöpft. Ich musste nachts eine Atemmaske tragen, um meine Atemwege frei zu halten. Und als wäre das noch nicht genug, waren auch mein Blutdruck und der Cholesterinspiegel zu hoch, sodass ich noch drei weitere Tabletten nehmen musste.«

Da Robs Blutzuckerwerte weiterhin anstiegen, musste er immer mehr Insulin spritzen. »Ich war jedes Jahr zur Kontrolle beim Augenarzt, weil Diabetes auf lange Sicht zu Erblindung führen kann. Das war mein großer Horror, denn ich hatte in meinem Bekanntenkreis einen Diabetiker, der fast blind war. Weil ich mir große Sorgen wegen meines ständig ansteigenden Blutzuckers machte, habe ich mich an einen Internisten gewandt.« Obwohl Rob hier nicht zum ersten Mal zu hören bekam, dass er abnehmen müsse, wurde ihm nun gesagt, dass er mit weniger Gewicht nicht nur weniger Insulin spritzen müsse, sondern auch seine anderen Probleme wie Schlafapnoe, Bluthochdruck und den hohen Cholesterinspiegel in den Griff bekommen könnte. Rob war nun definitiv motiviert und beschloss, seinen Lebensstil drastisch zu verändern. Er ließ sich von einem Ernährungsmediziner beraten, um seine Ernährungsweise umzustellen. Außerdem machte er jeden Tag mit seinem Hund längere Spaziergänge, nahm statt des Aufzugs die Treppe und ließ sich bei der Umstellung seiner Lebensweise professionell begleiten. Dank dieser Doppelstrategie nahm er rund 10 Kilo ab. Und was hat ihm das gebracht? »Ich hatte mehr Energie, kam mit viel weniger Insulin aus, und weil mir auch meine Schlafapnoe deutlich weniger zu schaffen machte, fühlte ich mich morgens nach dem Aufwachen wesentlich fitter. Aber ich bin noch nicht am Ziel, ich will noch mehr abnehmen, damit ich auch die Pillen gegen den Bluthochdruck weglassen kann. Dennoch bedeutet jeder Tag für mich nach wie vor eine Herausforderung. Weil ich nämlich in den letzten Jahren immer weniger das Gefühl habe, satt zu sein, muss ich bewusst aufhören zu essen, denn das Hungergefühl bleibt und ich könnte ohne Weiteres die doppelte Portion in mich hineinschaufeln.« Rob hat noch einen langen Weg vor sich, aber trotz gelegentlicher Rückschläge versucht er, sein Ziel nicht aus den Augen zu verlieren.

Der Lebenszyklus von Fett

Rob ist durch sein übermäßiges Körperfett regelrecht krank geworden. Und damit steht er keineswegs allein, ganz im Gegenteil. Man schätzt, dass etwa die Hälfte aller Menschen, die zu viele Pfunde mit sich herumschleppen, unter Bluthochdruck, Schlafapnoe, einem erhöhten Cholesterinspiegel oder Diabetes leiden. All diese Erkrankungen stehen in einem ursächlichen Zusammenhang mit Übergewicht. Bei starkem Übergewicht (Adipositas) entwickelt eine deutliche Mehrheit der Betroffenen im Laufe der Zeit eines oder mehrere dieser Krankheitsbilder. Um diese Zusammenhänge zu verstehen, macht es Sinn, sich noch einmal genauer vor Augen zu führen, woraus unser Körperfett im Einzelnen besteht. Natürlich aus Fettzellen, die sich (siehe auch Kapitel 2) am ehesten mit kleinen Ballons vergleichen lassen, die sich mit Fett vollsaugen. Und davon gibt es nicht gerade wenige, ungefähr bescheidene 50 Milliarden. Aber damit nicht genug, denn zwischen den Fettzellen befinden sich Entzündungszellen (Immunzellen), die wie *Pacman* bereitstehen, um Krankheitserreger wie Bakterien zu vertilgen und auszuschalten. Oder um abgestorbene oder schlecht funktionierende Fettzellen aufzufressen, damit kein Chaos ausbricht und das Fettorgan funktionsfähig bleibt. Bei einer ernsthaften Bedrohung sind sie imstande, Alarm zu schlagen und noch mehr Hilfstruppen (Immunzellen) auf den Plan zu rufen. Der Alarm wird durch Entzündungsstoffe ausgelöst, die von den Immunzellen oder weißen Blutkörperchen in die direkte Umgebung und ins Blut ausgeschüttet werden können. Die Entzündungszellen sind lebenswichtig. Ohne sie würde der kleinste Eindringling – sei es ein Virus, ein Bakterium oder ein Schimmel – zu einer tödlichen Gefahr. Deshalb führt auch die Immunkrankheit Aids, bei der ein Teil der weißen Blutkörperchen durch das HIV-Virus deaktiviert wird, unbehandelt letztendlich immer zum Tod. Aber so wichtig die Immunzellen auch sein mögen, sie haben eine Schattenseite. Zum Beispiel, wenn sie sich massenhaft im Körperfett anhäufen. Dann werden kontinuierlich so viele Entzündungsstoffe ausgeschüttet und in großen Mengen im Blut aufgenommen, dass dies weitreichende Folgen haben kann. Wir bezeichnen diesen Prozess als »subklinische oder stille Entzündung«, weil hier zwar keine konkrete Entzündung wie bei einer eiternden Wunde vorliegt, aber ständig Entzündungssignale in die Blutbahn geschickt werden. Entzündungsstoffe sind einer der Übeltäter, die im Zusammenhang zwischen Adipositas und diversen Folgeerkrankungen eine Rolle spielen. Sie schädigen nicht nur das Herz und die Blutgefäße, sondern können bis zum Gehirn vordringen und Stimmungseintrübungen bis hin zur Depression auslösen. Dazu später mehr.

Neben den weißen Blutkörperchen enthält unser Fettgewebe auch Zellen, aus denen die Wände kleiner Blutgefäße gebildet werden. Über diese winzigen Blutgefäße werden Glucose, Fettsäuren *und* Sauerstoff in das Fettgewebe transportiert. Darüber hinaus enden im Körperfett Nerven, die ihren Ausgangspunkt im Gehirn haben. Über diese feinen Drähte ist das Gehirn mit unserem Fett verbunden und kann ihm Aufträge erteilen, zum Beispiel, wenn Fette für den Transport zu anderen Organen freigesetzt werden sollen. Und dann gibt es noch die Stammzellen, eine Art Urzellen, die die Fähigkeit besitzen, sich zu unterschiedlichen Zelltypen zu entwickeln.

Wenn ein schlanker Mensch mit der Zeit Übergewicht oder Adipositas entwickelt, erfährt das Fett eine faszinierende Transformation, die in den Fettzellen selbst beginnt. Entnimmt man aus dem Bauchfett einer schlanken und einer übergewichtigen Person jeweils eine Gewebeprobe, sind unter dem Mikroskop eine ganze Reihe wesentlicher Unterschiede zu erkennen.

Zum Ersten – und das ist wahrscheinlich keine Überraschung mehr – sind die Fettzellen aus dem Gewebe der übergewichtigen Person größer, da sie mehr Fett gespeichert haben. Hinzu kommt, dass ein übergewichtiger Mensch oft (aber nicht immer) mehr Fettzellen besitzt.

Man hat lange Zeit angenommen, dass sowohl die Größe als auch die Anzahl der Fettzellen im Laufe eines Lebens flexibel sind. Oder anders gesagt: Wenn man über einen bestimmten Zeitraum mehr Körperfett ansetzt, nehmen die Fettzellen qua Anzahl *und* Größe zu. Nimmt man dann ab, werden sich Anzahl und Größe wieder reduzieren. Klingt verdammt logisch, stimmt aber nicht! In den siebziger Jahren des letzten Jahrhunderts führte man ein spannendes Experiment durch, um Klarheit zu gewinnen. Bei den Probanden handelte es sich um schlanke junge Männer zwischen zwanzig und dreißig, die vier Monate lang zunehmen mussten, indem sie mehr aßen und sich weniger bewegten. Sie kamen in diesem Zeitraum im Durchschnitt auf beeindruckende 10 Kilo mehr Körperfett, die sie anschließend durch weniger essen und mehr Bewegung wieder abbauen sollten. In der Phase des Abnehmens wurden ihnen an unterschiedlichen Stellen des subkutanen Fettgewebes mehrmals Gewebeproben entnommen. Die Ergebnisse waren verblüffend. Als die Männer zugenommen hatten, waren ihre Fettzellen größer geworden, hatten sich aber nicht vermehrt. Ihre Anzahl war exakt dieselbe. Als die Probanden danach wieder abgenommen hatten, hatten sich die Fettzellen bei nach wie vor derselben Anzahl wieder verkleinert. Spätere Studien haben diesen Befund bestätigt. Auch bei Menschen, die viel Fettmasse durch eine Magenverkleinerung verloren hatten, waren zwei Jahre nach der Operation die Fettzellen nur kleiner geworden, während ihre Anzahl konstant geblieben war. Das kann also nur bedeuten, dass wir unsere Fettzellen, wenn ihre Anzahl einmal festgelegt ist, nie wieder loswerden!

Aber wann genau wird diese Anzahl festgelegt? Ein Forscherteam aus Schweden hatte sich in diese Frage verbissen. Die Wissenschaftler*innen nahmen eine Biopsie an Menschen vor, die unterschiedlich viel Körperfett besaßen und zwischen null und sechzig Jahren alt waren, um die jeweilige

Anzahl Fettzellen zu ermitteln. Und jetzt kommt der Clou! Es zeigte sich, dass sich Fettzellen sowohl in der Kindheit als auch in der Pubertät vermehren. Etwa ab dem zwanzigsten Lebensjahr ist dieser Prozess abgeschlossen und die Anzahl Fettzellen bleibt konstant. Offenbar ist die Kindheit die wichtigste Zeit, in der festgelegt oder buchstäblich programmiert wird, wie viele Fettzellen sich ausbilden. Ist ein Kind zu dick, werden sich seine Fettzellen schneller vermehren, als dies bei einem normalen Gewicht der Fall wäre. Und wenn es dieses Übergewicht behält, wird es sein Leben lang mehr Fettzellen haben, die es nie wieder loswird.

Unser Körper ist überraschend gut darin, die Anzahl seiner Fettzellen konstant zu halten. Selbst nach einer Liposuktion, also einer Fettabsaugung, weiß sich der Körper mit einem raffinierten Trick zu helfen. Die abgesaugten Fettzellen suchen sich nämlich in einem anderen Bereich des Körpers ein neues Zuhause! Verschiedene Studien haben gezeigt, dass dieses abgesaugte Fett bei Frauen gern und oft am Busen wiederauftaucht. 40 Prozent der Frauen, die sich einer Liposuktion unterzogen hatten, brauchten danach eine bis zu zwei Nummern größere Körbchengröße. Ein bemerkenswerter Effekt, der bei einigen Frauen bestimmt gut ankommt. Es muss also eine Art System geben, das die Anzahl Fettzellen in unserem Körper registriert und aktiv wird, wenn sich diese Anzahl verringert. All das ist im Übrigen ein kontinuierlicher Prozess, denn wie viele andersartige Zellen in unserem Körper sterben auch Fettzellen nach einer gewissen Zeit ab und werden danach aus den Stammzellen (den schon genannten »Urzellen« in unserem Körperfett) neu gebildet. Schätzungsweise werden jährlich etwa 10 Prozent unseres gesamten Fettzellenbestands durch neue Zellen ersetzt. Oder auch: Nach zehn Jahren ist das gesamte Fettgewebe unseres Körpers rundum erneuert worden. Aber auch jetzt achtet der Körper darauf, dass exakt so viele neue Fettzellen gebildet werden wie abgestorben sind, damit die Gesamtzahl konstant bleibt. Wie das so präzise klappen kann, ist noch ein Rätsel. Aber offenbar ist eine solche Investition aus dem Blickwinkel der Evolution betrachtet wichtig genug gewesen – Hauptsache, wir können genügend Fett speichern!

Welche Konsequenzen hat es, wenn ein Kind mehr Fettzellen ausgebildet hat? Dazu ist zu sagen, dass es im Erwachsenenalter leider mehr Mühe haben wird, schlank zu werden und zu bleiben. Wenn Sie mehr Fettzellen entwickelt haben und als Erwachsene(r) abnehmen, wird sich das Fettgewebe in ein Organ mit sehr vielen kleinen Fettzellen verwandeln. Und wie schon gesagt, je größer die Fettzelle, desto höher auch die Produktion des Fetthormons Leptin. Viele kleine Fettzellen produzieren insgesamt weniger Leptin. Und da dieses Hormon auch die Funktion eines Appetitzüglers hat, wird die Esslust bei einem niedrigeren Leptinspiegel stimuliert und die Fettverbrennung heruntergeschraubt. Der Körper tut alles, um die »alte« Situation, als die Fettzellen noch prall gefüllt waren, wiederherzustellen. Letztendlich liegt hier einer der wesentlichen Gründe, warum es so schwer ist, als Erwachsene(r) schlank zu bleiben, wenn man ein dickes Kind gewesen ist.

Apfelfigur versus Birnenfigur

Wir sehen »das Körperfett« oft als *ein* großes Organ. Als eine gigantische Masse an Fettzellen, die Fett speichert und Hormone produziert. Aber das ist eigentlich nicht ganz richtig. Denn je nachdem, wo es sitzt, verändert Fett seine jeweilige Funktion. Wie schon gesagt, sammelt sich das Körperfett vorzugsweise am Bauch (Bauchfett) und unter der Haut (subkutanes Fett). Es ist Ihnen sicherlich schon aufgefallen, dass es unterschiedliche »Problemzonen« gibt, ein Phänomen, für das man sogar spezielle Namen gefunden hat. Bei viel Bauchfett redet man gerne von einer »Apfelfigur«; sie ist häufiger bei Männern anzutreffen. Hat sich das Fett subkutan rund um Gesäß und Hüften und an den Oberschenkeln breitgemacht, wie das eher bei Frauen zu beobachten ist, spricht man von einer »Birnenfigur«. Hinzu kommen noch viele kleinere Fettpolster, zum Beispiel rund um das Herz, die Nieren und sogar um die Blutgefäße.

Diese unterschiedliche Fettverteilung (Apfelfigur versus Birnenfigur) wurde zum ersten Mal 1956 von Jean Vague, einem Arzt auch Marseille, beschrieben. Ihm war aufgefallen, dass Menschen mit mehr Bauchfett ein höheres Risiko haben, an Diabetes zu erkranken als diejenigen, bei denen sich das Fett eher um die Hüften und Oberschenkel konzentriert. Folgestudien haben diese Beobachtung nicht nur bestätigt, sondern scheinen sogar darauf hinzuweisen, dass viel Hüft- und Oberschenkelfett vor Diabetes schützen kann! Also: Bauchfett ist schlechter als subkutaner Hüftspeck. Aber warum?

Bauchfett ist schlechter als Hüftspeck

Da sich die Fettzellen im Bauchfett zwischen den Organen verschanzt haben, können sie sich weniger ausdehnen und folglich auch weniger Fett speichern. Aber ... wäre das nicht gerade von Vorteil? Leider nicht. Wenn Fettzellen ihre sogenannte maximale Speicherkapazität erreicht haben, muss der Überschuss an Fettsäuren, der über das Blut zu ihnen gelangt, zwangsläufig andernorts gespeichert werden (siehe Infokasten 6). Der Körper besitzt kein so hoch entwickeltes System, um dieses überschüssige Fett automatisch im subkutanen Fettgewebe einlagern zu können. Das wäre natürlich ideal. Stattdessen landet es an anderen Stellen, beispielsweise in den Muskeln, der Leber und um das Herz herum. Und hier ist zusätzliches Fett, gelinde gesagt, kein gern gesehener Gast, es gehört hier ganz und gar nicht hin. Das gespeicherte Fett wird jedes dieser Organe in seiner Funktion erheblich beeinträchtigen. In den Muskeln und in der Leber wird es den Zuckerstoffwechsel so deregulieren, dass das Insulin die Zellen nicht aufschließen und für den benötigten Zucker durchlässiger machen kann.

Infokasten 6
Die Theorie von der »dehnbaren Fettzelle«

Fettzellen sind nicht alle gleich. Manche Menschen besitzen sehr »dehnbare« Fettzellen, während sie bei anderen weniger flexibel und von daher auch schneller gefüllt sind. Vergleichbar mit Luftballons von zwei verschiedenen Herstellern, die zu unterschiedlichen Größen aufgeblasen werden können. Da das Fett bei den weniger flexiblen Fettzellen naturgemäß eher in andere Organe strömt, sind adipöse Menschen anfälliger für Komplikationen wie eine Insulinresistenz und Diabetes. Man bezeichnet das als die Theorie von der wahrscheinlich genetisch bedingten flexiblen Fettzelle.

Die so entstehende Insulinresistenz hat zur Folge, dass die Organe weniger Glucose aus dem Blut aufnehmen und der Blutzuckerspiegel ansteigt. Wenn dies über einen längeren Zeitraum geschieht und die Bauchspeicheldrüse ihre Funktion trotz einer verstärkten Insulinproduktion nicht mehr bewältigen kann, erreichen die Blutzuckerwerte letztendlich eine gefährliche Höhe und es ist ein Diabetes entstanden. Hinzu kommt, dass eine übermäßige Fettspeicherung im Bereich des Herzens die Pumpfunktion dieses Organs deregulieren kann.

Auch wenn übermäßiges Bauchfett die unbestritten schädlichsten Folgen hat, kann zu viel Fett in anderen Körperregionen ebenfalls zu erheblichen gesundheitlichen Problemen führen. Sowohl übermäßiges Bauchfett als auch zu viel subkutanes Fett zieht auch die Struktur des Fettgewebes in Mitleidenschaft. Diese Struktur wird durch Struktureiweiße gebildet. Außerdem verläuft zwischen den Fettzellen ein Netz von Blutgefäßen. Wenn sich die Fettzellen mit Fett füllen und das Fettgewebe dicker wird, dehnt sich auch dieses Netz weiter aus. Um alle Fettzellen mit Blut, und somit mit Sauerstoff, auch weiterhin versorgen zu können, müssen weitere Blutgefäße gebildet werden. Geschieht dies nicht in ausreichender Menge oder dauert dieser Prozess zu lange, bekommen die Zellen in der Mitte des Fetts zu wenig Sauerstoff – ein Mangel, der ihnen sehr schadet und zu ihrem Absterben führt.

Und hier kommen die weißen Blutkörperchen, die kleinen *Pacmans,* ins Spiel. Abgestorbene Fettzellen ziehen nämlich Entzündungszellen an – ähnlich wie Maden sich gern in verfaultem oder verfaulendem Fleisch einnisten. Vergleicht man die Fettgewebeprobe einer schlanken Person mit der einer adipösen, fällt auf, dass die Probe aus dem Fettgewebe einer übergewichtigen Person oft wesentlich mehr Entzündungszellen enthält (siehe Abb.4).

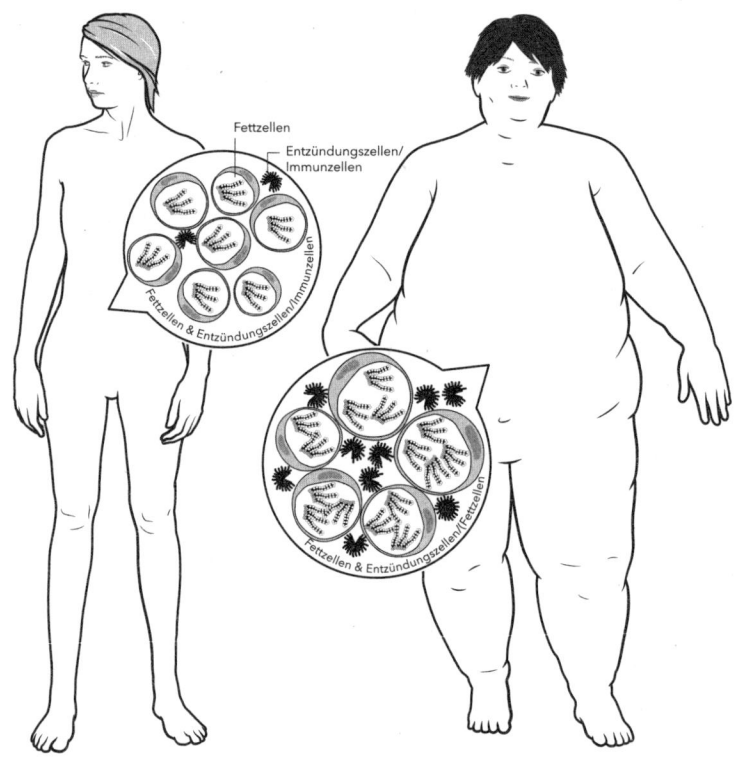

Abbildung 4: Entzündungszellen im Körperfett einer schlanken Person und einer Person mit Adipositas

Die von diesen Zellen abgegebenen Entzündungsstoffe ziehen weitere an: Kommt alle her! Hier gibt es was zu tun! Dieser Prozess kann sich sowohl in den subkutanen Fettschichten als auch im Bauchfett abspielen. Die Fettzellen können darauf reagieren, indem sie ihrerseits Entzündungsstoffe abgeben – allerdings mit dem wichtigen Unterschied, dass das Bauchfett dabei viel aktiver ist als das subkutane Fett. Noch ein Grund mehr, warum Bauchfett schädlicher ist als subkutanes Fett. Explodieren die Entzündungsstoffe, kann das vielerlei Folgen haben. Sie können in das Blut abgegeben werden und in anderen Organen, in den Muskeln oder auch in der Leber, eine Insulinresistenz hervorrufen, die zu einem Anstieg der Blutzuckerwerte führt. Entzündungsstoffe, die in die Nähe von Blutgefäßen geraten, können entzündliche Prozesse in den Gefäßwänden auslösen und letztendlich kardiovaskuläre Erkrankungen zur Folge haben.

Übergewicht verringert die Fruchtbarkeit: Die Geschichte von Carla

Übermäßiges Körperfett wirkt sich ebenfalls auf die Fruchtbarkeit aus. Carla, eine junge Frau von dreiunddreißig Jahren, kann da ein Wörtchen mitreden.

»Ich komme aus einer Familie von Genießern, bei uns haben Essen und Trinken immer eine ganz wichtige Rolle gespielt. Wir haben uns für die Mahlzeiten reichlich Zeit genommen und es war völlig normal, sich einen Nachschlag zu gönnen. Meine Mutter hat das Fleisch immer in viel Fett gebraten und eine leckere Sauce fehlte nie. An den Wochenenden war die Fritteuse den ganzen Abend im Einsatz. Hackbällchen, Käsesoufflés – Riesenportionen wurden zu den gemütlichen Filmabenden serviert, die unsere Eltern für uns organisiert haben. Ich hatte schon immer eine kräftige Statur. Genau wie meine Eltern, meine älteren Brüder und meine jüngere Schwester.« In der Grundschule hatte Carla, so der Schularzt, noch kein »Übergewicht«, aber sie sollte auf ihre Ernährung achten und viel Sport treiben. Und das passte gut, denn Carla war eine begeisterte Sportlerin. Sie nahm ziemlich erfolgreich an Schwimmwettkämpfen teil, was bedeutete, dass sie an vier Tagen in der Woche frühmorgens trainieren musste und samstags oft einen Wettkampf hatte.

Das änderte sich, als sie auf eine weiterführende Schule kam. »Leider wurde das Schwimmteam, in dem ich mich so wohlfühlte, aufgelöst. Ich beschloss damals, mit dem Schwimmen aufzuhören. Ein anderer Sport machte mir keinen Spaß. Ich wurde zunehmend inaktiver und fing an, manchmal aus purer Langeweile, immer mehr zu essen. Vor allem wenn die Schule früh zu Ende war, habe ich zu Hause regelmäßig den Kühlschrank geplündert.« Carla wurde immer dicker und zunehmend unzufriedener mit ihrem Gewicht. Zum Glück hatte sie nette Freundinnen, die sie rundum akzeptierten und nie irgendwelche Bemerkungen über ihr Gewicht machten. Einen Freund hatte sie zu ihrem großen Kummer allerdings nicht. Carla begann Jura zu studieren und begegnete dort, im Hörsaal, ihrer großen Liebe Philippe. »Auch Philippe hatte ein paar Pfunde zu viel und er fand mich toll, so wie ich war. Nach ein paar Jahren sind wir zusammen in eine hübsche Wohnung mitten in der Stadt gezogen. Wir luden regelmäßig Freunde zu uns ein, wobei an Wein und kalorienreichem Essen nicht gespart wurde. Und abends machten wir es uns auf der Couch gemütlich – vorzugsweise mit einer französischen Käseplatte.«

Aber nicht nur ihre Liebe wuchs, sondern auch der Körperumfang, und irgendwann hatten beide das Stadium der Fettleibigkeit erreicht. Sie hatten inzwischen ihr Studium abgeschlossen und gute Jobs gefunden. Carla als Juristin bei einem großen Unternehmen, Philippe bei einer Behörde. »Und dann ... kam der Kinderwunsch. Ich hatte immer mit einer Spirale verhütet und deshalb bis auf wenige Zwischenblutungen nur selten meine Regel. An einem regnerischen Novembertag ließ ich mir die Spirale entfernen, das war ein fast denkwürdiger Augenblick für uns. Ab jetzt konnte es jederzeit passieren. Wir waren bereit! Ich wartete geduldig auf meine erste Menstruation. Ein Monat, zwei Monate gingen ins Land. Aber meine Regel blieb aus. Sollte es sofort geklappt haben? War ich vielleicht schon schwanger? Der Schwangerschaftstest war leider negativ. Vier Monate später kam dann doch die erste Menstruation, blieb in den nächsten drei Monaten aber wieder aus. Und nach wie vor zeigte der Test an, dass ich nicht schwanger war. Ich begann, mir Sorgen zu machen. Nach über einem Jahr sind wir zu unserem Hausarzt gegangen, der meinte, dass mein Übergewicht wahrscheinlich etwas mit unserem Problem zu tun habe. Er riet mir abzunehmen, am besten so viel, bis ich einen normalen BMI erreicht hätte. Tja, das war leichter gesagt als getan. Wir gingen tief enttäuscht wieder nach Hause. Ein Kind schien in weite Ferne gerückt.«

Es ist bekannt, dass Übergewicht die Möglichkeit, schwanger zu werden, verringert. Die wesentliche Ursache liegt darin, dass es seltener zu einem Eisprung kommt, sodass der Menstruationszyklus unregelmäßiger wird. Oder es findet überhaupt kein Eisprung mehr statt, so dass eine Frau (zeitweilig) gar nicht schwanger werden kann. Das ist eine unmittelbare Folge von zu viel Körperfett, das den Dirigenten völlig aus dem Takt und die Produktion von Fetthormonen, einschließlich des Fetthormons Leptin, aus dem Gleichgewicht bringt. Wie schon gesagt, führt eine zu geringe Leptinproduktion, zum Beispiel bei Untergewicht, zu Unfruchtbarkeit, weil das »Fruchtbarkeitszentrum« im Gehirn nicht mehr die entsprechenden Signale erhält. Aber auch eine Überproduktion von Leptin, wie das bei Adipositas fast immer der Fall ist, wirkt sich negativ auf das Fruchtbarkeitszentrum und auf die Häufigkeit des Eisprungs aus. Darüber hinaus gibt es noch eine große Anzahl weiterer Fetthormone, die die Fruchtbarkeit einschränken, weil sie das hormonelle Gleichgewicht stören.

Bei Übergewicht und Adipositas ist noch ein anderes, vielleicht sogar relevanteres Phänomen zu beobachten. Mit der Zunahme des Körperfetts erhöht sich die Aktivität des Proteins Aromatase in den Fettzellen. Dieses Protein verwandelt sowohl bei Männern als auch bei Frauen Androgene – männliche Hormone wie Testosteron – in weibliche Hormone, die als Östrogene bezeichnet werden. Und Östrogene sind nicht nur für den monatlichen Aufbau der Gebärmutterschleimhaut verantwortlich, sondern blockieren auch das Fruchtbarkeitszentrum im Gehirn. Oder anders gesagt: Ist der Östrogenspiegel zu stark erhöht, findet kein Eisprung statt. Nach diesem Prinzip funktioniert im Übrigen auch die Antibabypille, in der Östrogene enthalten sind. Zu viel Körperfett hat also im Grunde dieselbe empfängnisverhütende Wirkung wie die Pille.

Übergewicht und Adipositas schaden nicht nur der weiblichen Fruchtbarkeit, auch die Männer kommen nicht ungeschoren davon. Auch bei ihnen fördert ein Übermaß an Körperfett die Aktivität des Proteins Aromatase. Dies führt ebenso zu einer erhöhten Östrogenproduktion und zu einem gestörten Verhältnis zwischen weiblichen und männlichen Hormonen (oft mit zu wenig Testosteron). Um es ganz simpel auszudrücken: Ein Mann »verweiblicht«. Die nachlassende Produktion von Spermazellen geht zu Lasten der männlichen Fruchtbarkeit. Aktuell kommt noch hinzu, dass Männer in der Regel viel sitzen und/oder sehr enge Hosen (skinny jeans) tragen, was einen zu starken Anstieg der Temperatur im Hodensack oder Skrotum zur Folge hat. Ein Mann produziert die besten »Schwimmer«, wenn die Temperatur im Skrotum zwischen 34° und 35°C liegt. Will er seine Zeugungsfähigkeit verbessern, sollte er versuchen, weniger zu sitzen und mehr zu stehen – was auch aus anderen Gründen, siehe Kapitel 6, gut ist – und die engen Hosen aus dem Kleiderschrank verbannen. Bei Übergewicht passiert im Prinzip dasselbe. Zu viel Fett im Unterbauch und an den Oberschenkeln treibt die Temperatur im Skrotum in die Höhe. Dies ist, neben zahlreichen anderen hormonellen Veränderungen, einer der Gründe, warum übermäßiges Körperfett bei Männern eine eingeschränkte Produktion von zudem qualitativ schlechteren Spermien zur Folge hat.

Angenommen, Sie sind wie Carla und Philippe mit dem Problem konfrontiert, dass Ihr Übergewicht auf Kosten der Fruchtbarkeit geht. Lässt sich dagegen noch etwas tun? Aber selbstverständlich! Studien haben gezeigt, dass Gewichtsverlust – durch gesunde Ernährung, mehr Bewegung oder, noch besser, durch eine Kombination von beidem – die Fruchtbarkeit günstig beeinflussen kann. Der Eisprung stellt sich wieder ein, die Menstruation wird regelmäßiger und die Chance auf eine Schwangerschaft steigt. Schon 5 bis 10 Prozent weniger Körpergewicht macht sich positiv bemerkbar.

Genau das bekam auch Carla von ihrem Hausarzt zu hören. Versuchen Sie abzunehmen! Eine Mammutaufgabe, denn Carla war schon ihr Leben lang zu schwer. Als jedoch immer mehr Frauen in ihrem Bekanntenkreis schwanger wurden, Kolleginnen, Freundinnen, sogar ihre Schwägerin, war das Maß voll. Es tat ihr so weh, all die anderen schwanger zu sehen, dass sie beschloss, 25 Kilo abzunehmen. Zusammen mit einem Ernährungsberater entwarf sie einen Diätplan und trainierte unter Anleitung dreimal wöchentlich in einem Fitnesscenter. Innerhalb von acht Monaten waren die 25 Kilo weg. Und was geschah dann? Ihr Menstruationszyklus wurde wieder regelmäßig. Aus Solidarität beschloss auch Philippe, auf seine Ernährung zu achten und seine Frau ab und zu in das Fitnesscenter zu begleiten. Damit nahm er 10 Kilo ab. Und einige Monate später erschienen endlich zwei Streifen auf dem Schwangerschaftstest. Carla war schwanger! Inzwischen sind die beiden stolze Eltern von zwei Söhnen. Und die überflüssigen Pfunde? Die sind zum Teil wieder da, aber Carla und Philippe waren noch nie so glücklich.

Übergewicht erhöht das Krebsrisiko

Wir kennen Rose Frisch noch als die beharrliche Wissenschaftlerin, die nachweisen konnte, dass bei Athletinnen mit einem Körperfettanteil von unter 17 Prozent die Menstruation aufhört. Aber wir verdanken ihr nicht nur diese eine bahnbrechende Entdeckung. So erkannte Frisch auch, dass ehemalige Spitzensportlerinnen ein geringeres Risiko haben, im Laufe ihres Lebens an Brustkrebs oder an einem Krebs der Fortpflanzungsorgane zu erkranken. Gleichzeitig konnten andere Wissenschaftler*innen nachweisen, dass Übergewicht und Adipositas das Krebsrisiko erhöhen. Bis jetzt sind zwölf Krebsarten bekannt, die häufiger bei Menschen mit Übergewicht oder Adipositas vorkommen, darunter Gebärmutterhalskrebs, Brustkrebs (nach den Wechseljahren) sowie Eierstockkrebs bei Frauen und Prostatakrebs bei Männern. Bezogen auf diese zwölf Krebsarten sollen in Europa in jedem fünften Fall tatsächlich Übergewicht und Adipositas die Ursache einer solchen Erkrankung sein. Wie ist das zu erklären?

Eine der Ursachen liegt darin, dass die Entzündungsstoffe, die bei einer Ausdehnung des Körperfetts in zunehmendem Maße produziert werden, das Wachstum von Krebszellen fördern. Daher können entzündungshemmende Medikamente wie das Schmerzmittel Aspirin der Entwicklung bestimmter Krebsarten (zum Beispiel Dickdarmkrebs) entgegenwirken. Und bekanntermaßen steigt mit mehr Körperfett der Östrogenspiegel an und erhöhte Östrogenwerte bedeuten für Frauen ein größeres Risiko, an Brust- und Gebärmutterhalskrebs zu erkranken.

Da Spitzensportlerinnen mit wenig Körperfett auch weniger Östrogen produzieren, liegt hier die Erklärung für ein geringeres Krebsrisiko, so die Erkenntnis der US-amerikanischen Biologin Rose Frisch.

Auch eine groß angelegte Studie aus Schweden hat einen Zusammenhang zwischen Körperfett und Krebsrisiko bestätigt. Von den rund viertausend adipösen Patient*innen, die an dieser Untersuchung teilnahmen, ließ etwa die Hälfte eine Magenoperation (zum Beispiel einen Magenbypass) vornehmen. Alle Beteiligten wurden elf Jahre lang beobachtet. Diejenigen, die sich einer Magenoperation unterzogen hatten, nahmen in dieser Zeit im Durchschnitt 20 Kilo ab, während bei der Kontrollgruppe eine Gewichtszunahme von durchschnittlich 1,5 Kilo festgestellt wurde. Und es zeigte sich, dass das Krebsrisiko bei den operierten Patient*innen um 40 Prozent gesunken war.

Das Schilddrüsenhormon: Ein Katalysator unseres Stoffwechsels

Es ist nicht nur so, dass Körperfett krank machen kann, auch umgekehrt können bestimmte Erkrankungen und Störungen des Hormonhaushalts unser Körperfett negativ beeinflussen. Ein bekanntes Beispiel ist die Dysfunktion der Schilddrüse. Praktisch all unsere Körperzellen sind auf das Schilddrüsenhormon angewiesen, um gut funktionieren zu können. Da man sich dieses Hormon als eine Art Schrittmacher vorstellen muss, arbeiten viele Organe weniger gut, sprich langsamer, wenn zu wenig davon produziert wird. Das Herz schlägt langsamer, der Verdauungsprozess ist verzögert und auch das braune Fett, das Fette in Wärme umwandelt (siehe Kapitel 6), funktioniert weniger gut. Nicht zuletzt deshalb ist der gesamte Stoffwechsel verlangsamt, man friert schneller, auch bei angenehmen Temperaturen. Oft gehört eine Gewichtszunahme zu den ersten Anzeichen, die bei einer Unterfunktion der Schilddrüse wahrgenommen werden.

Das ist logisch, denn wenn der Stoffwechsel verlangsamt ist, nimmt man automatisch zu, auch wenn man seine Essgewohnheiten nicht verändert hat. Eine solche Unterfunktion der Schilddrüse kommt relativ häufig vor – aktuell sind Millionen Menschen in Europa und ca. 12 Millionen in den USA von einer solchen Störung betroffen. Wenn die Ursache von Übergewicht nicht direkt deutlich ist, zum Beispiel wenn jemand nicht mehr isst als zuvor, werden anhand eines Bluttests die Werte des Schilddrüsenhormons bestimmt. Behandelt wird eine Unterfunktion der Schilddrüse mit Medikamenten, die zusätzliche Schilddrüsenhormone enthalten.

Im Fall einer Überfunktion, wenn die Schilddrüse also zu schnell arbeitet und zu viele Schilddrüsenhormone im Blut sind,»schalten« alle Organe »in den fünften Gang«. Der Puls ist beschleunigt, die Betroffenen neigen zu Diarrhö und fühlen sich gehetzt. Da der Stoffwechsel stark stimuliert wird, kommt es zu einem Gewichtsverlust, der sich bis auf 10 Kilo innerhalb von zwei Monaten belaufen kann. Trotzdem haben viele Betroffene weiterhin großen Appetit. Eine solche Überfunktion der Schilddrüse wird zunächst medikamentös behandelt, um die Produktion des Schilddrüsenhormons zu senken. Veränderungen des Schilddrüsenhormonspiegels können also erhebliche Auswirkungen auf unser Körperfett haben. Wer unter Adipositas leidet, sollte sich jedoch nicht dazu verleiten lassen, zusätzliche Schilddrüsenhormone einzunehmen, wenn die Schilddrüse normal funktioniert. Eine solche Behandlung hat sich nämlich als wirkungslos erwiesen und kann sogar üble Nebenwirkungen haben, unter anderem für das Herz oder die Knochen.

Geschlechtshormone steuern die Verteilung unseres Körperfetts

Wie schon beschrieben, verteilt sich das Körperfett bei Männern und Frauen deutlich unterschiedlich. Männer setzen mehr Fett im Bauchbereich an, Frauen eher um Hüften und Gesäß. Dieser Unterschied bildet sich schon in der Pubertät aus, vor allem Frauen entwickeln in dieser Lebensphase subkutane Fettschichten in den genannten Körperzonen. Bei Männern sammelt sich erst in späteren Jahren mehr Bauchfett an. Wahrscheinlich spielen die Geschlechtshormone – das weibliche Östrogen und das männliche Testosteron – und ihr Verhältnis zueinander hierbei eine wichtige Rolle. Mit dem Eintritt in die Pubertät erhöht der weibliche Körper die Östrogenproduktion, sodass sich im Hüft- und Gesäßbereich mehr Fettzellen bilden. Dieser Prozess hält etwa bis zum zwanzigsten Lebensjahr an. Auch während der Schwangerschaft nehmen Frauen zu. Diese Pfunde sind nicht nur auf den wachsenden Fötus zurückzuführen, sondern auch auf die Bildung von mehr Körperfett, das als Reservevorrat für die Zeit nach der Geburt dient, wenn eine Frau zusätzliche Energie für das Stillen benötigt. Wie viele Pfunde Frauen in der Schwangerschaft zunehmen, ist recht unterschiedlich, aber man kann sagen, dass sie etwa 15 bis 20 Prozent dieses zusätzlichen Gewichts leider auch noch nach der Schwangerschaft mit sich herumtragen.

In den Wechseljahren haben viele Frauen mit Hitzewallungen und emotionaler Labilität zu kämpfen und – was nicht wenige als die ärgerlichste Begleiterscheinung empfinden – sie nehmen zu. Aber wie lässt sich dieses Phänomen erklären? In der Menopause sinkt der Östrogenspiegel der Frau und der Stoffwechsel verlangsamt sich. Wenn sie dann weiterhin so viel isst, wie sie es gewohnt war, wird sich das in zusätzlichen Pfunden niederschlagen. Nicht selten setzen Frauen gerade in den Wechseljahren mehr Bauchfett an, das sie später nicht mehr loswerden. Eine effektive Lösung? Mehr Bewegung! Die Tatsache, dass sich das Körperfett nach den Wechseljahren bevorzugt am Bauch ansammelt, wird wahrscheinlich durch ein verändertes Verhältnis zwischen Östrogen und Testosteron verursacht, wobei das männliche Hormon die Oberhand gewinnt. Und Testosteron sorgt bei Frauen nun einmal dafür, dass sich am Bauch mehr Fett bildet. Auch Frauen, die zu viel Testosteron produzieren, zum Beispiel im Fall eines Policystösen Ovariumsyndroms (PCOS), entwickeln eine Apfelfigur mit mehr Bauchfett und schmalen Hüften. Bei Männern sorgt viel Testosteron hingegen für mehr Muskelmasse und weniger Bauchfett. Wenn es also um eine gesunde Fettverteilung geht, ist viel Testosteron günstig für Männer, aber ungünstig für Frauen. Außerdem erhöht sich mit dem Absinken des Östrogenspiegels nach der Menopause für Frauen das Risiko für Herz-Kreislauf-Erkrankungen. Hinzu kommt, dass aufgrund des veränderten Hormonhaushalts der Cholesterinspiegel und sogar der Blutdruck ansteigen.

Mit zunehmendem Alter sinken bei Männern die Testosteronwerte im Blut. Das führt nicht nur zu Potenzschwierigkeiten, sondern auch zu einem Verlust an Muskelmasse und ... zu mehr Bauch. Ohnehin besteht bei Männern ein interessanter Zusammenhang zwischen einem zu niedrigen Testosteronspiegel und Übergewicht. Bekanntermaßen kann erhebliches Übergewicht den Testosteronspiegel unter den Sollwert sinken lassen; dies hat mit der schon genannten Umwandlung von Androgen in Östrogen zu tun. Aber auch das Gegenteil kommt vor. Bei einem sehr niedrigen Testosteronspiegel, zum Beispiel aufgrund einer Funktionsstörung der Testikel, in denen dieses Hormon gebildet wird, neigen Männer schneller zum Dickwerden. Wenn dies die Ursache für einen erheblichen Testosteronmangel ist, kann eine entsprechende Hormonbehandlung ihnen helfen, Fett abzubauen. Meistens ist jedoch die Fettleibigkeit selbst der Grund. Das heißt aber nicht, dass alle Männer mit Übergewicht mit zusätzlichem Testosteron behandelt werden sollten. Eine solche Therapie wäre nur bei einem extrem niedrigen Wert sinnvoll und nützlich.

Zu viel Körperfett ist alles andere als harmlos. Über einen komplizierten Wirkmechanismus, bei dem unter anderem ein gestörtes Gleichgewicht zwischen Fetthormonen und Entzündungsstoffen eine Rolle spielt, können diverse Krankheiten entstehen, von Diabetes bis Krebs. Die Menge des in unserem Körper gespeicherten Fetts wird durch das ausgewogene Verhältnis zwischen zwei wichtigen Faktoren reguliert, und zwar einerseits von der Energiezufuhr, die von unserer Esslust gesteuert wird, und andererseits vom Stoffwechsel. Der Appetit wird nicht nur durch das Fetthormon Leptin beeinflusst, sondern unterliegt weiteren hoch komplizierten Prozessen. Zu diesem höchst komplexen Phänomen und seinen vielen überraschenden Eigenschaften im Folgenden mehr.

5
Das Hunger- und Sättigungsgefühl

Ungezügelter Appetit: Die Geschichte von Joost

Joost ist zweiundzwanzig und wiegt 140 Kilo. Schon sein Leben lang ist er auf Diät. Aber bisher war alles vergeblich, sein Kampf gegen die Pfunde ist immer noch in vollem Gange. Seine Mutter Maaike erinnert sich an Folgendes: »Schon als Joost noch ein Baby war, hatte ich das Gefühl, dass mit ihm etwas nicht stimmte. Wenn ich ihn stillte, fand er einfach kein Ende. Statt der üblichen zwanzig Minuten war ich oft eine dreiviertel Stunde beschäftigt. Bei meinen drei anderen Kindern ist das nie so gewesen. Und wenn ich ihn von der Brust nahm, fing er zu allem Überfluss auch noch an zu weinen! Oft weinte er die ganze Zeit bis zum nächsten Stillen. Nichts half, und es wurde auch nicht besser, als ich dazu überging, ihn mit einer speziellen Flaschennahrung zu füttern. Mit zwölf Monaten war er kräftig, aber nicht sehr dick. Im Krankenhaus sprach man von dem ›Riesenbaby‹ Aber dann fing das Elend an. Obwohl wir ihm normale Portionen gaben, begann er extrem zuzunehmen, manchmal bis zu 3 Kilo im Monat. Mit anderthalb Jahren wog er 18 Kilo, mit zwei schon 32. Ich wusste mir keinen Rat mehr.«

Obwohl Maaike das Gefühl hatte, dass mit Joost körperlich etwas nicht in Ordnung war, wurde sie zunächst an einen Psychologen überwiesen. Man wollte sichergehen, ob es nicht eventuell an ihr oder ihrem Mann liegen könnte. Anhand von Videoaufnahmen versuchte man, sich ein Bild von den Essgewohnheiten der Familie und der Atmosphäre bei den gemeinsamen Mahlzeiten zu machen. Zu Maaikes großer Erleichterung stellte sich heraus, dass alles vollkommen normal war. Aber damit war das Problem natürlich nicht vom Tisch. Joost war nach wie vor extrem auf Essen fixiert. Maaike: »Ich hatte irgendwann ein frisches Brot gekauft und die geöffnete Tüte zum Abkühlen auf den Wohnzimmertisch gelegt. Als ich einen Augenblick wegschaute, war das Brot plötzlich nicht mehr da. Ich sah sofort, wie Joost vor dem Fernseher saß und das ganze Brot in sich hineinstopfte. Das durfte doch nicht wahr sein!«

Aber es wurde noch schlimmer. Als Joost in der 5. Klasse war, rief die Schule bei seinen Eltern an, weil er Geld gestohlen hatte. Um sich etwas zu essen zu kaufen! Das war natürlich ein großer Schock. Joost wurde zur Beobachtung in ein klinisches Zentrum aufgenommen. Hier diagnostizierte man, wie schon einmal zuvor, PDD-NOS, eine atypische Form von Autismus. Aber diese Diagnose konnte seine Fixierung auf alles Essbare nicht erklären. Nach Monaten in der Spezialklinik konnte immer noch niemand Maaike sagen, was mit ihrem Sohn eigentlich los war. Aber dann wurde ein Junge aufgenommen, der genau wie Joost immer nur essen wollte. Da man in seinem Fall wusste, dass ein genetischer Defekt für diese ungezügelte Esslust verantwortlich war, klingelten die Alarmglocken. Sollte das auch bei Joost der Fall sein?

Seine Eltern gingen mit dem inzwischen zwölfjährigen Joost zu der Kinderärztin und Endokrinologin Erica van den Akker am Erasmus MC-Sophia Kinderkrankenhaus in Rotterdam. Hier wurde sein Blut getestet. Nach sechs Monaten stand das Ergebnis fest: Joost hatte tatsächlich einen Gendefekt, wodurch ihm der sogenannte Melanocortin 4-Rezeptor

(MC4R) fehlte. Dieser Rezeptor im Gehirn ist dafür zuständig, das Hungergefühl zu blockieren. Da dies bei Joost nicht passierte, hatte er ständig Appetit. Hinzu kam, dass sein Stoffwechsel verlangsamt war. Joost musste zeit seines Lebens eine kalorienarme Diät einhalten. Aber obwohl er nur 1150 Kilokalorien am Tag zu sich nehmen durfte – bei seinen Altersgenossen ist das ungefähr das Doppelte –, nahm er weiterhin zu. Wahnsinnig frustrierend – für seine Eltern, aber in erster Linie natürlich für Joost selbst –, erinnert sich seine Mutter. Es war eine schwierige Zeit, denn Joost hatte oft so großen Hunger, dass er sich ständig heimlich etwas zu essen besorgte. So sammelte er zum Beispiel unbemerkt leere Flaschen und kaufte sich von dem Pfandgeld Süßigkeiten. Oder er schickte andere zum Einkaufen. Maaike: »Zum Glück wurde er wegen seines Übergewichts nie gemobbt, aber hin und wieder spüre ich schon die Blicke der anderen Leute. Inzwischen haben wir die Situation ganz gut im Griff. Sein Gewicht ist schon seit einigen Jahren stabil, auch wenn er immer noch stark übergewichtig ist. Er spricht selten darüber, wahrscheinlich wegen seiner autistischen Veranlagung.«

Joost selbst ist mit der Balance, die er erreicht hat, einigermaßen zufrieden. Natürlich wäre er gerne etwas schlanker, aber er kann sein Leben akzeptieren, auch wenn er seit seinem neunzehnten Lebensjahr einen Diabetes entwickelt hat, der mit Medikamenten behandelt wird. Am meisten stört ihn, dass er ständig ans Essen denken muss, vor allem, wenn er sich langweilt. Joost: »Wenn eine Pille auf den Markt käme, die mich von meiner genetischen Erkrankung heilen könnte, würde ich die sofort nehmen. Aber ich konzentriere mich jetzt auf die Dinge, die mich interessieren. Ich möchte gern Architekt werden und vielleicht einmal mein eigenes Haus entwerfen.«

Esslust: Ein kompliziertes Zusammenspiel von Hormonen und Schaltstationen

Die Geschichten von Joost und Karin sind sich offensichtlich sehr ähnlich. Sie machen deutlich, dass das Hunger- und Sättigungsgefühl in hohem Maße vom Zusammenspiel der entsprechenden Hormone und Schaltstationen im Gehirn gesteuert wird. Beide leiden unter einer monogenetischen Adipositas. Leptin, das zuerst entdeckte Fetthormon, beeinflusst die Esslust maßgeblich und stellt deshalb ein Bindeglied in einem größeren System dar. Dieser Botenstoff leitet ein Signal an das Gehirn weiter, durch das die Esslust gebremst wird. Darüber hinaus versorgt er das Gehirn mit Informationen über die Menge des im Körper vorhandenen Fetts. Leptin ist ein äußerst wichtiges Hormon, das unseren Ernährungsstatus stark beeinflusst.

Ein genauerer Blick auf dieses komplexe System von Esslust und Sättigungsgefühl zeigt, dass neben dem Fett auch der Darm Signale an das Gehirn weitergibt, die sich auf die Esslust auswirken. Zentral geregelt wird dieser Prozess in einer bestimmten Gehirnregion, die als Hypothalamus bezeichnet wird. Der Hypothalamus liegt tief im Inneren des Gehirns, etwa in Höhe der Nase, und ist »ein Alleskönner«, der das Multitasking wirklich perfekt beherrscht. Vergleichbar vielleicht mit dem Tower eines großen Flughafens, bei dem zahllose Informationen gleichzeitig eingehen, auf die sofort und praktisch reagiert werden muss. Vom Tower aus werden nicht nur die Starts und Landungen der Flugzeuge kontrolliert, hier hat man auch das gesamte Flugfeld und die Wetterverhältnisse im Blick. Auf ähnliche Weise erhält der Hypothalamus eine gigantische Fülle an Informationen, die in die richtigen Bahnen gelenkt werden müssen.

Die Informationen an den Hypothalamus beziehen sich sowohl auf die längerfristige Nahrungsaufnahme (wie groß ist mein Fettvorrat?) als auch auf die kurzfristige (was habe ich mir gerade in den Mund geschoben und was fange ich jetzt damit an?). Außerdem wird der Energieverbrauch über Signale aus dem gesamten Körper an diesen Tower rückgekoppelt. An diesem Transfer sind unter anderem der Magen-Darm-Trakt, die Bauchspeicheldrüse und das Fettgewebe beteiligt. Alle Botenstoffe gelangen über ihr eigenes »Gate«, einen sogenannten Nukleus, in den Hypothalamus. Die Fettzellen teilen ihm durch das Leptin mit: »Die Fettvorräte sind mehr als ausreichend, die Esslust etwas zurückschrauben und die Verbrennung hochfahren!« Vom Magen fliegt das »Hungerhormon« Ghrelin mit der Botschaft ein: »Der Magen ist schon eine ganze Weile leer, das Hungergefühl verstärken!« (siehe Abb. 5).

Letztendlich kommen im Hypothalamus also ununterbrochen Signale aller Art an, deren Nettoeffekt darin besteht, dass das Hungergefühl mal gedämpft und dann wieder stimuliert wird, ebenso wie der Stoffwechsel heruntergefahren oder angekurbelt wird. Die Kombination dieser Effekte führt dazu, dass der Körper Fett ansammelt oder verbrennt.

Wenn wir uns diesen Tower und all seine »Gates« in unserem Gehirn etwas genauer ansehen, wird deutlich, wie das Sättigungsgefühl zustande kommt. In einer bestimmten Region des Hypothalamus befinden sich Gehirnzellen, die Botenstoffe produzieren. Diese können – entsprechend der Route, die sie einschlagen – die Esslust dämpfen oder stimulieren. Das im Körperfett produzierte Leptin wird in diesem Hirnareal an seinem eigenen »Gate«, dem Leptinrezeptor, empfangen. Dort wird eine sogenannte »Kaskade« ausgelöst, wobei der eine Stoff in einer Art Dominoeffekt die Produktion eines anderen stimuliert. Am Ende dieses Prozesses entsteht ein Sättigungsgefühl.

Nun kann in der Reihe der umfallenden Dominosteine an unterschiedlichen Stellen etwas schiefgehen, wie das bei Karin und Joost der Fall ist. Bei Karin kann sich das Leptin nicht an seinen Rezeptor binden, bei Joost wird es ein paar Steine weiter problematisch. Normalerweise müsste sich einer der freigesetzten Botenstoffe an den MC4-Rezeptor in einem anderen Bereich des Hypothalamus binden, um ein Sättigungsgefühl zu erzeugen (siehe Abb. 5). Da aber bei Joost dieser MC4-Rezeptor aufgrund seines Gendefekts nicht vorhanden ist, kann er nicht aufhören zu essen. Bei ihm geht also an einer anderen Stelle des Hypothalamus etwas schief als bei Karin.

In der Vergangenheit ging man davon aus, dass diese Genmutationen nur sehr selten auftreten und nur wenigen waren sie überhaupt bekannt. Vor Kurzem haben wir jedoch die DNA von 1230 Niederländer*innen analysiert und festgestellt, dass mindestens 4 Prozent von ihnen unter spezifischen Gendefekten litten, die Adipositas verursachen. Möglicherweise gibt es weltweit eine große Anzahl adipöser Menschen, die nicht wissen, dass sie eine solche monogenetische Form von Adipositas haben. Wir hoffen, dass das Wissen um die Existenz derartiger Erkrankungen zu besseren Behandlungsmethoden und Strategien führen wird. Die Diagnostik ist nicht nur wichtig, um der häufigen Stigmatisierung adipöser Menschen etwas entgegenzusetzen (mehr dazu in Kapitel 11), auch die Behandlungsmethoden können individuell angepasst werden. Für einige Fälle gibt es bereits neue medikamentöse Therapien und weitere entsprechende Heilmittel sind in der Entwicklung.

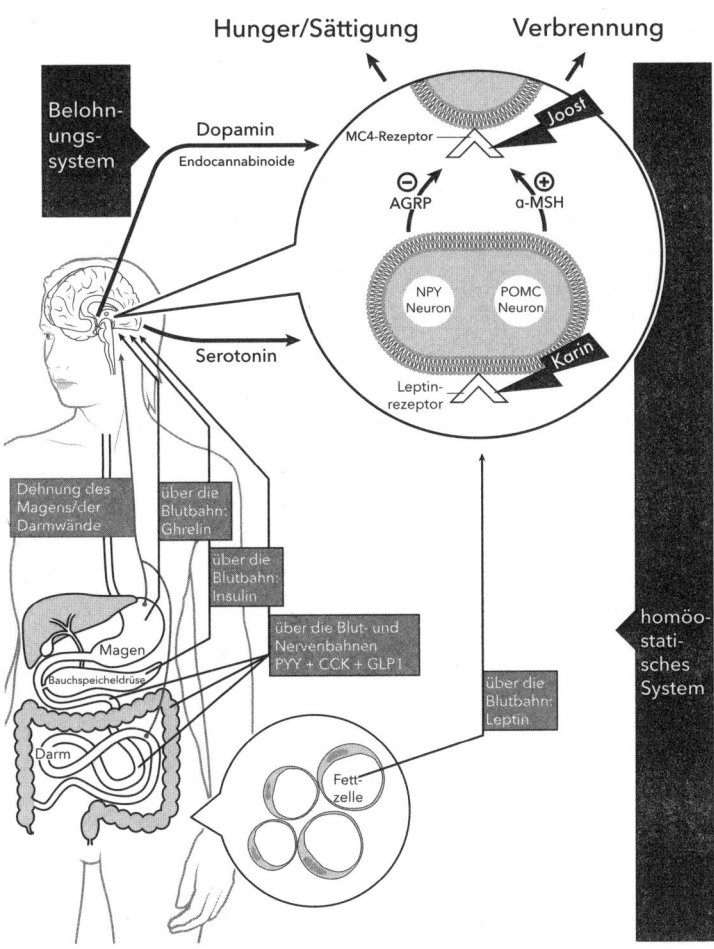

Abbildung 5: Das Esslust-Regulierungssystem beim Menschen: Wie werden unser Hungergefühl, unser Sättigungsgefühl und unser Energieumsatz gesteuert?

Wenn wir essen, werden vom Magen-Darm-Trakt über Botenstoffe bestimmte Signale an unser Gehirn geleitet. Zu diesen Botenstoffen gehören das Hungerhormon Ghrelin und die Sättigungshormone Peptid YY (PYY), Cholecystokinin (CCK) und Clucagon-like Peptid 1

(GLP-1). Auch spezielle Rezeptoren, sogenannte Mechanorezeptoren, die die Ausdehnung des Darms messen, sind an diesem Prozess beteiligt. Gleichzeitig gibt die Bauchspeicheldrüse Signale ab, unter anderem über die Hormone Glucagon und Insulin. Und auch das Fettgewebe lässt über Hormone wie Leptin oder Adiponectin von sich hören. All diese Botenstoffe kommen im Hypothalamus an, und zwar jeder an seinem eigenen »Gate« oder Nukleus. Und jeder von ihnen hat eine andere Geschichte zu erzählen und bestimmt mit, ob die Esslust in diesem Augenblick gebremst oder stimuliert werden soll. Und ob es an der Zeit ist, den Energieumsatz etwas nach oben oder nach unten zu schrauben. Das Ganze bezeichnet man als homöostatisches System. Wenn wir uns aufgrund dieser Sättigungshormone eigentlich satt fühlen, aber noch einen unwiderstehlichen Nachtisch vor die Nase gesetzt bekommen, können wir dank unseres Belohnungssystems trotzdem nicht Nein sagen. Bei Karin und Joost sind wichtige Rezeptoren für diese Sättigungshormone defekt – und deshalb haben sie ständig Hunger.

Die Auswahl von Essen geschieht oft unbewusst

Haben Sie das gewusst? Während Sie nichts ahnend in ein Brötchen beißen, wird in Ihrem Körper ein Dominoeffekt ausgelöst, der letztendlich bewirkt, dass Sie nur ein oder zwei Brötchen essen, statt die ganze Tüte mit zehn in sich hineinzustopfen. Es ist also nicht nur ein voller Magen, der uns daran hindert, immer weiter zu essen. Das Hunger- und Sättigungsgefühl ist vielmehr das Ergebnis eines genialen Zusammenspiels von Hormonen und Nervenzellen. Unter Mitwirkung des Gehirns, das letztendlich »stop« oder »go« sagt.

Wie Studien gezeigt haben, entscheiden wir im Durchschnitt etwa 220-mal am Tag, was wir essen – und zwar überwiegend unbewusst. Teilweise reagieren wir auf das, was uns angeboten wird. Schon allein beim Anblick eines leckeren Donuts oder beim Duft eines frisch gebackenen Apfelkuchens kann einem das Wasser im Mund zusammenlaufen. Angenommen, Sie lieben Schokolade, dann kann allein schon der Gedanke an einen Marsriegel die Hormone in Ihrem Körper wachrütteln und den Insulinspiegel im Blut in die Höhe treiben. Was dazu führt, dass der Blutzuckerspiegel abfällt und Sie auch körperlich ein echtes Bedürfnis nach Zucker verspüren. Wenn Sie dann nach einem langen Arbeitstag nach Hause kommen und sich zwischen einer Tafel Schokolade und einem frischen Salat entscheiden sollen, wird die körperliche Reaktion eher in Richtung Schokolade gehen. Auch und obwohl Sie sehr genau wissen, dass Salat viel gesünder ist.

Auch das Signal, mit dem Essen aufzuhören, wird großenteils unbewusst wahrgenommen und ist in hohem Maße hormonell gesteuert. Wir sagen nicht »einfach nur so« stopp, weil unser Magen voll ist und wirklich nichts mehr hineinpasst, sondern hauptsächlich deshalb, weil Nährstoffe in unseren Dünndarm gelangen und anschließend Signale über Nervenbahnen und Hormone auf den Hypothalamus abgefeuert werden. Erst wenn sie dort entsprechend empfangen werden, entsteht ein Sättigungsgefühl und wir legen das Besteck aus der Hand. Wann dieser Sättigungspunkt erreicht ist, ist von Person zu Person unterschiedlich, in seltenen Fällen, wie bei Karin und Joost, tritt er nie ein. Diese Unterschiede sind teilweise genetisch bedingt. Wie die Genvariante, die festlegt, ob jemand Locken oder glattes Haar, blaue, braune oder grüne Augen hat, stellt sich je nach Veranlagung unterschiedlich schnell ein Sättigungsgefühl ein. Je später dieser Punkt erreicht ist, desto wahrscheinlicher ist es, dass jemand beim Essen ein zweites oder sogar drittes Mal zulangt – und möglicherweise auch einige Pfunde mehr auf den Rippen hat.

Stellen Sie sich einmal vor, wie es sein muss, sich nie satt zu fühlen! Immer mit einem hungrigen Magen herumzulaufen, und das in einer Welt, in der an jeder Ecke irgendwelche Köstlichkeiten locken, oft mit viel Zucker und Fett! Die Kinderärztin Erica van den Akker, bei der Karin in Behandlung ist, vergleicht die Erfahrung eines ständigen Hungergefühls mit einem Fußmarsch durch eine glühend heiße Wüstenlandschaft. »Du bist völlig ausgetrocknet und kommst um vor Durst. Dein Mund ist so trocken, dass die Zunge am Gaumen festklebt. Plötzlich siehst du ein Glas mit herrlich kaltem Wasser vor dir. Aber du darfst nicht danach greifen.«

Das Hungerhormon aus dem Magen: Ghrelin

Nun stellt sich die Frage, wie das Hungergefühl stimuliert wird. Wenn man eine Weile mit leerem Magen herumgelaufen ist, ist es irgendwann an der Zeit, wieder etwas zu essen. Das Gehirn erhält das entsprechende Zeichen, wenn das Hungerhormon Ghrelin im Magen aktiv wird. Ghrelin ist somit der Gegenspieler des Sättigungshormons Leptin. Man denke nur noch einmal an den Appetit anregenden Duft eines frisch gebackenen Apfelkuchens ... dieser Anreiz wird durch das Hormon Ghrelin verstärkt.

Auffallend ist, dass die Ghrelinproduktion schon kurz vor einer Mahlzeit ihren Höhepunkt erreicht hat und innerhalb einer Stunde nach dem Essen stark abfällt. Durch eine gesteigerte Ghrelinkonzentration kommt es im Hypothalamus zur Bildung von zwei Signalproteinen (Neurotransmittern), dem Neuropeptid Y (NPY) und dem Agouti-related Peptid (Agouti-ähnliches-Peptid AgRP). Diese lösen im Gehirn ein Hungergefühl aus. Ghrelin ist das einzige Hungerhormon, das vom Körper zum Gehirn geschickt wird. Alle anderen

Hunger erzeugenden Botenstoffe werden im Gehirn selbst hergestellt. Bei den Sättigungshormonen ist das anders; sie werden an mehreren Stellen gebildet, unter anderem im Gehirn, im Darm und im Fettgewebe.

Ghrelin stimuliert auch die Produktion von Magensäure, die Bewegungen des Magen-Darm-Trakts und die Entleerung des Magens. So wird unser Magen-Darm-Trakt auf die Nahrung vorbereitet, die er zu verarbeiten hat. Bei einem leeren Magen kann man manchmal sogar schon die Bewegungen im Magen und Darm hören. Ein Magenknurren bedeutet, dass die Magensäfte in Bewegung sind – insbesondere ein leerer Magen fungiert wie eine Art Resonanzkörper.

Ein knurrender Magen ist im Übrigen nicht per se ein Zeichen für Hunger und bedeutet nicht, dass man unverzüglich etwas essen sollte. Möglich ist auch, dass der Körper daran gewöhnt ist, zu einer bestimmten Zeit etwas zu essen zu bekommen und sich schon darauf vorbereitet. So sehr können Gewohnheiten unseren Körper beeinflussen!

Es mag einem fast wie Magie vorkommen, dass wir unseren Ghrelinspiegel mental beeinflussen können. Psycholog*innen der Yale University haben zu diesem Phänomen ein faszinierendes Experiment durchgeführt. Sie gaben einer Gruppe von 46 Testpersonen einen Milchshake zu trinken, der 380 Kilokalorien enthielt. Der einen Hälfte wurde gesagt, ihr Milchshake enthalte 620 Kilokalorien, während der anderen Hälfte ein »gesunder« Milchshake mit angeblich nur 140 Kilokalorien angeboten wurde. Den Testpersonen wurde zu unterschiedlichen Zeitpunkten Blut abgenommen, um ihre Ghrelinwerte zu messen. Zwischen den ersten beiden Blutabnahmen mussten die Proband*innen das (falsche) Etikett ihres Milchshakes lesen und beurteilen. Anschließend wurden sie aufgefordert, den Milchshake zu trinken und erneut ein Urteil abzugeben. Wie die Messungen zeigten, war bei den Testpersonen, die irrtümlich geglaubt hatten, ein hochkalorisches Getränk zu sich genommen zu haben, der Ghrelinspiegel stark gesunken, während die Blutwerte der Gruppe, die einen ihrer Meinung nach viel leichteren Shake getrunken hatte, fast unverändert geblieben waren. Offensichtlich hing die durch den Botenstoff Ghrelin ausgelöste körperliche Reaktion also viel stärker mit der vermeintlich aufgenommenen Kalorienanzahl zusammen als mit dem tatsächlichen Nährwert des Getränks. Die Wissenschaftler*innen schlossen daraus, dass der Einfluss unserer Nahrungszufuhr auf die Ghrelinwerte über die Psyche verläuft. Unser Denken kann also unsere Reaktion auf das, was wir essen, erheblich beeinflussen!

Vor etwa zehn Jahren machten der niederländische Professor Aart Jan van der Lelij und der italienische Professor Enzio Ghigo eine interessante Entdeckung. Gemeinsam mit ihren Teams fanden sie heraus, dass ein mit Ghrelin verwandtes anderes Hormon, das sogenannte nicht acylierte Ghrelin, das Hungerhormon Ghrelin bremsen kann. Zusammen üben diese beiden Botenstoffe einen positiven Effekt auf den Stoffwechsel aus, der vor allem bei der Reaktion unseres Körpers auf die Zufuhr von Zucker deutlich wird. Die Forschungsergebnisse dieser beiden Wissenschaftler könnten der erste Schritt in der Entwicklung neuer Medikamente zur Behandlung langfristig erhöhter Ghrelinspiegel sein oder bei einem Diabetes den Glucose- und Insulinstoffwechsel verbessern.

Auch Darmhormone kommunizieren mit unserem Gehirn

Nicht nur im Magen, auch im Verdauungstrakt, im ersten Abschnitt des Dünndarms, werden sehr wichtige Hormone gebildet. Schon im frühen 20. Jahrhundert gab es Hinweise auf die Existenz von Stoffen, die im Darm gebildet werden und in der Bauchspeicheldrüse die Insulinproduktion stimulieren können. Der biologische Nutzen bestand darin, dass die Zucker vom Darm aus mit Hilfe des Insulins schnell von den Körperzellen aufgenommen werden konnten, so dachte man. Jahrzehntelang verstaubte diese interessante Studie in irgendeiner Schublade, erst 1964 setzte man sie wieder auf die Forschungsagenda – so läuft das eben manchmal in der Wissenschaft. 1964 also wurde zum wiederholten Mal die Existenz von Darmhormonen wissenschaftlich nachgewiesen. Wie sich nämlich zeigte, wird bei einer oralen Glucosezuführung mehr Insulin ausgeschüttet als bei einer intravenösen Injektion. Weitere Untersuchungen machten deutlich, dass dieser Prozess durch geheimnisvolle Stoffe im Darm gesteuert werden musste. Erst 1970 wurde mit dem glukoseabhängigen insulinotropen Peptid GIP das erste dieser bis dato unbekannten Darmhormone gefunden, 1984 folgte mit dem Glucagon-like Peptid 1 oder GLP-1 die Entdeckung des zweiten und gleichzeitig wichtigsten dieser mysteriösen Darmhormone. Sie werden nach dem Essen gebildet und als Inkretine bezeichnet.

GLP-1 wird inzwischen in einer synthetisch modifizierten Form als Antidiabetesmedikament eingesetzt, weil es die Insulinproduktion in der Bauchspeicheldrüse fördert. In einigen Ländern wird es auch als Mittel gegen Adipositas verschrieben. Da Inkretine im Gegensatz zum Ghrelin das Hungergefühl unterdrücken, kann ihre Einnahme langfristig zu Gewichtsverlust führen. Dieser Effekt erscheint logisch, da dem Gehirn nach einer Mahlzeit signalisiert wird, mit dem Essen aufzuhören. Aber woher weiß der Darm, dass er Inkretine abgeben muss? Der Stimulus ist ein Anstieg des Glucosespiegels im Blut – also genau das, was nach einer Mahlzeit geschieht.

Nach einer Mahlzeit werden auch die Darmhormone Peptid YY (PYY) und Cholecystokinin (CCK) produziert, die ähnlich wie Inkretine wirken. PYY verzögert unter anderem die Entleerung des Magens, sodass sich früher ein Völlegefühl einstellt. Zudem erhöht dieses Hormon die Insulinproduktion in der Bauchspeicheldrüse und dämpft die Esslust. Auch das CCK verlangsamt die Magenentleerung und ist darüber hinaus ein Sättigungshormon (siehe Abb. 5).

»Cannabis« im Gehirn: Das Endocannabinoid-System

Wer schon einmal Marihuana geraucht hat, wird die Erfahrung gemacht haben, dass sich neben dem Rausch oft auch ein regelrechter Heißhunger einstellt – der wohlbekannte Fresskick. Schon vor etwa fünftausend Jahren wurde die Wirkung von Cannabis oder auch Marihuana entdeckt. Damit gehört diese Pflanze zu den ersten, die zu medizinischen Zwecken, als Genussmittel und bei religiösen Zeremonien verwendet wurden. Jahrtausende später fand man heraus, dass der aktive Bestandteil von Cannabis das »Delta-9-Tetrahydrocannabinol« oder THC ist. Auch seine Rezeptoren wurden entdeckt. Und man erkannte, dass der Körper sein eigenes, das sogenannte Endocannabinoid-System besitzt.

Ebenso wie manche Tiere produziert der Mensch Endocannabinoide, körpereigene fettartige Stoffe, die denselben Rezeptor aktivieren wie das THC. Diese Endocannabinoide werden nur dann gebildet, wenn sie benötigt werden. Sie sind von großer Bedeutung für unsere Stimmungslage, unser Gedächtnis und für unser Belohnungssystem im Gehirn, das im Fall einer Alkohol- oder Drogensucht eine Schlüsselrolle einnimmt. Auch Langstrecken- und Marathonläufer wissen um die Wirkung der Endocannabinoide auf unser Gehirn – das Schmerzempfinden wird unterdrückt und die extreme körperliche Anstrengung kann eine Euphorie (*the runner's high*) auslösen, die dem Gemütszustand beim Rauchen von Cannabis ähnelt. Hinzu kommt der schon erwähnte Fresskick. Aber warum ist das so? THC kann sich ebenso wie unsere körpereigenen Endocannabinoide an die entsprechenden Rezeptoren im Hypothalamus binden und auf diese Weise unseren Appetit anregen. Wenn diese Rezeptoren »eingeschaltet« werden, verstärkt sich das Hungergefühl. Auch der Fett- und Blutzuckerstoffwechsel wie auch unser Energiehaushalt können durch THC und körpereigene Endocannabinoide beeinflusst werden. Diese Effekte verlaufen über Rezeptoren, die sich auf diversen Körperzellen befinden, unter anderem auf unseren Muskeln und Fettzellen. Werden diese Rezeptoren stimuliert, verlangsamt sich der Blutzucker- und Fettstoffwechsel und der Körper neigt dazu, vermehrt Fett zu speichern. Außerdem weist einiges darauf hin, dass die Neuronen im Hypothalamus selbstständig Endocannabinoide produzieren, die dazu beitragen, unser Hungergefühl streng zu regulieren. In unserem Körper wird wenig dem Zufall überlassen, genau wie auf einem gut organisierten Flughafen mit einer professionellen Flugsicherung, mit der wir das menschliche Hungerregulierungssystem schon an anderer Stelle verglichen haben. Es kann allerdings auch vorkommen, dass durch eine bestimmte Störung eine Art Dominoeffekt ausgelöst wird. Wenn ein Flugzeug verspätet landet, hat das zur Folge, dass manche Passagiere ihren Anschlussflug verpassen. Auch bei einem zu hohen Körpergewicht liegen fast immer mehrere Deregulierungen vor. So haben Untersuchungen an adipösen Mäusen, die kein Leptin besaßen, ergeben, dass sie abnorm hohe Mengen an Endocannabinoiden im Hypothalamus produzierten, was ihr Hungergefühl noch weiter verstärkte.

Mit dem Wissen, dass Endocannabinoide den Appetit anregen und den Blutzucker- und Fettstoffwechsel verlangsamen können, lag der Gedanke nahe, ein Medikament herzustellen, das diese Reaktion blockiert. Und so wurde Anfang der 2000er-Jahren mit Rimonabant ein Appetitzügler entwickelt, der die Wirkung von Endocannabinoiden auf einem ihrer Rezeptortypen (denn es gibt mehrere Arten) blockiert. In Kombination mit einem gesunden Lebensstil hatte sich Rimonabant als ein wirksames Schlankheitsmittel herausgestellt. Das Medikament wurde begeistert begrüßt, weil es den Betroffenen plötzlich wesentlich leichter fiel, weniger zu essen. 2006 wurde Rimonabant in Europa zugelassen und in 38 Ländern weltweit auf den Markt gebracht – einschließlich Mexiko und Brasilien – nicht aber in den USA. Leider zeigte sich in den nachfolgenden Jahren, dass die Einnahme dieses Medikaments nicht nur zu Gewichtsverlust führte, sondern auch erhebliche psychische Nebenwirkungen hatte. Es war mit einem erhöhten Depressionsrisiko verbunden und führte in einigen Fällen sogar dazu, dass Menschen sich das Leben nahmen! 2009 wurde Rimonabant in allen Ländern wieder vom Markt genommen. Das Interesse der Forschung an Endocannabinoiden und ihren Möglichkeiten bei der Bekämpfung von Adipositas ist aber nach wie vor groß.

Warum essen wir, auch wenn wir keinen Hunger haben?

Die Rolle des Belohnungssystems

Denken Sie mal an ein ausgiebiges Weihnachtsmenü bei dem Sie sich nach acht üppigen Gängen doch noch eine Kugel Eis, ein Stückchen Torte und etwas Käse gönnen, auch wenn im Hypothalamus alle Alarmglocken schrillen, um Ihnen mitzuteilen, dass Sie satt sind. Aber warum essen wir dann trotzdem weiter? Weil die Stimmung so gut ist? Oder weil der Gastgeber zwei Tage in der Küche geackert hat und man ihn nicht vor den Kopf stoßen will? Weil man gelernt hat, seinen (in diesem Fall seine) Teller leer zu essen? Oder – und das ist meistens der Grund – weil es einfach zu gut schmeckt? Hedonisches Essverhalten nennt man dieses Phänomen. Die entscheidende Triebkraft ist weniger das körperliche Bedürfnis als unser Belohnungssystem – ein System, das teils genetisch bedingt, teils aber auch angelernt ist.

Hierzu ein Beispiel: Ein Kind ist mit dem Fahrrad hingefallen und hat sich dabei am Knie wehgetan. Nennen wir es Lucas. Seine Mutter kommt angerannt und hilft ihm tröstend wieder auf die Beine. Sie bringt ihn ins Haus, sieht sich die Schürfwunde an und trocknet die Tränen. Sie entscheidet, dass ein Pflaster überhaupt keinen Sinn machen würde, zaubert aber eine leckere Süßigkeit für ihren Sohn hervor. Lucas schluckt kurz, sieht den Schokoriegel und sein verweintes Gesicht beginnt zu strahlen. Der Schokoriegel gibt ihm Trost. So läuft sein Belohnungssystem in diesem Moment auf vollen Touren und Lucas hat wieder etwas hinzugelernt: Essen kann trösten!

Verhaltensforscher*innen erkennen bei dem zukünftigen »Hedonisten« Lucas drei Komponenten einer Belohnung: *liking, wanting* und *learning* (Mögen, Wollen, Lernen). Sie hängen zwar eng zusammen, werden jedoch getrennt gesteuert. Der Geschmackssinn, der durch den Kontakt mit etwas Essbarem (*liking*) angesprochen wird, löst den Anreiz aus, es essen zu wollen (*wanting*). Diese beiden Komponenten beziehen sich auf die »hedonische Wirkung« beziehungsweise auf das Genussgefühl einer Belohnung und auf den Anreiz, sich belohnen zu lassen. *Learning* meint die Assoziationen, die wir selbst mit einer Belohnung verknüpfen. So entsteht auch angelerntes Verhalten, wie bei Lucas, der sich wehgetan hat und anschließend einen Schokoriegel bekommt. Das dadurch erzeugte Genussgefühl wird mit dem Gedanken verknüpft, dass der Konsum von Süßigkeiten Schmerzen erträglich macht oder Trost spendet.

Wie in Tierversuchen nachgewiesen wurde, hat das Endocannabinoid-System großen Einfluss auf die hedonischen Gefühle, die durch die Nahrungsaufnahme ausgelöst werden. Dopamin, auch »Glückshormon« genannt, kommt beim *wanting* und *learning* ins Spiel. Als wichtiges Bindeglied in unserem Belohnungssystem tritt es auch bei Suchterkrankungen auf den Plan. Wenn Suchtkranke Alkohol oder Drogen konsumieren, wird enorm viel Dopamin ausgeschüttet. Aber auch bei Menschen, die nicht abhängig sind, löst Dopamin Glücksgefühle und ein intensives Genussempfinden aus. Es wird zum Beispiel ausgeschüttet, wenn man sich nach einem langen Spaziergang durch Wind und Regen auf einen warmen Apfelstrudel freut. Angenehme nahrungsbezogene Reize, die vom Geschmack, Geruch oder dem Anblick von Essen ausgehen, aktivieren das zerebrale Belohnungssystem. (Denken Sie nur mal an einen Crêpes-Stand mitten in einer Einkaufszone. Allein schon der Duft der warmen süßen Crêpes stellt einen angenehmen Anreiz dar.) Eine derartige Reaktion unseres Gehirns kann auch bei anderen Stimuli wie Musik, Geld, Sex und Drogen wahrgenommen werden. Daraus erklärt sich auch, warum Adipositas manchmal als Esssucht angesehen wird. So konnte man auf speziellen Gehirnscans erkennen, dass adipöse und normalgewichtige Personen unterschiedliche Gehirnaktivitäten hatten, als man ihnen Fotos von Essbarem zeigte.

Ein weiteres Hormon, das bei Suchterkrankungen eine wichtige Rolle spielt und zudem die Esslust bremsen kann, ist das Serotonin. Dieser Botenstoff gilt als Stimmungsaufheller mit einer beruhigenden Wirkung, er hilft beim Einschlafen, beeinflusst unsere Schmerzempfindlichkeit und sorgt für emotionale Stabilität. Außerdem signalisiert er, unter anderem über den MC4-Rezeptor, dem Gehirn ein Sättigungsgefühl, auch wenn im Magen noch genügend Platz ist. Da die Zufuhr von Kohlenhydraten den Serotoninspiegel ansteigen lässt, steht kohlenhydratreiches Essen bei manchen Menschen hoch im Kurs – es macht sie glücklich. Aber da zu viele Kohlenhydrate Adipositas begünstigen, ist dieses positive Gefühl leider nur von kurzer Dauer. Inzwischen ist in einigen Ländern ein Appetitzügler unter dem Namen Lorcaserin auf dem Markt, der den Rezeptor des Glückshormons Serotonin im Gehirn aktivieren kann. Wir wissen zwar, dass die Hirnareale, die bei einer Suchterkrankung einbezogen sind, auch beim Essen eine wichtige Rolle spielen, aber die Zusammenhänge sind noch zu wenig erforscht, um Adipositas als echte »Esssucht« bezeichnen zu können.

Aber es gibt durchaus Menschen, für die Essen wirklich eine Obsession ist, weil sie ständig unter einem extremen Hungergefühl leiden – siehe die Fallbeispiele von Karin und Joost. Und ähnlich wie bei einigen Suchterkrankungen muss man auch in diesen Fällen präventiv handeln, indem man beispielsweise rigoros die Essensvorräte im Haus vor ihnen wegschließt. Und selbst dann kann es passieren, dass der Mülleimer auf der verzweifelten Suche nach etwas Essbarem durchwühlt wird. Vielleicht wird es in absehbarer Zeit für einige Menschen mit einem derart seltenen Gendefekt ein Medikament geben, das ein Sättigungsgefühl erzeugen kann. Die Resultate der ersten einschlägigen Studien sind zumindest vielversprechend. Aber für einen Teil der Betroffenen ist dieses unstillbare Hungergefühl leider noch nicht behandelbar. Sie können vorerst nur lernen, mit dieser äußerst schwierigen Deregulierung ihres Hungerhormonhaushalts umzugehen und ihr Übergewicht zu akzeptieren, in der Hoffnung, dass auch die anderen sie so nehmen, wie sie sind – was in unserer Gesellschaft, in der extrem adipöse Menschen diskriminiert werden, durchaus ein Problem ist.

Im Übrigen ist es für jeden, ob schlank oder dick, wichtig und praktisch zu lernen, wie man schneller und leichter ein Sättigungsgefühl erzielen kann. Dieses Wissen über Hunger- und Sättigungshormone können auch Sie für sich nutzen, um Ihren täglichen Nahrungskonsum in respektablen Grenzen zu halten. Siehe dazu Infokasten 7 mit praktischen Tipps für ein schnelleres Sättigungsgefühl.

Wie lässt sich ein gesundes Essverhalten steuern?

Vielerorts muss man nur vor die Haustür treten, um in ein Schlaraffenland einzutauchen. Wer kann da angesichts eines solchen Überangebots schon Nein sagen? Und wenn schon wir Erwachsenen Mühe haben, uns zu disziplinieren, wie schwer muss das dann erst für Kinder sein? In unserem direkten Umfeld lässt sich vieles tun, wenn es darum geht, den Lebensmittelkonsum einzuschränken.

In einigen Ländern hat man zu drastischen Maßnahmen gegriffen, beispielsweise durch die Einführung einer sogenannten Zuckersteuer oder durch gesetzliche Verordnungen, die der Vermarktung ungesunder Produkte wie Süßigkeiten, Softdrinks oder Fast Food Grenzen auferlegen. Einige dieser Maßnahmen haben sich als sehr effektiv erwiesen. Die Weltgesundheitsorganisation WHO plädiert für eine Abgabe auf zuckerreiche Getränke und für eine bessere Aufklärung an Schulen. Inzwischen haben schon vierzig Länder eine Steuer auf zuckerreiche Produkte eingeführt – mit Erfolg, wie sich unter anderem in Mexiko zeigt. Die Mexikaner lieben Softdrinks über alles, aber nach der Einführung der Zuckersteuer sank der Konsum zuckerhaltiger Getränke um fast 8 Prozent.

Infokasten 7
Praktische Tipps, wie man sich schneller satt fühlen kann

Manche Nahrungsmittel senden ein stärkeres Sättigungssignal an das Gehirn als andere. Wenn man diese Nahrungsmittel zu sich nimmt und/oder die folgenden Ratschläge befolgt, kann man erreichen, früher oder länger ein Sättigungsgefühl zu erzeugen.

- Ergänzen Sie Ihr Frühstück um ein Ei (sehr proteinhaltig), Haferflocken (reich an Ballaststoffen und Proteinen) oder essen Sie eine Handvoll ungesalzene Nüsse dazu, die neben Proteinen auch gesunde ungesättigte Fettsäuren enthalten, um bis zum Mittagessen kein Hungergefühl zu bekommen.
- Ergänzen Sie Ihr Mittagessen hin und wieder mit einer halben Avocado oder einigen Hülsenfrüchten (Kichererbsen, Linsen, Bohnen).
- Essen Sie vor der eigentlichen Mahlzeit eine Tasse kalorienarme Suppe oder trinken Sie ein Glas Wasser (am besten kalt!).
- Setzen Sie hin und wieder auch fermentierte Produkte (wie Gewürzgurken und Sauerkraut) auf Ihren Speiseplan oder würzen Sie Ihr Essen mit ¼ Teelöffel Chilipulver, ein sehr gesundes Produkt, das außerdem die Verbrennung stimuliert.
- Da es im Durchschnitt etwa zwanzig Minuten dauert, bis die Sättigungshormone aktiv werden, hilft es, langsamer zu essen und gründlicher zu

kauen. Überlegen Sie, wie oft Sie eigentlich normalerweise an einem Bissen kauen – vier Mal oder vielleicht acht Mal? – bevor Sie ihn herunterschlucken und versuchen Sie dann, diese Anzahl zu verdoppeln oder zu verdreifachen.
- Essen Sie von einem kleineren Teller – das fördert durch die optische Täuschung das Sättigungsgefühl. Nehmen Sie ein kleineres Besteck, dadurch essen Sie langsamer, weil Sie kleinere Bissen zu sich nehmen. Damit geben Sie Ihrem Körper mehr Zeit, die Sättigungssignale zu produzieren.
- Verteilen Sie am besten schon in der Küche das Essen portionsweise auf den Tellern oder stellen Sie den Topf mit der abgepassten Menge auf den Tisch, damit Sie nicht mehr den verführerischen Essensdüften ausgesetzt sind.
- Essen Sie bewusst! Also bitte nicht vorm Fernseher! Richten Sie all Ihre Sinne darauf aus, dem Gehirn mitzuteilen, dass es etwas zu essen gibt, damit das Sättigungssystem rechtzeitig aktiviert werden kann.

Eine solche Steuer trägt nicht nur zu einem gesünderen Lebensstil bei, die daraus fließenden Einnahmen könnten von staatlicher Seite – im Idealfall – in Präventivmaßnahmen und in die Schaffung eines gesünderen Lebensumfelds reinvestiert werden.

Aber die Möglichkeiten, gesundheitsbewusstes Verhalten zu fördern, beschränken sich natürlich nicht auf andere und neue Gesetze und Verordnungen. Der niederländische Verhaltensforscher Roel Hermans hat diesbezüglich viele gute Ideen. So schlägt er unter anderem vor, kalorienreiche Produkte in kleineren Portionen auf den Markt zu bringen – nicht zu klein natürlich, denn wer kauft schon einen Beutel mit nur drei M&M's –, gesunde Produkte hingegen in entsprechend größeren Portionen. Neuerungen dieser Art kämen auch dem sogenannten *portion size Effekt* entgegen, also der menschlichen Neigung, das Essverhalten der angebotenen Portion anzupassen. Auf diese Weise würden die Konsument*innen unbewusst mehr gesunde und weniger ungesunde Produkte essen. Nahrungsmittelhersteller könnten ihre Verpackungen in einer »mittleren« Größe« anbieten und so den Anpassungseffekt ausnutzen.

Von diesem Ansatz ausgehend, sind der Fantasie keine Grenzen gesetzt ... Wenn zum Beispiel die mittlere Größe eines Produkts – man denke nur an einen Milchshake bei McDonald's – auf die kleinste reduziert würde und die kleinste nochmals verkleinert, würden die meisten Käufer*innen immer noch zu der mittleren Größe greifen. Oder die Supermärkte könnten ihre Regale mit einem größeren Angebot an kleinen Verpackungen bestücken und die Anzahl der größeren reduzieren – dann bekämen die Leute das Gefühl, dass die kleinste Menge »normal« ist und würden sich folglich auch öfter dafür entscheiden. Viele Menschen haben offensichtlich kein Problem damit, sich »konformistisch« zu verhalten. Es wäre sehr zu begrüßen, wenn der Handel die Preise für die kleineren Produktmengen attraktiver machen würde. Aber genau das Gegenteil ist meistens der Fall: Je größer die Verpackung, desto billiger ist das Produkt pro Gramm. Wunderbar, wenn das für Waschmittel gilt, aber bei ungesunden Lebensmitteln provoziert eine solche Preispolitik oft eine falsche Kaufentscheidung.

Studien haben gezeigt, dass Menschen 35 Prozent mehr Nahrung zu sich nehmen, wenn man ihnen eine doppelte Portion serviert. Ein reichlich gefüllter Teller scheint ein unbewusster visueller Anreiz zu sein, mehr zu essen. Und das gilt in noch höherem Maße für ungesundes als für gesundes Essen. Man denke nur an ein »All you can eat«-Büfett, bei dem man zunächst gar nicht weiß, auf welche Köstlichkeit man sich als Erstes stürzen soll. Sehr wahrscheinlich wird man bei einer solchen Gelegenheit einiges mehr konsumieren als am eigenen Esstisch. Außerdem verleitet eine größere Portion dazu, größere Bissen zu nehmen. Das bedeutet, dass der Mund weniger mit der aufgenommenen Nahrung in Berührung kommt, wobei es gerade diesen »Mundkontakt« braucht, um ein Sättigungsgefühl zu erzeugen. Also wäre ein Essen in einem Restaurant mit drei Michelin-Sternen, in dem man Ihnen auf einem Riesenteller eine bildschön angerichtete winzige Portion serviert, die Sie sich in kleinen Häppchen gelassen zu Gemüte führen, geradezu ideal, um ein angenehmes Sättigungsgefühl hervorzurufen und weniger Kalorien aufzunehmen. Aber nun ja, leider hängt an solchen kulinarischen Highlights immer auch ein Preisschild und das Konto ist eher leer, als dass der Magen voll wäre.

Unsere Esslust- und Sättigungshormone können zwar ein Hunger- oder Sättigungsgefühl erzeugen, aber diese Signale lassen sich mithilfe von Prozessen überspielen, die in erster Linie über die Psyche gesteuert werden, nicht selten, weil uns etwas ganz besonders gut schmeckt und wir Essen als eine Art der Belohnung empfinden. Deshalb können wir auch nach drei oder vier Gängen das Völlegefühl erfolgreich ignorieren und doch noch den warmen Apfelstrudel mit Schlagsahne zum Nachtisch in uns hineinzwängen. Mit den Tipps in Infokasten 7 wird es Ihnen vielleicht ein wenig leichter fallen, all den kulinarischen Verführungen ein bisschen konsequenter zu widerstehen.

6
Wunderbarer Stoffwechsel

Unser fantastischer Verbrennungsmotor

Sie sind auf eine Geburtstagsfeier eingeladen und haben sich vorgenommen, nur ein kleines Stück Sahnetorte zu essen, nur, um mal zu probieren. Der Sommer steht vor der Tür ... Neben Ihnen sitzt jemand mit einer beneidenswert schlanken Figur. Sie denken: »Der arme Teufel ernährt sich wahrscheinlich fast nur von Salatgurken.« Aber weit gefehlt. Zuerst gestattet sich Ihr Tischnachbar ein Stück Torte, zweimal so groß wie Ihres, es folgen zwei Gläser Cola (aber nicht etwa die Lightvariante) und den krönenden Abschluss bildet ein ganzer Stapel belegter Brote. So jemand muss doch mindestens jede Woche einen Marathon laufen, um so schlank zu bleiben! Vorsichtig versuchen Sie herauszufinden, ob Ihr Nachbar viel Sport treibt. Und es verschlägt Ihnen fast die Sprache, als die Antwort lautet: »Sport ist überhaupt nichts für mich, höchstens mal ein kleiner Spaziergang mit dem Hund. Aber Sport? Nein, wirklich nicht ...«

Wie bleibt jemand, der keinen Sport macht und beim Essen ordentlich zulangt, trotzdem so schlank? Willkommen in der wunderbaren Welt unseres Stoffwechsels! Viele stellen sich dieses System wie einen Verbrennungsmotor im Auto vor, den man nach Belieben ein- und ausschalten kann, wobei Fette und Zucker den Treibstoff liefern. Aber so einfach funktioniert das System bei Weitem nicht. Der Mensch ist nun einmal komplizierter gebaut als ein Auto ... Und nicht einmal ein Verbrennungsmotor ist eine simple Konstruktion. Deshalb an dieser Stelle ein Schnellkurs in Metabolismus.

Ob man nun einen Marathon läuft oder zu Hause vor dem Fernseher sitzt, jede einzelne unserer Körperzellen ist ununterbrochen damit beschäftigt, Nährstoffe (und hier vor allem Fettsäuren) in energiereiche Stoffe und Wärme umzuwandeln. Darmzellen, Nervenzellen, Fettzellen, Muskelzellen: Jede Zelle trägt – mal mehr, mal weniger – zu unserem gesamten Stoffwechsel bei. Bei einem Marathonlauf sind zum Beispiel die Zellen in den Muskeln und Lungen stärker gefordert, nach dem Essen müssen die Darmzellen Überstunden machen. Weil jede Zelle unseres Körpers in den Verbrennungsprozess involviert ist, wird der tägliche Energieumsatz in Komponenten eingeteilt.

Die erste Komponente ist der Grundumsatz oder auch Ruheenergiebedarf. Damit ist die gesamte Energiemenge gemeint, die der Körper bei völliger Ruhe für die Aufrechterhaltung seiner Vitalfunktionen benötigt. Weil das Herz weiterhin schlagen muss, die Körpertemperatur nicht absinken darf, die Hirnfunktionen nicht zum Erliegen kommen dürfen und die Hormonwerte stabil bleiben müssen, macht dieser Grundumsatz allein schon fast 60 Prozent des täglichen Energiebedarfs aus. Bei Frauen liegt dieser Grundumsatz bei circa 1400 Kilokalorien täglich, bei Männern sind es 1800 – ganz einfach deshalb, weil Männer in der Regel größer sind und mehr Muskelmasse haben.

Um den Stoffwechsel in Gang zu halten, benötigen wir in erster Linie Nahrung und es kostet natürlich Energie, die Nahrung zu verdauen, die Nährstoffe aufzunehmen und die gegebenenfalls überschüssigen Fette und Zucker zu speichern. Dieser Mechanismus wird als »thermischer Effekt durch Lebensmittel« bezeichnet; er kann schnell 10 bis 15 Prozent des gesamten Stoffwechsels ausmachen. Tatsächlich trägt man also zur Verbrennung bei, wenn man isst, wobei es den Körper mehr Energie kostet, eine Selleriestange zu verbrennen als einen Becher Schokoladenpudding.

Von der »Thermogenese-Aktivität« (Thermogenese = Produktion von Wärme durch Stoffwechselaktivität) oder vom Leistungsumsatz spricht man, wenn es um den Energiebedarf geht, der für alle möglichen Aktivitäten benötigt wird und den der Mensch braucht, um aktiv zu sein – also um zu laufen, zu reden, zu arbeiten oder Sport zu treiben. Dieser macht insgesamt circa 25 bis 30 Prozent des gesamten Stoffwechsels aus.

In Bewegung: Stehen und *fidgeting*

In der »Thermogenese-Aktivität« steckt vielleicht die Antwort auf die Frage, warum manche Menschen scheinbar unglaublich viel essen können, scheinbar kaum Sport treiben und dennoch kein Gramm zunehmen. Mit der Betonung auf »scheinbar«, denn viele bewegen sich tagtäglich doch mehr als sie denken. Nehmen wir einmal zum Vergleich Chris und Guido. Die beiden sind Kollegen. Chris ist Mitte vierzig und leicht übergewichtig. Er hat einen Bürojob und sitzt den ganzen Tag am Schreibtisch. Nur in der Mittagspause geht er in die Kantine, um ein Brötchen zu essen. Wenn er eine Frage an einen Kollegen hat, mailt er lieber, statt sich von seinem Bürostuhl zu erheben und bei dem Betreffenden vorbeizugehen. Sein sportlich wirkender Kollege Guido ist Anfang fünfzig. Guido hat eine App auf seinem Smartphone, die ihn jede Dreiviertelstunde daran erinnert, die Beine zu strecken und zehn Minuten herumzulaufen. Er holt sich dann ein Glas

Wasser und macht bei dieser Gelegenheit einen Abstecher zu seinen Kollegen, um etwas zu besprechen. Außerdem hat er einen speziellen Schreibtisch, an dem er im Stehen arbeiten kann.

Obwohl Chris und Guido denselben Job haben, verbrennt Guido an einem Arbeitstag viel mehr Kilokalorien als Chris, und das geschieht fast unmerklich. Während Chris bei seiner sitzenden Tätigkeit in einer Stunde ungefähr 80 Kilokalorien verbrennt, kommt Guido – der seine Arbeit im Stehen verrichtet – in derselben Zeit mühelos auf 100 Kilokalorien. Zudem ist Guido größer und hat mehr Muskelmasse, sodass sein Grundumsatz entsprechend höher ist. Zählt man noch etliche zusätzliche Kalorien für andere körperliche und geistige Aktivitäten hinzu, können die Verbrennungswerte der beiden am Ende eines Tages erheblich differieren, obwohl ihr tägliches Bewegungspensum sich nicht sichtbar unterscheidet.

In unseren westlichen Gesellschaften verbringen die Menschen in der Regel rund zwölf Stunden am Tag im Sitzen, häufig vor dem PC oder dem Fernseher. Rechnet man durchschnittlich sieben Stunden Schlaf in der Nacht hinzu, kommt man tatsächlich auf neunzehn Stunden, die ein Mensch tagtäglich im Sitzen oder Liegen verbringt. Das hat bei unseren Vorfahren doch etwas anders ausgesehen ... Keine gute Nachricht, denn wer viel Zeit im Sitzen verbringt, ist im Allgemeinen schwerer, hat häufiger Diabetes und ein größeres Risiko für Herz- Kreislauf-Erkrankungen. Wie lässt sich diese sitzende Lebensweise kompensieren? Indem man täglich Sport treibt? Oder gibt es noch andere Möglichkeiten?

Vor einigen Jahren haben niederländische Wissenschaftler sich mit dieser Frage auseinandergesetzt. Für ihre Untersuchungen teilten sie die Testpersonen in drei unterschiedliche Gruppen ein. Während die sogenannte Kontrollgruppe vierzehn Stunden am Tag sitzend verbringen musste, waren es bei der zweiten Gruppe dreizehn Stunden, wobei sich diese Proband*innen in der letzten Stunde statt zu sitzen sportlich betätigen sollten. Die Teilnehmer*innen der dritten Gruppe mussten sechs Stunden Sitzen durch einen vierstündigen Spaziergang und zweistündiges Stehen ersetzen. Um herauszufinden, bei welcher Gruppe der Stoffwechsel am günstigsten war, mussten alle ein zuckerhaltiges Getränk zu sich nehmen und es wurde gemessen, welche Gruppe die darin enthaltende Glucose am besten verarbeiten konnte. Dass die »Fulltime-Sitzenden« nicht gewonnen haben, wird niemanden überraschen, erstaunlich war jedoch, dass die dritte Gruppe besser abschnitt als die Teilnehmer*innen der zweiten Gruppe, die sich immerhin eine Stunde lang sportlich betätigt hatten. Schon nach vier Tagen zeichnete sich ein Unterschied ab. Mit einer Stunde Sport am Tag lassen sich – so das Ergebnis dieser Studie – die ungünstigen Effekte nicht ausgleichen, die entstehen, wenn man den ganzen Tag nur im Sitzen verbringt. Auch andere Studien haben inzwischen bestätigt, dass Menschen, die einige Stunden am Tag stehend statt sitzend verbringen und regelmäßig kurze Spaziergänge machen, gesünder leben. Außerdem wirkt es sich positiv auf die Stimmung aus, wenn man sich zwischendurch ein wenig die Beine vertritt. Vielleicht sollten auch Sie sich daran gewöhnen, Ihre Schreibtischplatte höher zu schrauben, um ab jetzt im Stehen arbeiten zu können, vielleicht haben Sie aber auch Angst vor Rückenproblemen. Und wenn Ihnen die Kollegen schiefe Blicke zuwerfen, sagen Sie einfach: »Winston Churchill hat seine Reden auch immer im Stehen geschrieben.«

Glauben Sie uns, Sie müssen keinen Marathon laufen, um etwas für Ihre Gesundheit zu tun.

> **Infokasten 8**
> **Tipps, wie sich der Energieumsatz durch Bewegung steigern lässt**
>
> Wenn Sie sich von Tag zu Tag zunehmend mehr bewegen, können Sie Ihren Stoffwechsel um hunderte Kilokalorien täglich erhöhen. Hier ein paar Tipps:
>
> - Üben Sie eine sitzende Tätigkeit aus? Dann sollten Sie einige Stunden am Tag im Stehen an einem entsprechend eingerichteten Schreibtisch arbeiten und versuchen, etwa alle sechzig Minuten einen kurzen Gang zu machen.
> - Schaffen Sie sich einen Schrittzähler an und versuchen Sie, jeden Tag mindestens hundert Schritte zu laufen.
> - Versuchen Sie, ein *fidgeter* zu werden; spannen Sie öfter mal bewusst Ihre Muskeln an, spielen Sie mit Ihrem Kugelschreiber oder anderen geeigneten Dingen herum.
> - Schaffen Sie sich einen Hund an!

Es gibt eine ganze Reihe subtilerer Möglichkeiten, um fast wie nebenbei zusätzliche Kilokalorien zu verbrennen. Ohne dass Sie dazu im Stehen arbeiten oder immer wieder kurze Strecken laufen müssten. Sie können zum Beispiel den ganzen Tag (unauffällig) mit den Füßen wippen oder ständig mit Hausschlüsseln, Büroklammern oder anderen Schreibtischutensilien herumspielen. Leute, die diese Angewohnheit haben, nennt man auch »fidgeters«, abgeleitet von dem englischen Wort »fidgeting« für »Friemeln, Zappeln,

Herumhampeln«. Wie sich anhand von Studien zu diesem Phänomen nachweisen lässt, sind schlanke Menschen oft aktivere »fidgeters« als Menschen mit Übergewicht. Selbst die negativen Auswirkungen langen Stillsitzens lassen sich durch ein regelmäßiges »fidgeting« abmildern. Wenn Sie sich also fragen, wie Sie auf eine ganz unspektakuläre Weise abnehmen können, empfehlen wir Ihnen, sich einen Softball zu kaufen (macht nicht einmal Lärm) oder regelmäßig Ihre Gesäßmuskeln anzuspannen und wieder zu lockern (das fällt niemandem auf).

Braunes Körperfett heizt mächtig ein

Stehen, Herumlaufen, Fidgeting – mit diesen Tricks lässt sich der tägliche Stoffwechsel, also die Umwandlung von Kalorien in Wärme, wunderbar ankurbeln. Aber es gibt noch eine andere Art, diesen Prozess zu intensivieren – und die hat mit unserem braunen Körperfett zu tun. Ja, Sie lesen ganz richtig, wir haben neben dem bekannten weißen Körperfett, das als Speicherorgan dient, auch noch braunes Fett. Die beiden Arten verdanken ihren Namen – Sie werden es sich schon denken können – ihrer jeweiligen Farbe. Die ersten Hinweise auf die Existenz von braunem Körperfett stammen schon aus dem Jahr 1551. Damals beschrieb der Schweizer Naturforscher Konrad Gessner das braune Fett als »weder Fett noch Fleisch« (*nec pinguitudo, nec caro*), sondern als etwas »dazwischen«. Und damit lag Gessner keineswegs falsch. Braunes Körperfett ist ein Organ und scheint in vielerlei Hinsicht eine Mischung aus weißem Körperfett und Muskelgewebe zu sein.

Biologen wissen nicht erst seit gestern, dass Tiere, die einen langen Winterschlaf halten, große Mengen an braunem Fett besitzen. Ein gutes Beispiel ist der Igel, der den ganzen Winter über von seinen Fettreserven zehren muss. Indem diese Tiere ihre Körpertemperatur möglichst bis auf null Grad absenken, gelingt es ihnen, den Energieverbrauch auf ein Minimum zu reduzieren. Kurz bevor sie aus ihrem Winterschlaf erwachen, muss der Körper schnell aufgewärmt werden. Dabei kommt ein kleiner Ofen in ihrem Körper zum Einsatz, der in kurzer Zeit Fette und Zucker in Wärme umwandeln kann. Mit seiner Hilfe kommt der Igelkörper wieder auf Normaltemperatur. Dieser Ofen ist das braune Fett.

Auch Menschenbabys haben viel braunes Körperfett gespeichert, das hauptsächlich zwischen den Schulterblättern sitzt. Diese Fettreserven sind lebenswichtig, weil ein Baby über seinen relativ großen Kopf viel Wärme verliert und außerdem noch zu wenig Muskelmasse hat, um Wärme produzieren zu können. Ja, es ist tatsächlich so, dass von den Muskeln durch Frösteln Wärme erzeugt wird. Und wenn Babys ihren kleinen braunen Fett-Ofen anwerfen, wird ihnen wohlig warm.

Das braune Körperfett ist ein fantastisches Relikt aus der Evolution. Unsere Vorfahren hatten nicht nur Hungersnöte zu überstehen, sondern waren in den diversen Eiszeiten immer wieder extremen Kälteperioden ausgesetzt. Da Frösteln sehr viel Energie kostet, ist es in Zeiten der Not sehr praktisch, ein weiteres Organ zu besitzen, das den Körper von innen heraus aufwärmen kann. Aber die letzte Eiszeit liegt nun doch schon einige Zeit zurück, in unseren Häusern ist es behaglich warm und so sind die Menschen heutzutage mit Beginn der Pubertät, wenn die Muskelmasse zunimmt und wir effektiv frösteln können, wesentlich unabhängiger von braunem Körperfett. Folglich bildet sich diese Fettmasse zwischen den Schulterblättern nach der Kindheit größtenteils zurück. Lange Zeit war man der Meinung, dass dieser

Prozess unumkehrbar ist. Aber wie neuere Forschungen zeigen, ist das nicht ganz richtig ...

Die (Wieder-)Entdeckung des braunen Fetts ist in gewisser Weise ein Zufallsfund. In den nuklearmedizinischen Abteilungen größerer Krankenhäuser können mit einem speziellen bildgebenden Verfahren, den sogenannten PET-Scans, Patient*innen auf potenzielle Krebserkrankungen untersucht werden. Dazu wird ihnen intravenös eine glucoseähnliche radioaktive Substanz gespritzt. Da Krebszellen einen schnellen Stoffwechsel haben und viel Zucker aufnehmen, erscheinen sie auf dem Scan deutlich heller als gesunde Zellen. Vor etwa fünfzehn Jahren fiel den Nuklearmedizinern bei der Auswertung eines solchen Scans jedoch etwas Eigenartiges auf. Auf mehreren Bildern, die im Winter gemacht worden waren, tauchten diese hellen Flecke manchmal an Stellen auf, die einen Krebsverdacht sehr unwahrscheinlich machten, zum Beispiel im Nackenbereich und um die Hauptschlagader, die Aorta. Aber womit hatte man es dann zu tun? Man beschloss, eine Biopsie vorzunehmen. Die Mediziner konnten kaum glauben, was sie da unter dem Mikroskop sahen. Die Gewebeprobe saß voller Fetttröpfchen und war prall gefüllt mit kleinen körpereigenen Kraftwerken, den sogenannten Mitochondrien. Zudem fanden sie ein spezielles Protein, das nur in braunem Körperfett vorkommt. Zu ihrer großen Überraschung hatten sie braunes Fett entdeckt! Viele Studien haben inzwischen belegt, dass auch Erwachsene noch braunes Körperfett haben können.

Wenn man einen erwachsenen Menschen Wärme aussetzt, zeigt sich anschließend auf einem PET-Scan, dass das braune Fett keinen oder nur sehr wenig Zucker aufnimmt. Das ist logisch, denn braunes Fett muss bei Wärme nicht aktiv sein. Setzt man dieselbe Person jedoch zwei Stunden einer mittleren Temperatur aus (15° bis 17°C reichen schon), kann man tief im Körperinneren ganze Streifen aktiven Braunfetts wahrnehmen, vor allem längs der Aorta und im Nacken (siehe Abb. 6). Je jünger und schlanker jemand ist, desto mehr braunes Fett ist zu sehen. Junge Erwachsene besitzen schätzungsweise 300 Gramm braunes Körperfett. Auch wenn das verglichen mit der Menge an weißem Körperfett, das Dutzende Kilos betragen kann, natürlich verschwindend wenig ist, hat sich mit der (Wieder-)Entdeckung des braunen Körperfetts ein spannendes neues Forschungsgebiet aufgetan.

Braunes Körperfett verwandelt Fett in Wärme

Ist die Entdeckung des Braunfetts der Schlüssel zu einer erfolgreichen Behandlung von Adipositas?

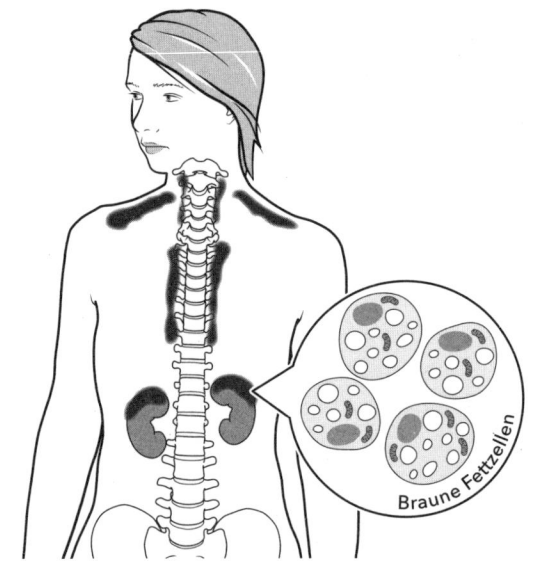

Abbildung 6: Vorkommen von braunem Körperfett bei Erwachsenen

Um diese Frage beantworten zu können, sollte man zunächst einmal klären, was braunes Fett genau macht. Wieso »weiß« das braune Körperfett beispielsweise, dass es sich selbsttätig »einschalten« muss, um Wärme zu generieren? Dahinter steckt ein äußerst komplexes System. In unserer Haut befinden sich, über den ganzen Körper verteilt, zahlreiche Temperatursensoren, die ähnlich wie ein Raumthermostat registrieren, ob die Haut Kälte oder Wärme ausgesetzt ist. Diese Information wird von den Sensoren an das Temperaturzentrum im Gehirn weitergeleitet, das sich im Hypothalamus befindet, der auch für die Regulierung des Stoffwechsels und der Esslust zuständig ist. Dieses Zentrum verarbeitet alle eintreffenden Informationen und zieht daraus die Schlussfolgerung, dass der Körper mehr Wärme produzieren beziehungsweise abgeben muss. Letzteres übernehmen die Blutgefäße in der Haut, indem sie sich öffnen, sodass man zu schwitzen beginnt. Sie können diesen Prozess beispielsweise bei einem Saunabesuch am eigenen Leib erfahren. Weil die Blutgefäße in der Haut nun geöffnet sind, rötet sich die Haut und fühlt sich warm an. Braucht der Körper mehr Wärme, sendet das Gehirn ein Signal an das braune Fett, um es zu aktivieren. Ist dieses Signal dort angekommen – und das geschieht über bestimmte Nervenbahnen in nur wenigen Sekunden –, finden zahlreiche Prozesse gleichzeitig statt, die alle nur das Ziel haben, Wärme zu generieren.

Ebenso wie das weiße ist auch das braune Fett schichtweise über den ganzen Körper verteilt und besteht aus verschiedenen Fettpolstern. Wenn wir ein solches Fettpolster einmal genauer unter die Lupe nehmen, sehen wir, dass es aus zahllosen »braunen Fettzellen« besteht, genau wie das Körperfett im Bauch und auf den Hüften aus »weißen Fettzellen«. Da die braunen Fettzellen jedoch eine andere Funktion haben, unterscheiden sie sich auch in ihrem Aussehen (siehe Abb. 6). Während eine weiße Fettzelle aufgrund ihrer

Speicherfunktion aus nur einem großen Fetttropfen besteht, der fast die ganze Zelle ausfüllt, enthält eine braune Fettzelle mehrere kleinere Fetttropfen, zwischen denen sich zahllose Mitochondrien befinden. Es sind diese kleinen Kraftwerke im Körper, denen das braune Fett seine charakteristische Farbe verdankt. Wenn das braune Fett vom Gehirn »eingeschaltet« wird, kommen alle möglichen Prozesse gleichzeitig in Gang. Aus den kleinen Fetttropfen werden Fettsäuren freigesetzt, die als Kraftstoff für die Verbrennung genutzt werden können. Diese Fettsäuren werden in den Mitochondrien verbrannt. Da sich die im Braunfett vorkommenden Mitochondrien von denen anderer Zellen geringfügig unterscheiden, kann das braune Fett bei Bedarf Fettsäuren nicht nur in energiereiche Stoffe, sondern auch in reine Wärme umwandeln.

Schlank werden durch braunes Körperfett? Die Geschichte von Barbara

Aber kann man auch abnehmen, wenn man sein braunes Körperfett mehr arbeiten lässt? Dass dies tatsächlich möglich ist, zeigt die Geschichte von Barbara.

Barbara ist einundsechzig, sie arbeitet in einem Modegeschäft, ist verheiratet und hat zwei erwachsene Töchter. Ihre Hobbys sind Yoga und Kochen. Barbara war ihr Leben lang schlank und hat immer auf ihr Gewicht geachtet. Aber dann passierte etwas Verrücktes. Barbara: »Ich merkte, dass ich immer mehr Hunger bekam und die zwei Butterbrote am Mittag nicht mehr gereicht haben. Im Laufe des Nachmittags wurde der Hunger so groß, dass ich die Gebäckvorräte geplündert habe. Sogar meinen Kollegen blieb das nicht verborgen. Sie wussten schließlich, dass ich immer auf mein

Gewicht geachtet habe ... Auch beim Abendessen habe ich zwei Portionen gegessen und trotzdem knurrte mir vor dem Schlafengehen schon wieder der Magen.«

Trotz ihres gesteigerten Appetits nahm Barbara jedoch kein Gramm zu. Im Gegenteil, sie begann abzunehmen. Nach drei Monaten zeigte die Waage 5 Kilo weniger an. »Wenn ich mich im Laden im Spiegel gesehen habe, stellte ich fest, dass meine Kleidung immer lockerer fiel und ich im Gesicht immer magerer wurde. Stammkunden haben mich gefragt: ›Sind Sie etwa krank, Sie sind so dünn geworden.‹ Und manchmal war mir ganz komisch. Mir wurde plötzlich ohne Grund entsetzlich warm.« Barbara beschloss, sich das alles noch eine Weile anzusehen, aber als sie einen Monat später noch ein Kilo leichter geworden war, traute sie dem Ganzen nicht mehr und wandte sich an ihren Hausarzt. Der konnte mit ihrer Geschichte auch nichts anfangen. Es folgte eine Blutuntersuchung, die nichts Auffälliges erkennen ließ. »Meine Schilddrüsenfunktion war normal und auch die anderen Blutwerte waren im grünen Bereich.«

Barbara erhielt eine Überweisung ins Krankenhaus. Hier untersuchte man sie auf eine Entzündung und forschte nach einer anderen möglichen Ursache für ihren extrem aktiven Stoffwechsel. Vielleicht ein Tumor? »Ich begann, mir ernsthaft Sorgen zu machen. Was war bloß los mit mir? Einige Tage später machte man einen PET-Scan, auf dem nun doch etwas Ungewöhnliches zu erkennen war.« An der Hüfte war ein kugelförmiges Gebilde mit einem Durchmesser von 6 Zentimetern zu sehen, das viel Zucker aufnahm. Eine Entzündung? Oder doch ein Tumor? Es folgte eine Biopsie, um abzuklären, aus welchen Zellen das Geschwulst bestand. Das Ergebnis stand schnell fest: Die Zellen waren prall gefüllt mit Fett und Mitochondrien. Es handelte sich um einen gutartigen Tumor, bestehend aus braunen Fettzellen. Sehr selten. Nachdem die Geschwulst entfernt worden war, ließ Barbaras

Hungergefühl erheblich nach und sie nahm in den nächsten Monaten wieder 10 Kilo zu.

Die Geschichte von Barbara zeigt, dass man mit einer ordentlichen Menge an zusätzlichem braunen Körperfett schnell etliche Pfunde loswird. Obwohl ihr Fall sehr ungewöhnlich ist, ist diese »Nebenwirkung« von braunem Fett genau der Grund, der Wissenschaftler in Begeisterung versetzt. Sollte es möglich sein, die Fettverbrennung anzukurbeln, indem man das schon vorhandene braune Körperfett stimuliert? Auch wenn der Körper davon nur 300 Gramm besitzt?

Um zu erfahren, in welchem Maß braunes Fett bei gesunden Menschen den Stoffwechsel beeinflusst, hat ein Forscherteam im niederländischen Leiden, mit dem auch Mariette Boon verbunden ist, ein Experiment durchgeführt. Da Kälte der natürliche Stimulus von braunem Fett ist, wurden gesunde junge Männer sehr niedrigen Temperaturen ausgesetzt, indem man sie zwischen Matten legte, durch die eiskaltes Wasser strömte. Nach nur zwei Stunden erhöhte sich ihr Energieumsatz um hochgerechnet etwa 200 Kilokalorien pro Tag. Mit dieser Studie konnte also nachgewiesen werden, dass der Körper pro Tag 200 Kilokalorien mehr verbrennt, wenn man den noch vorhandenen Rest an braunem Fett maximal aktiviert. Auf das Jahr hochgerechnet, käme man somit auf 8 Kilo. Das mag auf den ersten Blick eher wenig erscheinen, aber selbst der Verlust von 8 Kilo wirkt sich bei einer schwer adipösen Person in vielerlei Hinsicht positiv aus. Unter anderem reagiert der Körper empfindlicher auf Insulin, der Blutzuckerspiegel sinkt und das Diabetesrisiko wird geringer. Darüber hinaus werden die Fette im Blut sowie die Fettspeicherung in der Leber reduziert.

Eine Gruppe japanischer Pioniere, die auf dem Gebiet von Braunfett forschte, wollte die Probe aufs Exempel machen und gezielt untersuchen, wie leistungsfähig unser braunes

Körperfett wirklich ist. Ein Dutzend gesunder junger Männer fand sich bereit, an einer entsprechenden Studie teilzunehmen. Sie mussten sich sechs Wochen lang zwei Stunden täglich in einer Umgebung von 17°C (also 1°C unter Zimmertemperatur) aufhalten, während eine Kontrollgruppe diesen Bedingungen nicht ausgesetzt war. Und was stellte sich heraus? Die Gruppe, die eine bestimmte Zeit in der Kälte verbracht hatte, verlor in diesen sechs Wochen fast ein Kilo an Körperfett.

Nun besteht die eigentliche Zielgruppe einer solchen Studie natürlich nicht aus lauter gesunden jungen Männern, sondern aus Menschen mit Adipositas und Diabetes. Einem Forscherteam aus dem niederländischen Maastricht ist bereits der Nachweis gelungen, dass adipöse Männer vermehrt braunes Fett ansetzten, nachdem sie sich zehn Tage lang einer »Kältebehandlung« unterzogen hatten. Sie hatten sich sechs Stunden am Tag, nur mit einer kurzen Hose und einem T-Shirt bekleidet, in einer Raumtemperatur von 14°C bis 15°C aufgehalten. Auch bei Diabetikern hat eine solche kurzzeitige Kältebehandlung sehr positive Effekte gezeigt. Auch bei dieser Studie lief das spartanisch anmutende Kälteprotokoll darauf hinaus, dass die Männer viel empfindlicher auf Insulin reagierten und ihre Dosis fast um die Hälfte reduzieren konnten. Ein Erfolg, der wahrscheinlich den günstigen Effekten von braunem Körperfett zugeschrieben werden kann. Wie lange diese positive Wirkung anhielt, ist leider nicht untersucht worden. Man kann aus diesen Studien jedoch lernen, dass braunes Fett die Fähigkeit besitzt, den Stoffwechsel anzukurbeln und unsere (weiße!) Fettmasse zu reduzieren. Mit gewissen Tricks können auch Sie Ihr braunes Körperfett ziemlich einfach »trainieren« (siehe Infokasten 9).

Lass mich nicht in der Kälte stehen!

Die meisten Menschen mögen keine Kälte, sie kriechen im Winter am liebsten unter eine warme Decke. Aber gerade das regt das Braunfett ganz und gar nicht an. Deshalb beschäftigen sich zahlreiche Studien mit der Frage, welche Möglichkeiten es neben der »Kältebehandlung« noch gibt, um das braune Fett zu stimulieren – zum Beispiel durch Hormone, bestimmte Ernährungsweisen oder Medikamente. Diese Untersuchungen werden allerdings zurzeit noch hauptsächlich in Tierversuchen an Mäusen durchgeführt.

Infokasten 9
Tipps, wie sich der Stoffwechsel durch braunes Körperfett aktivieren lässt

Braunes Fett setzt Kalorien in Wärme um und kann auf diese Weise dazu beitragen, Fett abzubauen. Da braunes Körperfett kälteempfindlich ist, kann man es täglich sehr einfach »trainieren«. Und zwar so:

- Täglich einige Minuten kalt »abduschen«.
- Ab und zu ein kaltes Bad nehmen.
- Die Heizung für einige Stunden am Tag um ein paar Grad absenken, ohne sich einen Pullover überzustreifen.
- Kinder öfter ohne Jacke draußen spielen lassen (Kinder erkälten sich nicht, weil es kalt ist, sondern weil sie sich ein Virus einfangen).
- Nicht *indoor*, sondern *outdoor* Sport treiben und mit dem Rad zur Arbeit fahren, gerade dann, wenn es draußen ein wenig frisch ist.

- Rote Paprika essen, grünen Tee und Kaffee trinken.
- Es ist nicht schlimm, wenn man ab und zu ein wenig friert!

Zu den Hormonen, die das braune Körperfett aktivieren können, gehört das Schilddrüsenhormon. Es kann in die braune Fettzelle eindringen und den Stoffwechsel über das Braunfett auf verschiedene Weisen ankurbeln. Wahrscheinlich ist das einer der Gründe dafür, dass es Menschen mit einer Überfunktion der Schilddrüse oft zu warm ist und dass sie abnehmen, obwohl sie mehr essen. Auch der entgegengesetzte Fall kommt vor. Menschen mit einer Unterfunktion der Schilddrüse frieren schnell, auch bei normalen Außentemperaturen, und sie nehmen zu. Für ein gut funktionierendes braunes Körperfett ist das Schilddrüsenhormon unabdingbar.

Nahrungskomponenten, die (bei Mäusen!) das braune Fett aktivieren können, sind unter anderem Capsaicin, das in einigen Paprikasorten enthalten ist, und Catechin, das in grünem Tee oder auch Koffein vorkommt. Und die Liste von Medikamenten, die Braunfett möglicherweise stimulieren, wird jede Woche länger. Mittel gegen Diabetes oder ADHS wie auch bestimmte Blasenmedikamente können bei Mäusen den Energieumsatz durch braunes Körperfett erhöhen. Und die Tierversuche an Mäusen haben ein weiteres Phänomen zutage gefördert: Weiße Fettzellen können unter dem Einfluss gewisser Faktoren wie Kälte oder auch durch bestimmte Medikamente in braune Fettzellen umgewandelt werden. Das grenzt an Magie! Man stelle sich das einmal vor angesichts unserer gigantischen Menge an weißen Fettzellen! Wenn man nur einen Bruchteil davon

»braun einfärben« könnte, wäre das ein echter Muntermacher für unseren Stoffwechsel. Manche Forscher gehen in ihrer Fantasie noch einen Schritt weiter, indem sie das Szenario entwerfen, dem Körper durch eine Fettabsaugung ein wenig weißes Fett zu entnehmen und damit eine Kultur anzulegen. Anschließend würde man die weißen Fettzellen mit einer Substanz behandeln, die sie in braune Fettzellen transformiert. Diese könnte man dann wieder in den Körper einbringen, um letztendlich insgesamt mehr braunes Körperfett zu erhalten. Das klingt vielleicht nach Science-Fiction aber bei Mäusen ist ein solches Experiment bereits gelungen. Also, wer weiß ...

Die Ergebnisse aus den Tierversuchen an Mäusen lassen sich leider nicht eins zu eins auf den Menschen übertragen. Eine Maus ist nun einmal kein Mensch. Und Mäuse besitzen aufgrund ihres kompakten Körperbaus relativ mehr Braunfett als Menschen. Eine Therapie, die braunes Fett aktiviert, ist bei ihnen also wesentlich effektiver. Mäuse können durch eine solche Behandlung innerhalb weniger Wochen die Hälfte ihres eigentlichen Körpergewichts verlieren. Dabei werden der Blutzuckerspiegel und Blutfette wie Cholesterin drastisch abgesenkt, und sogar einer Arterienverkalkung kann auf diese Weise vorgebeugt werden.

Aber auch beim Menschen konnten schon interessante Ergebnisse verbucht werden. So bestätigte sich in einer sechswöchigen Testreihe mit gesunden jungen Männern, dass die Einnahme von Capsaicintabletten den Stoffwechsel signifikant beschleunigte – ein Effekt, der möglicherweise auf eine gesteigerte Aktivität des braunen Körperfetts zurückzuführen ist. Hinzu kommt, dass zahlreiche Medikamente momentan mit durchaus vielversprechenden Ergebnissen auch an Menschen erprobt werden. Es bewegt sich also viel beim braunen Körperfett. Dass Kälte ein effektiver Stimulus ist, steht außer Frage; wie es um die Langzeitwirkung verschiedener Medikamente und Nahrungsmittel bestellt ist, muss sich in den kommenden Jahren allerdings erst noch herausstellen. Und bis dahin: Essen Sie scharf gewürzte Gerichte und nehmen Sie anschließend eine kalte Dusche!

7
Körperfett und Biorhythmus

Ein heftig gestörter Rhythmus: Die Geschichte von Femke

Femke arbeitet als Stewardess. Ein attraktiver und vielseitiger Beruf, der aber oft auch im wahrsten Sinne des Wortes turbulent und ausgesprochen schlecht für den natürlichen Tag-Nacht-Rhythmus ist. »Auf einem Flug nach New York – ich erinnere mich noch sehr gut daran – gerieten wir in heftige Turbulenzen. Unsere Maschine sackte abrupt einige Meter in die Tiefe.« Die Alarmsignale, sich wieder anzuschnallen, ertönten. Die Sitzlehnen und Laptops klapperten. Köpfe flogen hin und her und ein grauhaariger älterer Herr goss sich einen Becher heißen Kaffee über seinen Anzug. Femke hörte hier und dort ein unterdrücktes Fluchen. Ein kleiner Junge brach in ein lautes Gebrüll aus, während seine Mutter hastig nach einem Schnuller suchte. Femke, die nicht leicht aus der Ruhe zu bringen war, warf ihren langen blonden Pferdeschwanz nach hinten und ging entschlossen auf den verdatterten Mann mit dem verschütteten Kaffee zu, um geschickt seinen Anzug zu säubern. Mit einem geduldigen Lächeln sorgte sie dafür, dass auch die anderen Passagiere die unerwartet heftige Turbulenz gut überstanden. »Zum Glück hörten die Turbulenzen schließlich auf und wir sind sicher in New York gelandet.«

Einige Stunden später ist Femke endlich in ihrem Hotelzimmer. Sie ist erschöpft von dem Flug, aber auch komplett desorientiert, weil ihr eine Nacht Schlaf fehlt. Femke: »Ich warf meine Schuhe in die Ecke und ließ mich auf das King-Size-Bett fallen. Uff. Der Flug war geschafft. Ich wollte nur noch schlafen. Soooo müde. Und Kopfschmerzen. Außerdem war mir etwas übel. Keine Ahnung, ob ich Hunger hatte oder gerade nicht. Zum Glück fand ich noch einen Schokoladenriegel in meiner Tasche. Okay. Ich nahm mir vor, nur ein kleines Stück davon zu essen, aber bevor ich es bemerkte, hatte ich den ganzen Riegel verschlungen. Ein paar Tage vor dem Flug nach New York war ich von einem anderen Interkontinentalflug aus Bangkok zurückgekommen. Ich wusste einen Moment lang ganz einfach nicht mehr, in welcher Zeitzone mein Körper gerade lebte. Hier in New York war es erst vier Uhr nachmittags. Was jetzt? Wach bleiben und erst noch zu Abend essen? Oder doch in das einladende Hotelbett mit den blütenweißen Bettbezügen kriechen?«

Wohl jeder, der schon einmal in eine andere Zeitzone gereist ist oder nachts arbeiten musste, wird sich in dieser Geschichte wiedererkennen. Die vollständige Desorientierung, die Zweifel, ob man nun schlafen soll oder nicht und vor allem auch der Appetit auf fettes Essen, dem man nur allzu gern nachgibt. Die Störung des Biorhythmus bleibt nicht ohne Folgen. In den letzten Jahrzehnten hat sich die Zahl der Menschen, die in Nachtschichten arbeiten, substanziell erhöht. Schätzungen zufolge arbeiten in den Industrieländern 15 bis 20 Prozent der Arbeiter in Schichtdiensten. Menschen, die nachts arbeiten müssen, sind im Schnitt häufiger dick und haben ein höheres Krankheitsrisiko. Die Bandbreite der möglichen Gefährdungen ist groß, sie reicht von Diabetes Typ 2 über chronische Nierenerkrankungen bis hin zu einigen Krebsarten. Wie ist das zu erklären? Was passiert mit unserem Körperfett und der Esslust, wenn der Biorhythmus durcheinandergerät? Und woher weiß unser Körper eigentlich »was die Stunde geschlagen hat«?

Unsere biologische Uhr

Wenn wir das Universum betrachten, stoßen wir auf viele Phänomene, die einem festen Rhythmus folgen. Die Erdumdrehung und die Umlaufbahn anderer Planeten, die Jahreszeiten, die Tage, die Bäume und Pflanzen, die Tiere. Und auch der menschliche Körper. Schon im 18. Jahrhundert wusste man, dass Organismen eine Art innere Uhr besitzen, die dafür sorgt, dass sie in einem bestimmten Rhythmus leben. Dem französischen Astronomen Jean-Jacques d'Ortous de Mairan fiel seinerzeit beim Studium einer Pflanzenart auf, dass diese ihre Blätter bei Licht entfaltete und wieder zusammenrollte, wenn es dunkel wurde. Als er die Pflanze in einen dunklen Raum stellte, öffneten und schlossen sich ihre Blätter auch weiterhin zu festen Zeiten. Offensichtlich vollzog sich dieser Vorgang unabhängig von Licht und Dunkel, sondern wurde von der Pflanze selbst mit Hilfe einer inneren Uhr reguliert.

Lange Zeit wusste man nicht, wie diese biologische Uhr genau funktioniert und ob sie auch im Menschen tickt. In den vergangenen Jahrzehnten kam es auf diesem Gebiet zu wichtigen Entdeckungen, die schließlich mit einem Nobelpreis belohnt wurden. In den siebziger Jahren des letzten Jahrhunderts fand der US-amerikanische Wissenschaftler Seymour Benzer gemeinsam mit einem seiner Studenten, Ronald Konopka, bei Fruchtfliegen heraus, dass Mutationen in einem unbekannten Gen die biologische Uhr völlig aus dem Takt brachten. Sie nannten dieses unbekannte Gen »Period« und das Protein, für das dieses Gen den Code bildet, »PER«.

Andere US-amerikanische Wissenschaftler setzten die Forschungen an diesem Gen in den achtziger Jahren fort. Nachdem es ihnen gelungen war, das Gen zu isolieren, fanden sie heraus, dass PER sich über Nacht in den Zellkernen anhäufte und im Laufe des Tages wieder abgebaut wurde. Wie sich herausstellte, waren die PER-Proteinspiegel Schwankungen unterworfen, die sich in 24-Stunden-Zyklen vollzogen, völlig synchron mit dem menschlichen Schlaf-Wach-Rhythmus. Dennoch fehlten noch einige Teile in diesem Puzzle. Denn wie wird die Produktion des PER-Proteins im Zellkern zu einem bestimmten Zeitpunkt wieder blockiert, damit sie nicht kontinuierlich weitergeht?

Der US-amerikanische Forscher Michael Young fand wenig später die Antwort darauf. Er entdeckte, dass es außer *Period* noch zwei weitere sogenannte Uhren-Gene gibt, die mit *Period* kooperieren. Er gab ihnen die treffenden Namen *Timeless* und *Doubletime*. Das eine dieser Gene sorgt dafür, dass das PER-Protein in den Zellkern eindringen kann, das andere unterdrückt die Aktivität des *Period*-Gens, sodass eine übermäßige Anhäufung von PER-Proteinen im Zellkern verhindert wird. Diesem genialen System verdanken die Proteine in den Zellen ihren 24-Stunden-Rhythmus. Das Forscherteam, zu dem neben Michael Young auch Jeffrey Hall und Michael Rosbash gehörten, hat also die Mechanismen der biologischen Uhr entdeckt und herausgefunden, auf welche Weise der menschliche Körper mit der Natur synchron verläuft. Nicht von ungefähr wurde ihnen für diese großartige wissenschaftliche Leistung 2017 der Nobelpreis für Medizin verliehen.

Seitdem man entdeckt hat, dass alles in der Natur seinen eigenen Rhythmus hat, ist die biologische Uhr des Menschen immer besser erforscht worden. Sie ist in wesentlichem Maße bestimmend für das Schlafmuster, den Hormonhaushalt, die Körpertemperatur, den Blutdruck und … das

Essverhalten. Der Hypothalamus spielt in diesem System die Rolle einer Zentraluhr. Seine Funktion erschöpft sich also nicht darin, die Ausschüttung und Entgegennahme von Hormonen zu überwachen und die Esslust, den Stoffwechsel und die Körpertemperatur zu regulieren. Man kann den Hypothalamus als eine große klassische Wohnzimmeruhr sehen, die in einem festen Rhythmus tickt und dem restlichen Körper den Takt vorgibt. Vor nicht allzu langer Zeit wurde entdeckt, dass einige unserer inneren Organe eigene kleine Uhren besitzen. Wie ein Wecker auf dem Nachttisch oder kleine Wanduhren in den einzelnen Räumen eines Hauses, stehen auch sie auf eine faszinierende Weise miteinander in Verbindung und werden durch die große Uhr im Hypothalamus synchronisiert (siehe Abb. 7).

Wie bringen Lebensgewohnheiten unsere biologische Uhr aus dem Takt?

Unser Essverhalten beeinflusst die biologische Uhr. Das wird deutlich, wenn man aus dem Tritt gerät und sich zum Beispiel mitten in der Nacht ordentlich den Bauch vollschlägt. Das schafft Unruhe unter den kleinen Uhren in den diversen Organen und stört die Verbindung mit der »Zentraluhr« im Hypothalamus. Und die Angewohnheit, nachts etwas zu essen, ist verbreiteter als man denkt. Wir reden jetzt nicht von denen, die sich hin und wieder zu nächtlicher Stunde zum Kühlschrank schleichen, gemeint sind vor allem die vielen Nacht- und Schichtarbeiter*innen oder diejenigen, die wie die Stewardess Femke durch verschiedene Zeitzonen reisen. Ihnen bleibt nichts anderes übrig, als nachts etwas zu essen. Mit der nächtlichen Nahrungsaufnahme gerät der Stoffwechsel durcheinander und die nächtlichen Blutzucker-

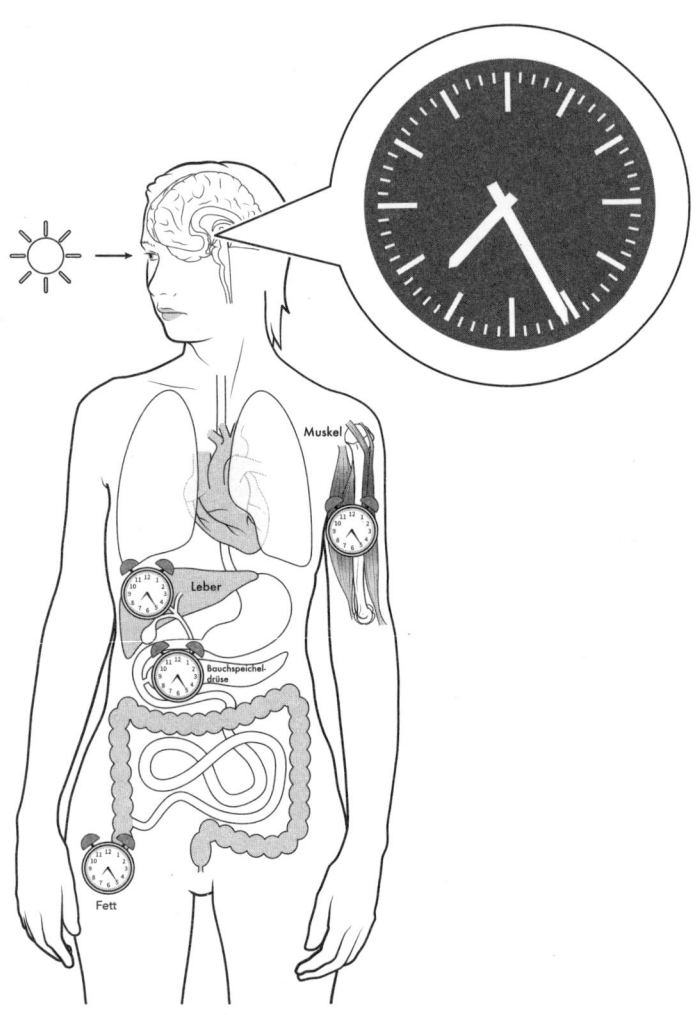

Abbildung 7: Die biologische Uhr im Menschen mit einer Zentraluhr im Hypothalamus und kleineren Uhren in verschiedenen Organen

werte steigen an. Die große Zentraluhr im Hypothalamus teilt dem Körper mit, dass zu dieser Zeit eigentlich keine Nahrung aufgenommen werden sollte und sendet diese Botschaft damit gleichzeitig an alle anderen kleinen Uhren und Wecker in den jeweiligen Organen. Findet dann trotzdem eine Nahrungszufuhr statt, schrillt der Wecker in der Bauchspeicheldrüse, um schnell noch Insulin auszuschütten, damit die aufgenommenen Zucker verarbeitet werden können. Und so verlieren umgehend auch die vielen anderen Uhren ihren natürlichen Rhythmus und der Körper gerät aus dem Gleichgewicht.

Wissenschaftler sammeln immer mehr Erkenntnisse über die fatalen Auswirkungen einer aus dem Takt geratenen biologischen Uhr. Menschen mit einem gestörten Biorhythmus sind, wie schon gesagt, in der Regel dicker und weniger gesund. Dabei haben unsere heutigen Lebensgewohnheiten einen nicht zu unterschätzenden Einfluss auf unsere biologische Uhr. Die Zentraluhr im Hypothalamus reagiert nicht nur auf eine nächtliche Nahrungszufuhr, sondern auch sehr stark auf Hell und Dunkel, da der Hypothalamus die entsprechenden Informationen über die Augen erhält. Dunkelheit sorgt dafür, dass das Schlafhormon Melatonin produziert wird, sodass der Mensch müde wird und problemlos einschlafen kann. Tageslicht unterdrückt die Melatoninausschüttung. Wenn es nachts hell ist, kann die Funktion der Zentraluhr empfindlich gestört werden. Würde Femke ihren Biorhythmus auf die US-amerikanische Zeit abstimmen wollen, sollte sie sich nach ihrer Ankunft im Hotel am besten dem vollen Tageslicht aussetzen, um der Zentraluhr damit zu signalisieren, dass ihr Körper noch wach bleiben muss. Würde sie am nächsten Tag schon wieder zurückfliegen und ihren eigentlichen Rhythmus beibehalten wollen, wäre sie besser beraten, ihr Hotelzimmer abzudunkeln oder eine Schlafmaske zu tragen, damit kein Sonnen- oder Kunstlicht über die Pupillen als Signal an das Gehirn weitergeleitet wird. »Sorgen Sie dafür, dass es im Zimmer dunkel ist«, lautet daher auch einer der ersten Tipps für Menschen mit Schlafproblemen. Darüber hinaus sollten sie darauf achten, dass ihr Schlafzimmer reizarm und gut gelüftet ist, ohne Fernseher oder Arbeitsanreize in der Nähe. Und sie sollten kurz vor dem Schlafengehen keine körperlichen oder geistigen Anstrengungen mehr unternehmen, kein Nickerchen machen und nur mäßig Alkohol trinken.

Eines der Hormone, die auf eine Störung des Schlaf-Wach-Rhythmus empfindlich reagieren und einen ausgeprägten Biorhythmus besitzen, ist das Cortisol, auch als Stresshormon bekannt, da es bei Stress vermehrt ausgeschüttet wird. Für viele unterschiedliche Prozesse in unserem Körper wie ein gut funktionierendes Immunsystem und den Blutzuckerstoffwechsel benötigen wir tagtäglich Cortisol. Jeder neue Tag beginnt – zwischen vier und sechs Uhr morgens – mit einer kräftigen Ausschüttung dieses Hormons ins Blut, die kurz vor oder während des Aufwachens ihren Spitzenwert erreicht. Cortisol ist also sozusagen auch eine Art »Weck-Hormon«. In den ersten Stunden nach dem Aufwachen, also nach dem Erreichen des Höchstwerts, sinkt der Cortisolspiegel zunächst sehr stark. Im Laufe des Tages schwächt sich diese Tendenz ab, mit einem leichten Anstieg während oder nach der Mittagszeit. Auf seinen niedrigsten Wert fällt der Cortisolspiegel zwischen Mitternacht und drei Uhr nachts. Dieser niedrige Spiegel ist sehr wichtig für einen guten Schlaf. Es ist ein System, das sehr sensibel reagiert. Denken Sie nur daran, wie Sie sich fühlen, wenn Sie sich eine Nacht um die Ohren geschlagen haben.

Zu wenig Schlaf macht Appetit auf Fast Food: Die Geschichte von Erik

Erik hat einen netten Abend mit Freunden verbracht. Er hat bewusst nur ein Bier getrunken, weil er für den nächsten Arbeitstag fit sein wollte. Aber obwohl er sich tatsächlich an das eine Bier gehalten hat, ist das Treffen ausgeufert. Schließlich hat er den ganzen Sommerabend mit seinen Freunden in einer alten Hollywoodschaukel auf der Veranda herumgehangen, ein bisschen über Fußball geredet, blöde Witze erzählt und vor allem viel und laut gelacht. Es war spät geworden, zumindest für einen normalen Wochentag. Gegen Mitternacht hat sein Freund und Nachbar Johan die Fritteuse angeworfen, um ein paar Bouletten zu braten. Die kamen sehr gut an und waren im Handumdrehen weg.

Gegen halb drei Uhr nachts haben sich Erik und zwei seiner Freunde auf ihre Fahrräder geschwungen. Der Heimweg führte an einer Imbissbude vorbei und Erik spürte, wie ihm das Wasser im Mund zusammenlief. Sein Magen schrie nach noch mehr Fast Food, als ihm der unwiderstehliche Dönergeruch in die Nase stieg. Sie stiegen ab und bestellten. Und Erik gönnte sich zum Nachtisch noch ein Bounty. Total lecker. Sein Magen war zwar proppenvoll, aber das passte gerade noch hinein. Zuhause angekommen, sah er im Spiegel, dass in seinem Mundwinkel noch ein Rest Schokolade und am Kinn ein wenig Knoblauchsauce hingen. Gott sei Dank schaffte er es, seine Freundin nicht aufzuwecken. Ihr einen Kuss zu geben, traute er sich wegen seiner Knoblauchfahne nicht.

Nach nicht einmal dreieinhalb Stunden Schlaf ist Erik am nächsten Morgen alles andere als ausgeruht. Er spürt, wie sein Herz klopft und hat das Gefühl, sein Kopf würde zerspringen. Nach einer erfrischenden Dusche macht er den Kühlschrank auf und schenkt sich ein großes Glas kalten Kakao ein. Danach macht er sich vier dicke Weißbrotschnitten mit einer Schokocreme. Für Erik kann der Tag jetzt beginnen!

Wie wenig Schlaf dick machen kann

Zu wenig Schlaf macht Hunger! Und nicht auf irgendetwas, sondern speziell auf hochkalorische Produkte. Eriks Heißhunger auf einen Döner nach einem geselligen Abend ist ein vollkommen normales biologisches Phänomen. Studien haben gezeigt, dass es schon nach einer einzigen Nacht mit weniger als fünf Stunden Schlaf (gemessen als »Zeit im Bett«) zu einer Störung des Hungerhormonhaushalts kommt. Wie bereits in den vorangegangenen Kapiteln gesagt, löst Ghrelin Hunger und Leptin ein Sättigungsgefühl aus. Bei zu wenig Schlaf steigt der Ghrelinspiegel an, während der Leptinspiegel sinkt und es entwickelt sich ein Hungergefühl, das durch den gleichzeitigen Anstieg des Cortisolgehalts im Blut noch verstärkt wird. Dies alles führt dazu, dass man sich schnell »überisst«, vor allem an ungesunden Produkten. Wenn Erik die fröhlichen Abende und die nächtlichen Imbissbesuche zur Gewohnheit werden ließe, könnte das Schlafdefizit zusammen mit einem falschen Timing der (nächtlichen) Mahlzeiten sogar zu einer erheblichen Gewichtszunahme führen. Aber sollte man nicht meinen, dass man automatisch mehr Kalorien verbrennt, wenn man lange wach und aktiv ist? Das ist zwar tatsächlich so, wiegt aber nicht die vielen Kalorien auf, die man aufgrund der Heißhungerattacken zu sich nimmt.

Dass Schlafmangel diverse gesundheitliche Probleme nach sich zieht, ist bekannt. Wer unausgeschlafen ist, reagiert emotionaler, die Konzentrationsfähigkeit, das Gedächtnis und das Reaktionsvermögen lassen nach (zu wenig Schlaf erhöht das Unfallrisiko), die Anfälligkeit für Infekte nimmt zu und die Haut altert schneller. Weniger bekannt sind die Auswirkungen von Schlafmangel auf die Esslust und den Stoffwechsel. Zu wenig Schlaf scheint auch die Entwicklung von Übergewicht begünstigen zu können. Außerdem weiß man, dass ein Schlafdefizit zu einem Anstieg des Blutzuckerspiegels führen kann, da die Zellen resistenter gegen Insulin werden. Und das kann wiederum einen ersten Schritt auf dem Weg zu einem späteren Diabetes bedeuten.

Und in der Tat konnte anhand epidemiologischer Studien ein Zusammenhang zwischen weniger Schlaf und Adipositas, Diabetes und Herz-Kreislauf-Erkrankungen nachgewiesen werden, und zwar bereits bei einer Schlafdauer von weniger als sechs bis sieben Stunden. Das ist eine Tatsache, die man nicht unterschätzen sollte, denn wie eine repräsentative Erhebung der *National Sleep Foundation* in den USA ergab, hatte jede/r fünfte der Befragten an Wochentagen weniger als sechs Stunden geschlafen. Aufschluss über den Zusammenhang zwischen Schlafdauer und Körpergewicht gibt auch eine Langzeitstudie, in der zwei Gruppen von Frauen über einen Zeitraum von sechzehn Jahren begleitet wurden. Die eine Gruppe schlief nach eigener Aussage jede Nacht sieben Stunden, die andere weniger als fünf. Letztendlich hatten die »Kurzschläferinnen« im Vergleich zu den »Langschläferinnen« in diesen sechzehn Jahren mehr zugenommen.

Umgekehrt könnte mehr Schlaf zu einer besseren Auswahl von Essen führen – zu diesem Schluss kamen Forscher am Londoner *King's College*. Menschen, denen man empfohlen hatte, pro Nacht anderthalb Stunden mehr zu schlafen – und die das auch wirklich taten – nahmen am Ende der Studie zehn Gramm weniger an zugefügtem Zucker zu sich als zu Anfang der Untersuchung. Außerdem aßen sie täglich weniger Kohlenhydrate als diejenigen, die diesen Rat nicht erhalten und ihre Schlafdauer nicht verlängert hatten.

Aus einer weiteren großen britischen Studie, an der mehr als 100.000 Frauen teilnahmen, ging abschließend hervor, dass die Frauen, die in einem nicht ganz abgedunkelten Raum schliefen, dicker waren als diejenigen, deren Schlafzimmer vollkommen dunkel war. Dieses Ergebnis, so die Verfasser der Studie, hängt nicht mit den Esslusthormonen zusammen, sondern lässt auf eine Störung der Zentraluhr durch den Lichteinfall schließen, die eine Deregulierung des Stoffwechsels ausgelöst hatte.

Es mag vielleicht etwas weit hergeholt klingen, aber zu einem gesunden Essverhalten gehört auch eine ausreichende Nachtruhe. In den letzten Jahren haben mehrere Studien gezeigt, dass der Zusammenhang zwischen wenig Schlaf und Übergewicht nicht nur einer Veränderung der Esslusthormone Leptin und Ghrelin zuzuschreiben ist. Hier spielen sehr viel mehr Aspekte eine Rolle, unter anderem die Qualität unseres Schlafes – und die ist vielleicht sogar noch wichtiger als die Dauer.

Adipositas ist einer der wichtigsten Störfaktoren in Bezug auf einen gesunden Schlaf. Übergewichtige Menschen leiden sehr häufig unter dem »Obstruktiven Schlafapnoe-Syndrom« (abgekürzt OSAS). Typische Merkmale sind lautes Schnarchen, im Wechsel mit kurzen Phasen von Atemstillstand (Apnoe genannt), wobei der Sauerstoffgehalt im Blut sinkt. Die Zunge und die Muskulatur im Gaumenbereich sind dann so entspannt, dass sie die Atemwege blockieren. Leute mit Schlafapnoe erkennt man auch daran, dass ihnen ihre Partner*innen in der Regel mehrmals pro Nacht einen Stoß mit einem Ellenbogen versetzen, der den Schnarchenden oder die Schnarchende am Schnarchen hindern oder aus seinem/ihrem Atemstillstand herausholen soll. OSAS bleibt nicht folgenlos, denn die drastische Verschlechterung der Schlafqualität kann die Entwicklung von Fettleibigkeit begünstigen. Hinzu kommt, dass die Betroffenen oft tagsüber müde sind, manchmal kurzzeitig einnicken und sich schlechter konzentrieren können. Außerdem hat jemand, der sowohl unter Adipositas als auch an einer Schlafapnoe leidet, ein größeres Risiko für Herz-Kreislauf-Erkrankungen. Es ist noch nicht ganz deutlich, wie dieser Zusammenhang genau zu erklären ist, möglicherweise spielt der zeitweilige Sauerstoffmangel im Blut dabei eine Rolle. Besonders häufig tritt OSAS bei adipösen Männern mittleren Alters auf. Einige bekannte historische Persönlichkeiten, unter anderem Napoleon, waren davon betroffen. Und auch Winston Churchill, der ziemlich übergewichtig war, obwohl er doch seine Reden im Stehen geschrieben hat ... Zum Glück ist Schlafapnoe behandelbar. Zum Beispiel mit einem speziellen Bügel, der den Unterkiefer etwas nach vorne schiebt. Bei schwereren Formen hilft auch eine spezielle Sauerstoffmaske, die nachts getragen werden kann. Die Betroffenen schlafen dann in der Regel besser und fühlen sich tagsüber weniger müde – und bekommen dadurch vielleicht auch die nötige Energie, sich doch etwas mehr zu bewegen. Schlafapnoe kann ein stabilisierender Faktor für Übergewicht sein und somit den Kampf gegen die überflüssigen Pfunde noch schwerer machen. Wer (möglicherweise) unter einer Schlafapnoe leidet und gerne etwas schlanker wäre, sollte sich also unbedingt auch mit dieser Problematik auseinandersetzen.

Was passiert mit unserem Biorhythmus, wenn wir nicht frühstücken?

Da unser Körper einem so ausgeprägten Biorhythmus unterliegt, spielt es nicht nur eine Rolle, was und wie viel wir essen, sondern auch wann. Sie haben sicher schon einmal gehört, dass es nicht gut ist, das Frühstück auszulassen. Es wird sogar behauptet, das Frühstück sei die wichtigste Mahlzeit des Tages. Und tatsächlich gibt es Studien, die zeigen, dass der Verzicht auf ein Frühstück mit einer Gewichtszunahme verbunden ist, zur Entwicklung von Adipositas und Diabetes Typ 2 beitragen kann und das Risiko für Herz-Kreislauf-Erkrankungen potenziell erhöht. In diesem Kontext ist der Hinweis interessant, dass etwa 20 bis 30 Prozent der US-Amerikaner*innen das Frühstück ausfallen lassen und die geradezu epidemische Ausbreitung von Adipositas mit dem zunehmenden Verzicht auf ein Frühstück einhergeht. Es wird sogar vermutet, dass es Nichtfrühstückern schwerer fällt, abzunehmen. Zuverlässige Langzeitstudien, aus denen hervorgehen würde, dass Frühstückern das Abnehmen leichter fällt, liegen allerdings noch nicht vor. Auch eine aktuelle Studie zeigt, dass Menschen, die nicht frühstücken, nicht automatisch dicker werden.

Aber was kann so schlecht daran sein, das Frühstück auszulassen, schließlich ließen sich doch dadurch Kalorien »einsparen«? Lange Zeit ist man davon ausgegangen, dass man ohne Frühstück in den darauffolgenden Stunden einen viel größeren Appetit auf kalorienreiche Zwischenmahlzeiten entwickelt und die »eingesparten Kalorien« somit mehr als ausgeglichen werden. Die Professorin Daniela Jakubowicz von der Universität Tel Aviv fand mit ihrem Forscherteam jedoch heraus, dass die Sache ganz anders liegt. Sie entdeckten nämlich, dass ein Frühstück die kleinen biologischen Uhren in unseren Organen beeinflusst, die den Blutzucker- und Insulinspiegel nach einer Mahlzeit regulieren. Sie konnten nachweisen, dass ein Frühstück ein guter Trigger ist, um diese Gene so zu aktivieren, dass der Glucosespiegel, der Blutdruck und das Gewicht nicht außer Kontrolle geraten. Ihre Untersuchungen legten sogar nahe, vor halb zehn Uhr morgens zu frühstücken, um die Uhren richtig einzustellen. Sowohl die Uhren-Gene bei gesunden Menschen wie auch bei

Diabetikern Typ 2 profitierten von einem Frühstück, bei den Nichtfrühstückern waren diese Gene hingegen weniger aktiv. Wer seinen natürlichen Biorhythmus aufrechterhalten will, sollte den Tag also mit einem gesunden Frühstück beginnen! Manche Studien zeigen, dass es deutlich besser ist, den Löwenanteil seiner Nahrung in den Morgenstunden zu sich zu nehmen. Natürlich geht es dabei nicht einmal so sehr um die Anzahl Kalorien, sondern auch um den Nährwert der jeweiligen Produkte. Wissenschaftler*innen der Universität Leiden sind bei Tierversuchen mit Mäusen zu dem interessanten Ergebnis gekommen, dass braunes Körperfett morgens aktiver und der Stoffwechsel somit beschleunigt ist. Wenn das auf den Menschen übertragbar ist, würde man seine Nahrung also morgens schneller verbrennen. Kurzum, es zeigt sich wieder einmal, dass der altbekannte Spruch: »Frühstücken wie ein Kaiser, Mittagessen wie ein König und Abendessen wie ein Bettler« auch im 21. Jahrhundert noch seine Gültigkeit hat.

Der Stoffwechsel und der Jo-Jo-Effekt

Esslusthormone können leicht aus dem Gleichgewicht geraten, nicht nur durch Schlafmangel. Da gibt es zum Beispiel den bekannten Jo-Jo-Effekt: abnehmen und wieder zunehmen, abnehmen und wieder zunehmen ... Mit einem solchen Rhythmus wird niemand, dem sein Gewicht am Herzen liegt, glücklich sein. Aber wie kommt es dazu? Wie wir in den Kapiteln 3 und 5 bereits gezeigt haben, spielen beim Jo-Jo-Effekt biologische Mechanismen und das Fetthormon Leptin eine wichtige Rolle, aber es gibt noch mehr Erklärungen für dieses gefürchtete Phänomen – und die haben allesamt mit den Esslusthormonen zu tun.

Der Jo-Jo-Effekt nach einer Crashdiät: Die Geschichte von Chantal

Nehmen wir als Beispiel die 34-jährige Chantal, eine sympathische und spontane junge Frau, die in den letzten Jahren kontinuierlich zugenommen hat. »Als Jugendliche hatte ich ein einigermaßen normales Gewicht. Vielleicht war ich etwas mollig, aber das war nicht der Rede wert. Nach meiner ersten Schwangerschaft mit siebenundzwanzig habe ich ordentlich zugelegt, von den 21 Kilo, die in der Schwangerschaft hinzugekommen waren, bin ich mindestens die Hälfte nicht mehr losgeworden. Ich hatte mich bewusst dafür entschieden, meinen Sohn zu stillen, weil ich wusste, dass das nicht nur für ihn gut war, sondern auch den Vorteil hatte, zusätzliche Kalorien zu verbrennen. Leider musste ich nach sechs Wochen wegen einer Brustentzündung mit dem Stillen aufhören.«Bei ihrer zweiten Schwangerschaft, drei Jahre später, war es dasselbe Spiel. Jetzt nahm sie zwar »nur« 18 Kilo zu, aber acht blieben auch nach der Schwangerschaft sozusagen an ihr hängen. Ihr Mann nannte sie jetzt liebevoll »mein kleines Walross«. »Ich rang mir dann ein Lächeln ab, aber in meinem tiefsten Inneren spürte ich einen messerscharfen Schmerz. Ein Blick in den Spiegel machte mir klar, warum er das zu mir sagte. Ich sah wirklich aus wie ein Walross. Und noch dazu wie ein hässliches. Mit einem Kopf, der im Verhältnis zum Körper viel zu klein war und dicken Speckrollen, die meine Taille und die Oberschenkel verschwinden ließen. Ich fühlte mich elend.«

In den Jahren danach nahm Chantal langsam, aber stetig weiter zu. Sie konnte nachts nicht durchschlafen, ließ oft das Frühstück aus und gönnte sich viele ungesunde Zwischenmahlzeiten. Hinzu kam, dass sie sich durch die Doppelbelastung von Familie und Berufstätigkeit gestresst fühlte – auf der einen Seite die Sorge für die beiden noch kleinen Kinder, auf der anderen Seite die hohen Ansprüche an ihre Arbeit in einer Webeagentur. Hormonelle Veränderungen während und nach einer Schwangerschaft, zu wenig Schlaf, ein gestörtes Essverhalten und Stress, all das sind Faktoren, die dazu beitragen, dass man zunimmt.

Statt sich professionelle Hilfe zu holen, entschied sich Chantal für eine Crashdiät. Nach einer zweiwöchigen »Saftkur« ernährte sie sich anschließend von Mahlzeitshakes, die sie im Internet bestellte. Sie nahm am Tag nicht mehr als 500 bis 600 Kilokalorien zu sich. »Ich habe mir alles verboten. Zu Geburtstagsfeiern bin ich am liebsten gar nicht erst gegangen. Für Essensverabredungen mit alten Schulfreundinnen galt dasselbe. Am Strand habe ich mir den Eisbecher verkniffen, und auch wenn eine schlanke Freundin mich drängte: ›Na komm, nur eine Kugel!‹ bin ich hart geblieben. Und ... es hat funktioniert! Immerhin hatte ich in acht Wochen 5 Kilo abgenommen. Dennoch fühlte ich mich antriebsloser als je zuvor und legte den guten Vorsatz, mehr Sport zu treiben, erst einmal auf Eis. Allerdings machte ich jeden Abend einen kurzen Spaziergang. Ich hatte deutlich nicht das Gefühl, ›vor Energie zu platzen‹, wie das auf den diversen Websites versprochen wurde. Nach zehn Wochen bin ich zu einem möglichst ›normalen‹ Essverhalten übergegangen, mit drei Mahlzeiten am Tag und möglichst gesunden Zwischenmahlzeiten. Aber ich hatte ständig Hunger und allmählich wurden die kleinen Zwischenmahlzeiten immer häufiger. Und auch die ungesunden Snacks. Ich konnte mich noch so sehr bemühen – ich merkte, dass ich allmählich wieder dicker wurde. Es dauerte nur wenige Monate und ich war wieder auf meinem alten Gewicht. Sogar ein paar Kilo darüber! Wie konnte das sein?!«

Eine Gewichtszunahme nach einer strengen Diät ist ein bekanntes Phänomen, es führt oft in einen Kreislauf aus schnellem Gewichtsverlust und anschließender Zunahme:

den sogenannten Jo-Jo-Effekt, der von den Betroffenen als extrem frustrierend erlebt werden kann. Strenge Diäten, die anschließend nicht mit einer positiven Veränderung des Essverhaltens und der Lebensgewohnheiten verknüpft werden, können sogar Adipositas in die Karten spielen! Vor allem, wenn man sich nicht auch intensiv bewegt. Sehr niederkalorische Diäten (zum Beispiel unter 800 Kilokalorien) können nur zu einem nachhaltigen Gewichtsverlust helfen, wenn sie mit einer radikalen Umstellung des gesamten Lebensstils verbunden und professionell begleitet werden. Allerdings unterscheiden sich die langfristigen Ergebnisse nach einer strengen Diät unter verhaltenstherapeutischer Begleitung nachweislich kaum von den Erfolgen, die ohne Diät, nur mit einer Verhaltensänderung erzielt werden. Auch sind strenge Diäten meistens nur von kurzer Dauer, was logisch ist, denn lebenslang von 500 Kalorien am Tag zu leben, halten nur die wenigsten durch. Hinzu kommt die Gefahr einer Mangelernährung.

Die Auffassung, dass es gut ist, über lange Zeit (zu) wenig Kalorien zu sich zu nehmen, wurde unter anderem anhand von Tierversuchen bestätigt. Wie der bekannte Rotterdamer Altersforscher Jan Hoeijmakers nachgewiesen hat, lassen sich durch eine solche Ernährungsweise die Lebensqualität und -dauer erhöhen.

Wenn Fruchtfliegen, Würmer, Nagetiere, Kühe oder Hunde ihr Leben lang auf Diät gesetzt werden (man spricht hier von einer kalorischen Restriktion), zeigt sich letztendlich immer wieder derselbe Effekt: Eine reduzierte Nahrungsaufnahme steigert die Effizienz des Stoffwechsels (sprich verlangsamt ihn), die Körperzellen werden in geringerem Maße geschädigt, und das führt zu einer längeren Lebensdauer.

Ob diese Beobachtungen auch für den Menschen gelten, muss noch erforscht werden. Es wäre jedenfalls kein einfacher Weg in einer Welt, in der wir überall mit einem Überangebot an hochkalorischen Nahrungsmitteln konfrontiert werden.

Aber zurück zu Chantal, die sich ebenfalls zeitweise einer kalorischen Restriktion unterworfen hatte. Wie ist es mit ihr weitergegangen? Sie mühte sich erneut ab, aß wochenlang extrem wenig und nahm zunächst ab, um in den darauffolgenden Monaten wieder sehr schnell zuzunehmen. Der klassische Jo-Jo-Effekt. Größtenteils aufgeklärt wurde dieses rätselhafte und überaus frustrierende Phänomen erst vor einigen Jahren. Ein australisches Forscherteam der Universität Melbourne führte eine bahnbrechende Studie durch, bei der fünfzig Personen mit Übergewicht und Adipositas zehn Wochen lang eine sehr kalorienarme Diät machten. Die den Appetit regulierenden Hormone im Blut und die Esslust selbst wurden zuerst vor dem Einstieg in die Diät, dann zehn Wochen später (am Ende der Diät) und ein drittes Mal nach über einem Jahr (62 Wochen) gemessen. Die Beteiligten nahmen im Durchschnitt 13 Kilo ab, einhergehend mit einem – erwarteten – Absinken der Leptin- und Insulinspiegel. Die Werte des Hungerhormons Ghrelin stiegen hingegen an. Auch andere Esslustsignale passten sich an und im Ergebnis war festzustellen, dass sich die Hungerhormonspiegel erhöht hatten, während die der Sättigungshormone gesunken waren. Die Testpersonen hätten also ein stärkeres Hungergefühl entwickeln müssen. Und das war auch der Fall. Wie die Proband*innen berichteten, hatten sie nach der Crashdiät ein stärkeres Hungergefühl.

Aber jetzt zu der bahnbrechenden neuen Erkenntnis. Ein Jahr nach dem anfänglichen Gewichtsverlust waren die hormonellen Veränderungen nach wie vor vorhanden und sorgten für mehr Appetit und ein geringeres Sättigungsgefühl. Hinzu kam, dass die Betroffenen weiterhin ein stärker ausgeprägtes Hungergefühl hatten. Dieses Ergebnis schockte die Wissenschaft und führte zu vielen neuen Erkenntnissen hinsichtlich des Jo-Jo-Effekts. Bis dato war man immer davon ausgegangen, dass sich der Körper nach einer Crashdiät in relativ kurzer Zeit wieder erholt hat. Diese Studie zeigte jedoch zum ersten Mal, dass eine Crashdiät das Hunger- und Sättigungssystem langfristig aus dem Gleichgewicht bringen kann. Die Frage ist, ob diese Veränderungen überhaupt reversibel sind, da die entsprechenden Langzeitstudien fehlen. Wie wir wissen, wird im Zuge einer Crashdiät der Energieumsatz heruntergefahren, sodass man nicht nur mehr Hunger entwickelt, sondern auch weniger Kalorien aufnehmen darf, um nicht zuzunehmen. Wie weit das geht, zeigt eine Studie, in der die Teilnehmer*innen der US-amerikanischen Abnehm-Show *The Biggest Loser* untersucht wurden, die durch eine strenge Diät, intensiven Sport und ein gezieltes Coaching innerhalb von dreißig Wochen im Schnitt 58 Kilo(!) abgenommen hatten. Aber sie zahlten dafür einen hohen Preis, denn gegen Ende des Wettbewerbs hatte sich ihr täglicher Energieumsatz mit 600 Kilokalorien erheblich verlangsamt – und das, obwohl sie mehr Sport getrieben hatten. Sechs Jahre später hatten die Teilnehmer*innen im Schnitt wieder 41 Kilo zugenommen, wobei ihr Stoffwechsel auf demselben niedrigen Level stagnierte. Diese Erkenntnisse lassen die durchaus erschreckende Schlussfolgerung zu, dass jemand, der irgendwann einmal adipös gewesen ist und mit Hilfe einer strengen Diät abgenommen hat, mit einem verlangsamten Stoffwechsel leben muss und letztlich weniger essen kann als ein anderer, der gleich viel wiegt, aber nie in seinem Leben adipös war. Selbst wenn man sich durch eine Crashdiät von vielen überflüssigen Pfunden befreien konnte, bleiben zahlreiche Faktoren im Hormonsystem und der Energieumsatz auf Dauer dereguliert. Der Körper ist sozusagen darauf programmiert worden, schnell wieder zuzunehmen. Eine Crashdiät kann also unter Umständen ein ausgezeichnetes Rezept sein, wenn man ein paar Pfunde mehr wiegen möchte.

Momentan denkt die Wissenschaft intensiv über wirksame Strategien nach, um zu verhindern, dass das Hormonsystem durch eine niederkalorische Diät aus dem Gleichgewicht gerät. Und wie der Stoffwechsel intakt bleiben kann. Erst wenn das gewährleistet ist, werden auch die Fanatiker*innen, die für eine schlanke Figur alles tun, nachhaltige Erfolge verbuchen können. Bisher werden all die, die sich am meisten abstrampeln und auf alles verzichten, am schwersten gestraft – wobei man eben auch nicht vergessen darf, dass Essen eine wichtige soziale Funktion hat. Nicht nur ihr Umfeld unterstellt ihnen »Charakterschwäche«, weil sie zum x-ten Mal eine Crashdiät abgebrochen und wieder zugenommen haben, oft gehen die Betroffenen auch mit sich selbst hart ins Gericht. Sie haben die Nase voll und schämen sich, dass es schon wieder nicht geklappt hat, wobei sie sich nicht bewusst machen, dass die Biologie des hormonellen Esslustregulationssystems es ihnen sehr leicht macht, nach einer Crashdiät wieder zuzunehmen.

Im Übrigen sollen Saftkuren und andere Diäten manchmal auch dazu gut sein, den Körper zu reinigen beziehungsweise zu entschlacken oder zu entgiften. Dem Verdauungsapparat soll eine Ruhepause verordnet werden, damit sich die Organe ganz und gar der Entsorgung aller Abfallstoffe widmen können – so der Gedanke. Das ist blanker Unsinn. Der Körper verfügt über ein herausragendes System der Selbstreinigung, insbesondere im Magen-Darm-Trakt, wobei die Darmzellen von den Stammzellen aus regelmäßig erneuert werden und die Darmbakterien alle Prozesse kontrollieren. Der Magen-Darm-Trakt lässt sich am besten durch eine gesunde Ernährung funktionsfähig erhalten, die ausreichend Ballaststoffe, Nährstoffe und genügend Feuchtigkeit (wie Wasser) enthält. Und natürlich filtern die Nieren und die Leber eventuelle Giftstoffe fachkundig aus unserem Körper. Lassen Sie sich also nicht verrückt machen mit diesen vielen unsinnigen

»Entgiftungs- und Entschlackungskuren«. Stecken Sie Ihr Geld lieber in das Sparschwein Ihrer Kinder oder machen Sie Ihrem Nachbarn mit einem kleinen Geschenk eine Freude. Das wird auch Sie mit Sicherheit ein bisschen glücklicher machen!

Einige Trenddiäten

Wenn es darum geht, nachhaltig abzunehmen oder ein gesundes Gewicht zu halten und einen Jo-Jo-Effekt zu vermeiden, sind der Kreativität offenbar keine Grenzen gesetzt. Manche schwören darauf, ihr Leben lang eine sogenannte CRON-Diät einzuhalten. CRON steht für Kalorienreduktion mit optimaler Ernährung und sieht eine Kalorienzufuhr von etwa 1800 Kilokalorien am Tag vor – das sind ungefähr 10 bis 30 Prozent weniger als der eigentliche Bedarf. Verfechter*innen der CRON-Diät verzichten in erster Linie auf Proteine, achten aber auf eine ausreichende Versorgung mit Ballaststoffen, Vitaminen und Mineralien. Nach der Meinung von Hoeijmakers versetzt eine langfristig reduzierte Nahrungsaufnahme den Körper in einen Sparmodus, das Wachstum wird eingeschränkt, es kommt zu weniger Zellteilungen und wahrscheinlich auch zu weniger DNA-Beschädigungen. Der Körper sorgt unter diesen Bedingungen automatisch für einen besseren Erhalt der Zellen und somit für einen verzögerten Alterungsprozess. Inzwischen liegen die ersten Ergebnisse einer solchen CRON-Diät für einen Zeitraum von fünfzehn Jahren vor. Sie lassen tatsächlich günstige Auswirkungen auf den allgemeinen Gesundheitszustand erkennen. Aber CRONIES leben natürlich dauerhaft auf Sparflamme.

Bei anderen Diäten wird mit den *Essrhythmen* experimentiert. Aktuell steht das *Intervallfasten* besonders hoch im Kurs, bei dem man die Kalorienzufuhr für einen bestimmten Zeitraum reduziert. Dabei nimmt man beispielsweise an einem Tag weniger als 25 Prozent des Energiebedarfs zu sich und an einem anderen eine unbegrenzte Menge. Eine Variante des Intervallfastens besteht darin, ein bis zwei Tage in der Woche zu fasten und fünf bis sechs Tage normal zu essen. Hinter dem Intervallfasten steht die Idee, dass die Vorteile einer eingeschränkten Kalorienzufuhr erhalten bleiben, der Stoffwechsel jedoch nicht heruntergeschraubt und das Hungerhormonsystem nicht dereguliert wird. Da das Intervallfasten in sehr unterschiedlichen Varianten angeboten wird, ist es schwierig, aussagekräftige Studien durchzuführen, die eindeutig interpretiert werden können. In Tierversuchen haben sich günstige Effekte in Bezug auf die Darmflora und den Alterungsprozess feststellen lassen. Auch die Anzahl entzündlicher Prozesse ging zurück. Bei den meisten Studien am Menschen konnten nur eine minimale Gewichtsabnahme und geringe Effekte auf die metabolischen Parameter wie den Glucose- und Cholesterinspiegel ermittelt werden. Die Auswirkungen des Intervallfastens auf eine Gewichtsreduzierung sind mit denen einer eingeschränkten Kalorienzufuhr vergleichbar. Und die erweist sich über einen kurzen Zeitraum betrachtet als sehr positiv. Ist das also vielleicht der Königsweg für alle, die abnehmen wollen? Leider lässt sich diese Frage noch nicht abschließend beantworten, da die Langzeiteffekte noch nicht ausreichend bekannt sind.

Eine weitere interessante Methode, die sich zurzeit noch in der Erprobungsphase befindet, aber sehr vielversprechend zu sein scheint, ist das *time-restricted fooding,* also das Prinzip einer zeitlich begrenzten Nahrungsaufnahme. Hierbei wird nicht die Anzahl Kalorien reduziert, sondern der Zeitraum, in dem man am Tag etwas isst. Diese Diät erlaubt, ungefähr dieselben Mengen zu sich zu nehmen wie zuvor, allerdings innerhalb eines drastisch verkürzten Zeitraums. Die meisten

Untersuchungen gehen dabei von sechs bis maximal zwölf Stunden aus. Außerhalb dieses Zeitlimits isst die betreffende Person nicht, darf aber zum Beispiel Wasser trinken. Tests mit Nagetieren haben ergeben, dass sich eine zeitlich begrenzte Nahrungsaufnahme günstig auf das Gewicht und den Stoffwechsel auswirkt. Auch beim Menschen gibt es erste ähnlich positive Hinweise, aber es bedarf weiterer Studien, um beurteilen zu können, wie effektiv eine solche Methode wirklich ist. Die US-amerikanischen Wissenschaftlerinnen Shubhroz Gill und Satchidananda Panda haben in der führenden Fachzeitschrift *Cell Metabolism* eine interessante Untersuchung veröffentlicht. Mithilfe einer Smartphone-App haben sie die Essrhythmen erwachsener Testpersonen untersucht, die nicht in Nachtschichten arbeiteten. Die meisten aßen sehr häufig und auffallend war, dass sie die wenigsten Kalorien (< 25 Prozent) am Vormittag und die meisten (> 35 Prozent) nach sechs Uhr abends zu sich nahmen. Verteilt war diese Nahrungszufuhr über einen Zeitraum von fast 15 Stunden. Als die Personen mit Übergewicht, deren Nahrungsaufnahme sich über einen Zeitraum von mehr als vierzehn Stunden am Tag verteilte, diese Zeitspanne auf zehn bis zwölf Stunden reduzierten, nahmen sie ab, hatten mehr Energie und schliefen besser. Effekte, die ein Jahr später immer noch nachweisbar waren. Auch hier scheint es wieder einen Zusammenhang mit unserer biologischen Uhr zu geben. Wir sollten also wohl nicht nur darauf achten, wie viel wir essen, sondern vor allem auch, wann und innerhalb welcher Zeitspanne!

Der Menstruationszyklus und Hungerattacken

Abschließend noch einige Worte zum weiblichen Menstruationszyklus, einem ganz anderen Biorhythmus, der keine täglichen, sondern monatliche Schwankungen kennt. Manche Frauen erleben ein bis zwei Wochen vor ihrer Periode Stimmungsschwankungen, sie fühlen sich deprimiert, sind leicht reizbar und haben Lust auf echte Kalorienbomben, zum Beispiel Schokolade. Nach der Menstruation flaut dieses auffällige Bedürfnis wieder ab. Auch wenn dieses Phänomen vielen Frauen bekannt vorkommen mag, kann man sich seine Ursache noch nicht genau erklären. Es kann schon helfen, wenn sich die betroffenen Frauen mit diesem Bedürfnis bewusst konfrontieren und sich von all den leckeren Dingen fernhalten, auf die sie gerade so große Lust haben. Zum Beispiel, indem sie die fraglichen Köstlichkeiten in der kritischen Zeit nicht im Haus haben.

Alles in allem unterliegt unser Körper diversen Rhythmen, die wir nicht bewusst wahrnehmen. Oft werden wir erst dann aufmerksam, wenn wir die exakt von der Natur vorgegebenen Rhythmen durchbrechen, indem wir zu wenig schlafen, durch unterschiedliche Zeitzonen reisen, zu falschen Zeiten, zum Beispiel mitten in der Nacht, essen oder uns eine Crashdiät verordnen. All diese Störungen können dick machen. Eigentlich steckt in dem alten niederländischen Sinnspruch, »in Ruhe, Reinheit und Regelmaß« zu leben, eine große Portion an Weisheit, die auch heute noch ihre Gültigkeit hat.

8

Wie macht Stress dick?

Stellen Sie sich einmal die folgende Situation vor. Sie befinden sich in fast 4 Kilometern Höhe in einer engen Flugzeugkabine. Bei einem Blick nach draußen sind nur noch ein paar Wiesen und Äcker zu sehen, die Häuser sind inzwischen zu winzigen Punkten zusammengeschrumpft. Vor Angst stockt Ihnen der Atem, Ihr Herz hämmert wie verrückt. Rasend schnell schießen Ihnen alle möglichen Gedanken durch den Kopf. Warum musste es denn unbedingt ein Fallschirmsprung sein? Ist ein Tandemsprung wirklich die beste Option? Wie lauteten die Instruktionen für eine Landung schon wieder? Leinen nach unten ziehen und die Beine nach vorne strecken? Ja, oder? Und was, wenn der Schirm nicht aufgeht? Was, wenn ... wenn ...? Die Flugzeugtür öffnet sich und der Fluglehrer sagt leise, aber bestimmt: »Jetzt können wir springen, die Höhe ist gut. Kopf in den Nacken und fallen lassen ... los!«

Was Sie jetzt erfahren, ist Stress. Akuter Stress. Und was jetzt in Ihrem Körper passiert, ist ein faszinierendes biologisches Zusammenspiel. Vom Gehirn gehen Signale über die Nervenbahnen aus, Botenstoffe wie Adrenalin in den Nebennieren zu produzieren. Blitzschnell. Unmittelbar danach setzt im Hypothalamus ein Prozess ein, bei dem Stoffe ausgeschüttet werden, die das Stresshormon stimulieren. Diese Stoffe schicken ein Signal an die Hypophyse, die große »Meisterdrüse«, die sich auf Höhe der Nase unterhalb des

Hypothalamus im Gehirn befindet. Die Hypophyse stimuliert ihrerseits das Regulierungshormon ACTH, das über die Blutbahn in die beiden Nebennieren gelangt. In dieser akuten Stresssituation pumpen die Nebennieren große Mengen des Stresshormons Cortisol ins Blut.

Die Stresshormone Adrenalin und Cortisol bewirken, dass das Herz schneller schlägt und der Blutdruck akut in die Höhe schießt. Dadurch wird mehr Blut durch den Körper gepumpt, um mehr Glucose und Sauerstoff unter anderem zum Gehirn zu transportieren und auf diese Weise die Denkprozesse zu beschleunigen. In einer Prüfungssituation ist ein solcher Stresszustand ideal, da hat eine gewisse Nervosität durchaus ihr Gutes. Außerdem gelangt mehr Energie in Form von Glucosen in die Muskulatur. Sie können jetzt sehr schnell von der Leber und den Muskeln aus den dort vorhandenen Glykogenreserven freigesetzt werden. Auch dieser Prozess wird von den Stresshormonen gesteuert. Sollte also einmal ein aggressiver hungriger Tiger auf Sie zukommen, wären Sie in der Lage, schnell wegzurennen, da Ihre Muskeln die Glucosen umgehend in Energie und Bewegung umsetzen können. Allerdings wird in 4000 Metern Höhe die Begegnung mit einem hungrigen Tiger wohl das Letzte sein, das Sie in Angst und Schrecken versetzen könnte.

Letztlich kommt die ganze Kettenreaktion biologischer Stresshormone wieder zum Stillstand, weil das Cortisol seine Eigenproduktion über die Hypophyse und den Hypothalamus wieder herunterfährt. In der Folge wird auch die körperliche Stressreaktion abgebaut. Und Sie landen, wenn alles gut geht, mit beiden Beinen sicher auf dem Boden.

Gegenwärtig ist Stress ein Topthema. Wie vonseiten der *American Psychological Association* zu hören war, fühlt sich die Mehrheit der US-amerikanischen Bevölkerung mäßig bis sehr gestresst. Weltweit zeigt sich in vielen Gesellschaften ein ähnliches Bild: überfordertes Lehrpersonal, hart arbeitende Führungskräfte, junge Schüler*innen und Studierende, die unter Leistungsdruck stehen und gleichzeitig ihre intensiven sozialen Kontakte – digital oder analog – nicht vernachlässigen wollen, alleinerziehende Mütter, die finanziell und psychisch am Limit sind.

In den meisten Fällen verstehen wir unter Stress ein Ungleichgewicht zwischen dem tatsächlichen Leistungsvermögen eines Menschen und den Anforderungen, die er selbst oder andere an ihn stellen. Und dieses Ungleichgewicht entsteht häufig durch eine Kombination verschiedener Stressfaktoren am Arbeitsplatz und im privaten Bereich. Stress beeinflusst das Gehirn auf unterschiedliche Weise. So wird ein kurzzeitiger heftiger Stress möglicherweise bewirken, dass man bestimmte Aufgaben besonders gut erledigt. Das kann sehr positiv sein, zum Beispiel bei einem sportlichen Wettkampf, in einer Prüfungssituation oder wenn man einen Abgabetermin unbedingt einhalten muss. Ist der Stress jedoch zu stark, funktionieren wir in manchen Situationen unter unserem normalen Leistungsvermögen. Mentaler Stress kann sich bei dauerhaften Stressfaktoren und mangelnder Unterstützung manchmal zu einem Langzeitproblem auswachsen.

Auffallend ist, dass sich diese »Stress-Epidemie« etwa gleichzeitig mit der »Adipositas-Epidemie« ausgebreitet hat. Aktuell ist fast die Hälfte der erwachsenen deutschen Bevölkerung übergewichtig. Und die Anzeichen häufen sich, dass es zwischen diesen beiden Epidemien einen Zusammenhang gibt. Die Wissenschaft liefert immer mehr Beweise dafür, dass Stress dick machen kann.

Psychischer Stress, körperlicher Stress und Gewichtszunahme

Bevor wir uns mit der Frage beschäftigen, warum Stress und Übergewicht oft Hand in Hand gehen, sollte deutlich sein, dass es unterschiedliche Arten von Stress gibt. Neben dem akuten mentalen Stress (wie bei einem Fallschirmsprung) kennen wir auch diverse Formen von körperlichem Stress. Wohl jeder von uns hat schon einmal mehrere Tage mit hohem Fieber und einem Wattegefühl im Kopf im Bett verbringen müssen. Man hat keinen Appetit und die erschlafften Muskeln schmerzen. Kurzum, die Grippe hat zugeschlagen. Auch das bedeutet Stress für den Körper, verbunden mit einer erhöhten Ausschüttung von Cortisol. Wenn man krank ist, reagiert der Körper nicht auf die Reize aus dem Gehirn, die eine Stresssituation registrieren, sondern auf Entzündungsstoffe, die bei der Bekämpfung der Grippe freigesetzt werden. Diese übermitteln dem Gehirn, dass eine Virusinfektion vorliegt und das Gehirn Signale aussenden muss, um den Entzündungsprozess zu stoppen. Daraufhin werden im Hypothalamus und in der Hypophyse verstärkt Hormone produziert, die die Nebennieren dazu anregen, mehr Cortisol auszuschütten, da dieses Hormon neben seinen zahlreichen anderen Funktionen auch entzündungshemmend wirkt und damit den Genesungsprozess unterstützt.

Genau wegen dieser entzündungshemmenden Wirkung werden bei Entzündungen, Entzündungskrankheiten oder bei Erkrankungen, die durch eine Überaktivität des Immunsystems ausgelöst werden (Asthma, Rheuma) häufig Corticosteroide oder verkürzt Corticoide verschrieben. Faktisch bedeutet also auch eine starke Entzündung aufgrund der erhöhten Cortisolproduktion »Stress« für den Körper. Dasselbe gilt bei chronischen Schmerzen, wenn das Stresssystem über lange Zeit aktiviert wird. Und wie wir im vorangegangenen

Kapitel gesehen haben, können auch Schlafmangel und eine Störung des Tag-Nacht-Rhythmus eine körperliche Stressreaktion auslösen. Kurzum, Stress ist ein weit gefasster Begriff, bei dem der Körper kaum zwischen psychischem und körperlichem Stress unterscheidet. Bei beiden Formen wird er in einen Überlebensmodus versetzt und reagiert mit einem Anstieg des Cortisolspiegels.

Extremer Stress und die Folgen: Die Geschichte von Mischa

Mischa ist eine 41-jährige Lehrerin, verheiratet mit Jaap und Mutter von drei Kindern. Sie trainiert regelmäßig in einem Fitnesscenter und fährt jeden Tag mit dem Fahrrad zur Arbeit. Im Laufe der Jahre nimmt sie jedoch wahr, dass sich in ihrem Körper irgendetwas verändert hat. »Im Fitnesscenter schaffte ich es nicht mehr, die Gewichte mit den Beinen wegzudrücken. Meine Muskeln wurden immer schwächer. Ich nahm ständig zu, auf meinem Bauch begannen sich breite lilarote Streifen abzuzeichnen, meine Wangen waren gerötet, das Gesicht wirkte aufgedunsen. Rouge aufzulegen, konnte ich mir sparen. Ich kam von Kleidergröße 38 auf 42 und meine Menstruation wurde unregelmäßiger.«

Auch mit Mischas Gedächtnis ging es rapide bergab. Sie vergaß die Namen der Kinder in ihrer Klasse und auch an den Inhalt der Elterngespräche konnte sie sich zu ihrem eigenen Entsetzen nicht mehr erinnern. Sie merkte, dass ihr Mann sich langsam von ihr distanzierte. »Wenn ich mich im Spiegel betrachtete, sah ich eine andere Frau. Eine Frau mit einem dicken Bauch, einem Fetthöcker im Nacken und einem unglücklichen Blick in den Augen. Meine Gesichtsbehaarung nahm zu, gleichzeitig wurde der Haarausfall auf dem Kopf immer stärker. Meine Lust auf Sex war unter den Gefrierpunkt gesunken. Ich ekelte mich vor mir selbst ... Eines Tages stand ich auf dem Schulhof, um mein Kind abzuholen. Ich trug mein schwarzes Lieblingsshirt mit dem Blumenmuster, unter dem mein Bauch offensichtlich besonders gut zur Geltung kam. Ein Kind, das gerade die Schule verließ, fragte mich fröhlich: ›Bist du schwanger?‹ Ich wäre am liebsten auf der Stelle im Boden versunken.«

Dann rückte auch Jaap mit der Sprache heraus. Er findet Mischa nicht mehr attraktiv. Sie hat sich seiner Meinung erlaubt, ein dicker und übelgelaunter Mensch zu werden – und er sagt ihr, dass er sich in eine andere Frau verliebt hat. Mischa ist tief getroffen.

Ein paar Monate später muss Mischa wegen einer schweren Darmentzündung ins Krankenhaus. Auf einem Scan wird zufällig entdeckt, dass ihre rechte Nebenniere vergrößert ist. Bei weiteren Untersuchungen in mehreren Kliniken stellt sich heraus, dass Mischa einen Knoten in der Nebenniere hat, der Tag und Nacht viel Cortisol ausschüttet. Stresshormone jagen also Tag und Nacht durch ihren Körper und verursachen diverse Beschwerden. Die medizinische Diagnose lautet: Cushing-Syndrom. »Das war also die Erklärung für meine schlaffe Muskulatur und den dicken Bauch und auch dafür, dass mein Gehirn nicht mehr normal funktionierte!«

Mischa wird an der Nebenniere operiert, der hormonproduzierende Knoten wird entfernt. In den nachfolgenden Monaten wird Jaap bewusst, dass Mischa krank und deshalb nicht sie selbst war und dass sie auf die Veränderungen ihres Äußeren und ihrer Persönlichkeit kaum Einfluss hatte. Seine Liebe zu ihr blüht wieder auf und er beschließt, zu ihr und den Kindern zurückzugehen.

Leider endet diese Geschichte nicht wie in einem Märchen der Gebrüder Grimm, denn Mischa bekam in dem Jahr nach der Operation Angstanfälle, ihr Bauch blieb dick, sie hatte immer noch mit Gedächtnisproblemen zu kämpfen und entwickelte Muskelschmerzen und eine extreme Müdigkeit. Obwohl sie sich alle Mühe gab, in der Reha-Phase ihre Arbeit wieder aufzunehmen und die behandelnden Ärzte ihr Medikamente verschrieben, ging es ihr nach wie vor nicht gut. Sie wurde aus dem Schuldienst entlassen. Inzwischen sind schon wieder einige Jahre vergangen und langsam bessert sich ihr Zustand. Das Gesicht ist nicht mehr aufgedunsen, sie hat wieder mehr Energie und ihre Ängste klingen ab. Sie geht wieder ins Fitnesscenter und nimmt stetig ein wenig ab.

Die Geschichte von Mischa macht eindrucksvoll deutlich, was passieren kann, wenn man über lange Zeit extrem viel Cortisol im Körper hat. Man weiß, dass chronischer Stress – sei er nun psychischer oder körperlicher Art – gesundheitliche Probleme zur Folge haben kann. Das Cushing-Syndrom – dieser Knoten in der Nebenniere bei Mischa – kommt höchst selten vor. Aber man kann es als eine Art »Modellfall« für extremen chronischen Stress sehen, der mit einer viel zu hohen Cortisolproduktion einhergeht. Wir haben es hier also mit einem Stresszustand zu tun, der nicht durch mentalen Stress verursacht wurde, sondern bei dem viel zu viel Cortisol verhängnisvolle Auswirkungen hat, unter anderem auf das Körperfett. Das Bauchfett nimmt in kurzer Zeit zu, es bildet sich ein Stiernacken, das Gesicht wird voller, während das subkutane Fett an den Gliedmaßen abgebaut wird. Da die Muskelmasse schrumpft, nimmt auch die Muskelkraft in Armen und Beinen ab. Darüber hinaus steigt der Blutdruck an, der Cholesterin- und Glucosestoffwechsel ist gestört und die Betroffenen können zu Depressionen neigen. Weitere typische Begleiterscheinungen des Morbus Cushing sind breite lilarote Striae (Hautstreifen), Akne, eine dünne und sehr empfindliche Haut, spontane blaue Flecken, eine schlechte Wundheilung sowie bei Frauen ein unregelmäßiger Menstruationszyklus und übermäßige Behaarung. Manche Frauen trifft es so hart, dass sie sich auf einmal jeden Tag rasieren müssen! Wenn der für die Überproduktion von Cortisol verantwortliche Knoten in der Nebenniere operativ entfernt wird, verschwinden viele Symptome des Cushing-Syndroms wieder. Allerdings leiden die Betroffenen oft noch lange unter Gedächtnisproblemen und zu viel Bauchfett.

Warum macht extremer Dauerstress nicht jeden dick?

Stress wird von jedem Menschen anders erfahren und auch die körperlichen Auswirkungen sind von Fall zu Fall sehr unterschiedlich. Ein auf den ersten Blick stressiges Ereignis wie beispielsweise der Tod eines geliebten Menschen kann für den einen großen Stress bedeuten, während der andere mit einer solchen Verlusterfahrung ganz anders umgeht. Während manche Menschen monatelang in tiefe Trauer versinken, weil ein Haustier gestorben ist, einschließlich Schlafstörungen und Herzrasen, rappeln sich andere nach dem Tod ihres Lebenspartners oder ihrer -partnerin relativ schnell wieder auf, finden innerhalb weniger Wochen in ihren normalen Rhythmus zurück und bleiben von körperlichen Beschwerden verschont.

Um verstehen zu können, warum ein Dauerstresssignal individuell so unterschiedlich erfahren wird, sollte man wissen, dass das Stresshormon Cortisol genau wie jedes andere Hormon auf Rezeptoren angewiesen ist, um ein Signal an die Körperzellen senden zu können. Diese sogenannten Corticosteroidrezeptoren befinden sich in fast allen Arten von Körperzellen, auch in unserem Körperfett. Interessant ist, dass

Menschen unterschiedlich sensibel auf Cortisol reagieren. Dies hat vor allem mit der jeweiligen Einstellung des Corticosteroidrezeptors zu tun. Wie empfindlich jemand auf Cortisol reagiert, ist genetisch bedingt und schon bei der Geburt festgelegt. Eine wichtige Rolle spielt dabei das Gen, das für den Corticosteroidrezeptor verantwortlich ist. Varianten in den DNA-Codes dieses Gens führen zu einer unterschiedlichen Cortisolempfindlichkeit.

Fast jeder zweite Mensch ist Träger*in einer spezifischen Genvariante des Corticosteroidrezeptors, und das Rotterdamer Forscherteam von Liesbeth van Rossum entdeckte, dass damit eine erhöhte Cortisolempfindlichkeit verbunden ist. Interessant ist zudem der Befund, dass die Träger*innen dieser cortisolempfindlichen Variante oft einen dickeren Bauch, einen ungünstigeren Glucose- und Cholesterinstoffwechsel, weniger Muskelmasse und eine stärkere Neigung zu Depressionen haben. Ausnahmslos Merkmale, die auch bei chronisch erhöhten Cortisolwerten zu beobachten sind, ähnlich wie beim Cushing-Syndrom.

Demgegenüber besitzen etwa 5 bis 10 Prozent aller Menschen eine Genvariante des Corticosteroidrezeptors, die mit einer relativen Cortisolresistenz verbunden ist. Und hier sehen wir einen gegenteiligen – günstigen – Effekt auf die Gesundheit. Männliche Träger dieser Genvariante besitzen mehr Muskelmasse und -kraft und sind in der Regel größer. Die weiblichen Träger haben vor allem eine schlankere Taille, also weniger Bauchfett. Bei Männern wie Frauen ist ein Zusammenhang mit einem günstigen Stoffwechsel zu erkennen, also ein geringeres Diabetesrisiko und niedrigere Cholesterinwerte. Außerdem erreichen die Träger*innen der cortisolresistenten Genvariante im Durchschnitt ein höheres Lebensalter. Allem Anschein nach hat diese kleine Gruppe bei der Geburt so etwas wie eine »biologische Stressresistenz« mitbekommen. So können zwei Menschen, die gleich alt sind, vergleichbare Ess- und Lebensgewohnheiten haben und gleich viel Stress erfahren, in Bezug auf ihr Körperfett ganz unterschiedlich ausgestattet sein, weil der eine mit einer cortisolresistenten Genvariante auf die Welt gekommen ist und der andere nicht.

Ist Stress messbar?

Um untersuchen zu können, ob Stress dick macht, muss man ihn zunächst einmal messen können. Für psychischen Stress gibt es Fragebögen, die Aufschluss darüber geben können, wie viel Stress jemand erfährt. Daran lässt sich natürlich nicht erkennen, wie das Stresssystem von innen reagiert, dazu müsste man beispielsweise den Cortisolspiegel im Blut messen. Aber die Sache hat, wie in dem vorangegangenen Kapitel schon gesagt, einen Haken, da der Cortisolspiegel im Laufe eines Tages Schwankungen unterworfen ist. Durch den Tag-Nacht-Rhythmus steigt er in den letzten Stunden der Nacht an und erreicht kurz vor dem Aufwachen seinen höchsten Wert. Hinzu kommt, dass eine Blutabnahme von vielen Menschen als Stresssituation empfunden wird, sodass der gemessene Blutwert möglicherweise vor allem anzeigt, wie groß die Angst vor der Nadel ist ... Auch die anderen Methoden, Cortisol zu messen, etwa im Speichel oder im Urin, sind nur eingeschränkt tauglich und geben eher das situative als das chronische Stresslevel wieder.

Uns Wissenschaftler*innen geht es vor allem darum, verlässliche Daten über einen längeren Zeitraum zu bekommen. Um die Langzeitwerte von Cortisol zu ermitteln, haben wir eine Methode eingeführt, die uns aus der forensischen Medizin bekannt war. Cortisol ist im Kopfhaar gut messbar, weil es über die Blutbahn dorthin transportiert wird. Da unser Kopfhaar ungefähr einen Zentimeter im Monat wächst, lässt sich aus jedem Zentimeter der durchschnittliche Cortisolspiegel des jeweiligen Monats bestimmen. Mit anderen Worten: Die 3 Zentimeter, die der Kopfhaut am nächsten sind, spiegeln die letzten drei Monate wider. Bei längerem Haar bietet eine solche Haaranalyse sogar die Möglichkeit, eine Art Chronologie des biologischen Stresslevels zu erstellen, vergleichbar mit den Jahresringen eines Baumes.

Ohne lästige Blutabnahme oder Urinprobe kann anhand einer Kopfhaaranalyse festgestellt werden, ob Menschen mit Adipositas einen höheren Langzeitcortisolwert haben. Auf diese Weise haben wir im Erasmus-Klinikum Rotterdam die Beziehung zwischen Stress und Adipositas untersucht. Und mit Erfolg, denn wir konnten im Kopfhaar adipöser Erwachsener Cortisolwerte nachweisen, die im Vergleich zu denen normalgewichtiger Testpersonen deutlich erhöht waren. In einem nächsten Schritt wollten wir wissen, ob das auch bei Kindern der Fall ist. Dazu haben wir rund 3000 Rotterdamer Kinder im Alter von sechs Jahren untersucht. Es stellte sich heraus, dass die Kinder, in deren Kopfhaar der höchste Cortisolwert gemessen wurde, ein fast zehn Mal höheres Adipositasrisiko hatten. Eine weitere Studie mit rund 280 älteren Teilnehmer*innen ergab, dass diejenigen mit dem höchsten Cortisolspiegel ein etwa zweieinhalbfach höheres Risiko haben, an einer kardiovaskulären Problematik zu erkranken.

Der Befund entsprach bei dieser Gruppe qua Risikofaktor in etwa dem Zusammenhang zwischen Rauchen, Bluthochdruck und Diabetes einerseits und kardiovaskulären Erkrankungen andererseits. Wer weiß, vielleicht wird in den Arztpraxen demnächst neben diesen klassischen Risikofaktoren für Herz-Kreislauf-Erkrankungen auch der biologische Stresslevel Berücksichtigung finden.

Mit diesen Erkenntnissen kann sich die Forschung jedoch nicht zufriedengeben, denn es stellt sich die Frage nach dem ursächlichen Zusammenhang. Oder anders ausgedrückt: Führt mehr Cortisol zu Adipositas oder Adipositas zu mehr Cortisol, und werden deshalb bei adipösen Menschen höhere Cortisolwerte gemessen? Bei Morbus Cushing ist bekannt, dass zu viel Cortisol tatsächlich dick machen kann, aber es gibt auch verstärkt Hinweise darauf, dass Adipositas umgekehrt zu einem Anstieg des Cortisolspiegels führen kann. Die entsprechenden Untersuchungen sind noch in vollem Gange.

Wie macht Cortisol dick?

Eines der augenfälligsten Symptome eines chronisch erhöhten Cortisolspiegels ist eine Umverteilung des Körperfetts. Dies geschieht über die Bindung von Cortisol an seine Rezeptoren in den Fettzellen. In der Folge bilden sich das Fett und die Muskelmasse in Armen und Beinen zurück, während das Bauchfett zunimmt. Und wie man mittlerweile weiß, ist das Bauchfett die schädlichste Art von Körperfett, da es bei Ausdehnung bestimmte Fetthormone und Entzündungsstoffe produzieren kann, die zur Entwicklung von Diabetes, Arterienverkalkung und Stoffwechselstörungen beitragen und sogar das psychische Befinden negativ beeinflussen können.

Unter Fettforscher*innen ist der Satz: *stressed spelled backwards is desserts* ein gern und oft zitiertes Wortspiel. Dass das englische Wort »stressed« rückwärts gelesen zu »desserts« wird, mag ein witziger Zufall sein, aber Tatsache ist, dass diese beiden Begriffe tatsächlich eng miteinander verknüpft sind. Anders gesagt: Wenn man unter Stress steht, bekommt man Lust auf möglichst kalorienreiches Essen. Und das ist ein zweiter wichtiger Mechanismus, durch den ein hoher Cortisolspiegel zu Fettleibigkeit führen kann. Indem das Cortisol Signale an das Zentrum im Hypothalamus abgibt, das die Esslust reguliert, entsteht ein Hungergefühl, das sich vor allem als Appetit auf fett- und zuckerreiche Produkte ausdrückt. Vielleicht greifen wir deshalb unter Stress eher zu einem großen Stück Schokolade, statt uns mit einem Salat zu begnügen. Und was das Ganze nicht besser macht: Es weist einiges darauf hin, dass zum Beispiel zuckerreiche Nahrung den Cortisolspiegel in die Höhe treiben kann. Ein Teufelskreis!

Cortisol kann auf unterschiedliche Weise zur Entwicklung von Fettleibigkeit beitragen. Es kann zum Beispiel damit anfangen, dass jemand über längere Zeit zu viele ungesunde Produkte isst, dadurch zunimmt und letztendlich Adipositas entstehen kann. Aufgrund des vermehrten Bauchfetts kann nun der Cortisolspiegel ansteigen, was noch größeren Appetit, speziell auf Fast Food und Süßigkeiten, auslöst. Und in unserer Gesellschaft sind diese Dinge schließlich an jeder Straßenecke zu haben ... Unsere westliche Zivilisation hat mehr ungesunde als gesunde Produkte im Angebot. Was folgt nun daraus? Wir essen noch mehr und machen es uns damit noch schwerer, die überflüssigen Pfunde wieder loszuwerden.

Es kann allerdings auch so sein, dass jemand über lange Zeit Stress erfährt. Zum Beispiel wegen finanzieller Probleme, des Verlusts des Arbeitsplatzes, einer Scheidung. Unter solchen Umständen kann die Cortisolproduktion durch psychischen Stress zusätzlich stimuliert werden. Der daraus resultierende hohe Cortisolspiegel macht Hunger auf hochkalorische Nahrung, man wird dicker, vor allem am Bauch, und die Werte gehen weiter in die Höhe. Auch unter diesen Gegebenheiten kann man in einen Teufelskreis geraten. Deshalb reicht es in den meisten Fällen auch nicht aus, den Betroffenen nur eine Diät ans Herz zu legen, nach dem Motto: »Viele Möhren essen, das hilft schon«, ohne den ursächlichen Stress zu thematisieren. Gefragt ist eine Herangehensweise, die wesentlich stärker auf die psychischen Komponenten eingeht, auf mentalen Stress, Schlafstörungen, chronische Schmerzen und andere Stressfaktoren – und die nicht zuletzt auch unser Ess- und Bewegungsverhalten sowie den gesamten Lebensstil hinterfragt.

Darüber hinaus kann Cortisol auch über das braune Fett, das »gute Fett«, das Kalorien in Wärme umwandelt, dick machen. Je aktiver das braune Fett ist, desto besser ist das, zumindest für jemanden, der abnehmen oder sein gesundes Gewicht halten will. Tierversuche haben gezeigt, dass ein hoher Cortisolspiegel möglicherweise die Aktivität von braunem Fett unterdrückt. Bei Menschen ist das möglicherweise ebenso, aber, wie schon gesagt, eine Maus ist eine Maus und kein Mensch. Aufschluss darüber müssen weitere Studien bringen.

Auch Alkohol kann den Cortisolspiegel erhöhen. Wer sehr unter Druck steht, gönnt sich zur Entspannung gern mal ein Glas Wein, ein Bier oder etwas Hochprozentigeres. Für einen kurzen Stressmoment, zum Beispiel bei einem wichtigen Auftritt in der Öffentlichkeit, dämpft ein Gläschen Alkohol tatsächlich die akute Stressreaktion und baut die Anspannung ab. Zu empfehlen ist das, nebenbei gesagt, allerdings nicht! Chronischer Alkoholgenuss steht hingegen auf einem ganz anderen Blatt. Übermäßiger Alkoholkonsum kommt in allen Schichten der Gesellschaft vor und beschränkt sich bei Weitem nicht auf das Klischee von den dickbäuchigen Männern, die mit der Bierflasche vor der Glotze sitzen, beziehungsweise von den Hausfrauen, die auf ihr tägliches Gläschen Sherry schwören. Freitagnachmittags, im Anschluss an eine anstrengende Arbeitswoche und an Wochenenden, in Studentenkreisen, Kneipen oder Sportvereinen wird in der Regel viel getrunken.

Haaranalysen belegen, dass Menschen, die chronisch zu viel Alkohol trinken, drei- bis viermal höhere Cortisolwerte haben als Nichttrinker*innen oder Abstinenzler*innen, die wegen früherer Alkoholprobleme mit dem Trinken aufgehört haben. Ein Bierbauch ist zum Teil auch die Folge eines zu hohen Cortisolspiegels. Mediziner*innen sprechen bei übermäßigem Alkoholkonsum auch von einem Pseudo-Cushing. Neben möglicherweise zu viel Bauchfett aufgrund von zu viel Cortisol kann übermäßiger Alkoholkonsum (bei Männern) auch durch einen leichten Abfall des Testosteronspiegels dick machen. Weitere Folgen sind, dass die Fettverbrennung unterdrückt und die Impulskontrolle blockiert wird, sodass man schneller geneigt ist, zu einem Snack zu greifen. Nicht zu vergessen, dass Alkohol natürlich die Kalorienzufuhr insgesamt erhöht, ohne ein Sättigungsgefühl zu erzeugen. Man könnte Alkohol auch als einen versteckten Dickmacher bezeichnen – ein Dickmacher, der im Übrigen vielen Leuten Probleme bereitet, denn laut Bundesgesundheitsministerium konsumieren 6,7 Millionen Menschen der 18- bis 64-jährigen Bevölkerung in Deutschland Alkohol in gesundheitlich riskanter Form. Sollten Sie dieses Kapitel bei einem Gläschen Wein auf dem Sofa gelesen haben – kein Grund zur Besorgnis! Aber sollte dieses Gläschen zur täglichen Gewohnheit geworden sein und gehören Sie zu denen, die nur zu gerne ein paar Pfunde weniger hätten, dann sollten Sie vielleicht einmal darüber nachdenken, das nächste Kapitel bei einer Tasse Tee oder Kaffee zu lesen.

9
Versteckte Dickmacher

Injizierter Stress: Die Geschichte von Julie

Stress macht eine ganze Menge mit unserem Körper, das dürfte mittlerweile deutlich geworden sein, und manchmal kommt dieser Stress aus einer ganz unerwarteten Ecke. Wie bei der 24-jährigen Julie, einer fanatischen Sportlerin, die eines Tages in der Adipositas-Sprechstunde erschien. Ihr war deutlich anzusehen, dass sie sich nicht wohlfühlte. Sie wirkte schüchtern und verletzlich und blickte während des ganzen Gesprächs mit dem Arzt auf den Boden. Wie sie berichtete, hatte sie immer ein normales Gewicht gehabt, sie hatte sich fit gefühlt und würde auch jetzt noch am liebsten jeden Tag laufen oder Basketball spielen. Aber vor einem halben Jahr wurde plötzlich alles anders. Scheinbar aus dem Nichts hatte sie 14 Kilo zugenommen, einen Bauch entwickelt und dicke rote Backen bekommen. Ihre Ernährungsweise war gleich geblieben, sie aß nach wie vor viel frisches Gemüse und Obst. An dieser Stelle brach sie in Tränen aus: »Ich verstehe nicht, was mit mir los ist. Ich bin in der Ausbildung zum Lifestyle-Coach und mache gerade ein Praktikum, in dem ich Menschen mit Übergewicht berate, wie sie sich auf eine gesündere Lebensweise umstellen können. Ich habe das Gefühl, dass mich niemand mehr ernst nimmt, weil ich selbst in kürzester Zeit immer dicker geworden bin. Ich bilde mir ein, dass mich jeder missbilligend ansieht, vor allem spüre ich, wie die Blicke zu meinem immer dicker werdenden Bauch abschweifen. Ich fühle mich vollkommen verunsichert und habe echt das Gefühl, komplett versagt zu haben.«

Wir haben in der Sprechstunde ausgiebig alle Faktoren besprochen, die zu ihrer Gewichtszunahme hätten beitragen können. Am Essverhalten konnte es nicht liegen, auch nicht an ihrem sportbetonten Lebensstil. Allerdings hatte sie in den Monaten vor der Gewichtszunahme unter erheblichen Knieproblemen gelitten, wahrscheinlich durch das Laufen, und war mit Spritzen behandelt worden. Wenn sie genau darüber nachdachte, ja, dann waren die Probleme danach aufgetaucht. Hatten diese Injektionen möglicherweise Corticosteroide enthalten? Diese Frage stellten wir uns im Adipositas-Zentrum, denn das ist ein Medikamententyp, der mit dem Stresshormon Cortisol verwandt ist und unter anderem bei Entzündungen in den Gelenken eingesetzt wird. Und tatsächlich stellte sich heraus, dass dieses »Stresselixier aus der Spritze« der Übeltäter war. Die Corticosteroide waren nicht nur in die schmerzenden Gelenke, sondern auch in die Blutbahn gelangt und hatten dort – ebenso wie das körpereigene Cortisol – über den Corticosteroidrezeptor ihre Wirkung entfaltet. Mit der Folge, dass Julie zunahm, insbesondere am Bauch. Eine ähnliche Geschichte wie bei Mischa mit dem Cushing-Syndrom, bei der zu viel körpereigenes Cortisol gebildet worden war.

Eine Injektion mit einer synthetischen stresshormonartigen Substanz kann wesentlich weitreichendere Folgen haben, als gemeinhin angenommen wird. Bei mehr als der Hälfte der Patient*innen, die eine Corticosteroidspritze erhalten, um Entzündungen in den Gelenken zu bekämpfen, beginnen die Nebennieren ihre Cortisolproduktion herunterzufahren – sie werden faul. Das corticoidhaltige Medikament, das in die Blutbahn gelangt ist, beeinflusst also über das Gehirn die Nebennieren.

Corticosteroide (Corticoide), im Volksmund auch Kortison genannt, sind in vielen Medikamenten enthalten. Die bekanntesten sind Prednison und Dexamethason. Daneben gibt es eine ganze Reihe anderer Mittel, die lokal angewendet werden und ebenfalls Corticoide enthalten, darunter Asthma-Inhalatoren, Nasensprays gegen Allergien, Augentropfen, Darmklistiere und Salben gegen Ekzeme oder andere Hauterkrankungen. Zum Glück ist bei diesen lokal wirkenden Mitteln die Gefahr einer Funktionsbeeinträchtigung der Nebenniere etwas geringer, aber bei einer Mehrfachverwendung nimmt dieses Risiko beträchtlich zu. Und eine Kombination von Asthma, Ekzem und Heuschnupfen ist keineswegs selten. Im Gegenteil, es handelt sich hierbei um Erkrankungen des Immunsystems, die häufig Hand in Hand gehen.

Corticosteroide werden in den Niederlanden häufig verschrieben, es sind Arzneimittel, die gegen ein breites Spektrum von Erkrankungen äußerst wirksam und in manchen Fällen auch wirklich nötig sind. In den Niederlanden benutzen pro Jahr rund eine Million Menschen Asthma-Inhalatoren, die Corticoide enthalten; etwa zwei Millionen, darunter viele Kinder, wenden kortisonhaltige Salben an; Nasensprays oder Spritzen mit dieser Wirkstoffgruppe sind bei über einer halben Million Menschen in Gebrauch. Im Schnitt greifen über 10 Prozent der Niederländer*innen zu einem (oder mehreren) kortisonhaltigen Medikament. Kontrollieren Sie doch einmal Ihre Hausapotheke, vielleicht finden Sie dort auch Salben, Sprays oder Tabletten, die diesen Wirkstoff enthalten.

Chemischer Stress

Von Tabletten wie Prednison und Dexamethason ist allgemein bekannt, dass sie zu einer Gewichtszunahme, speziell im Bauchbereich, führen. Hinzu kommt, dass corticoidhaltige Medikamente sehr stark den Appetit anregen. Auch wenn sie bei unterschiedlichen Erkrankungen äußerst wirksam sind, ist aufgrund der bekannten Nebenwirkungen nicht jeder oder jede begeistert, wenn er oder sie derartige Mittel verschrieben bekommt. Dass auch lokal angewendete Corticoide dick machen können – wie im Extremfall bei Julie zu sehen war – ist weniger bekannt. Aber auch wenn die Nebenwirkungen lokal angewendeter Corticoide in vielen Fällen zu vernachlässigen sind, ganz unschuldig sind sie trotzdem nicht. Wie sich zeigte, wurden viele Patient*innen, die in die Adipositas-Beratung kamen, mit Arzneimitteln behandelt, die diese Wirkstoffe enthalten. Wer ein paar Wochen lang ein begrenztes Ekzem mit einer Kortisonsalbe behandelt, wird nicht sofort zunehmen, wer diese Mittel jedoch sowohl täglich als auch über einen langen Zeitraum und hoch dosiert anwendet, könnte davon durchaus dicker werden. Diese Problematik musste eingehender untersucht werden.

Bei einer ersten Erhebung zeigte sich, dass prozentual zwei bis drei Mal mehr adipöse Menschen corticoidhaltige Medikamente verwendeten als Menschen mit einem normalen Gewicht. Bei einer größeren Studie, in die rund 140.000 Erwachsene einbezogen waren, fanden wir außerdem heraus, dass Menschen, die Corticosteroide bekamen – und zwar sowohl die absoluten Hammermedikamente wie Prednison als auch »die harmlosen« lokal angewendeten Mittel –, einen höheren BMI hatten und, was noch wichtiger ist, einen größeren Bauchumfang. Und gerade Letzteres ist ein durchaus erwartbarer Effekt dieser »kleinen Schwester« des

Stresshormons, wie auch an den Geschichten von Julie und Mischa zu sehen ist.

Kurz gesagt, schienen die Untersuchungen darauf hinzuweisen, dass lokale Corticosteroide eine Gewichtszunahme fördern. Deutlich wurde dieses Phänomen vor allem bei der Verwendung von Nasensprays und Inhalatoren gegen allergisches Asthma, auch wenn ein kausaler Zusammenhang noch nachzuweisen ist. Zu Unrecht wird bei vielen Menschen mit schwerer Adipositas und den damit vermutlich zusammenhängenden Lungenproblemen ein »allergisches Asthma« diagnostiziert. Wie Untersuchungen ergeben haben, traf das auf die Hälfte der Patient*innen zu, bei denen sowohl Adipositas als auch Asthma festgestellt worden war. Bei schwerem Übergewicht verkleinert sich unter anderem das Lungenvolumen, während sich der Widerstand in den Atemwegen vergrößert. Das führt zu Beschwerden, die in ihrer Symptomatik zwar einem allergischen Asthma gleichen, es aber nicht sind. Inhalierte Corticosteroide können bei Menschen mit Adipositas also wenig ausrichten! Außerdem könnten auch die Fetthormone, die durch das kranke und entzündete Körperfett ausgeschüttet werden, zu der diagnostizierten Atemnot beitragen. Wie aktuelle Studien zeigen, kann eine Gewichtsreduktion durch eine konsequente Umstellung der Lebensweise oder auch durch eine Magenoperation viele positive Auswirkungen auf das Asthma adipöser Erwachsener haben. Von daher sollten diese Therapien auch Teil der Asthmabehandlung sein.

Neben den Corticosteroiden gibt es zahlreiche andere Medikamente, die nachweisbar dick machen (siehe Infokasten 10). Dazu gehören unter anderem bestimmte Antidepressiva und Antiepileptika. Einen schlechten Ruf haben auch die bei einer Psychose eingesetzten Neuroleptika wie Lithium, Haldol, Clozapin, Olanzapin und Risperidon. Sie beeinflussen in vielen Fällen den Leptin- und Ghrelinspiegel und ihre appetitanregende Wirkung führt dazu, dass die Betroffenen mehr essen und fast zwangsläufig zunehmen. Da wir immer mehr über die zahlreichen Folgen von Adipositas wissen, wird eine Gewichtszunahme bei Menschen, die unter einer psychiatrischen Erkrankung leiden, auch zunehmend ernster genommen.

> **Infokasten 10**
> **Medikamente, die als Nebenwirkung dick machen können**
>
> - **Corticosteroide** (lokal, Tabletten oder Injektionen)
> - **Medikamente gegen Bluthochdruck** (Betablocker, Alphablocker)
> - **Antidepressiva** (Mirtazapin, Citalopram, Paroxetin)
> - **Neuroleptika** (Lithium, Olanzapin, Risperidon)
> - **Antiepileptika** (Carbamazepin, Valproinsäure, Gabapentin)
> - **(Neuropathische) Schmerzmittel** (Pregabalin, Amitriptylin)
> - **Antidiabetesmedikamente** (Insulin, Glimepirid)
>
> Ein möglicher Zusammenhang mit Gewichtszunahme wurde gefunden bei:
> - **Protonpumpenhemmern (Magenschutz)**
> - **Antiallergika (Antihistaminen)**

Von einer psychischen Erkrankung betroffen zu sein, ist an sich schon schlimm genug. Deshalb ist es umso fataler, wenn die erforderlichen Medikamente zu Adipositas und weiteren Folgeerkrankungen wie Diabetes und kardiovaskulären Problemen führen können und die Lebenserwartung dieser Betroffenen auch dadurch verkürzt wird. Zum Glück gibt es einige Möglichkeiten, eine durch Neuroleptika verursachte Gewichtszunahme in gewissen Grenzen zu halten. Zum Ersten ist es hilfreich, die betroffenen Patient*innen vorab über die eventuellen Auswirkungen zu informieren. Präventive Maßnahmen wie gesunde Ernährung, zusätzliche Bewegung und eine kognitive Verhaltenstherapie können da recht hilfreich sein. So gibt es den Fall einer psychotischen Patientin, die sich zu Anfang der Behandlung Obst und Rohkost bereitgestellt hatte, um gegen eventuelle nächtliche Hungerattacken gewappnet zu sein. Seitdem nimmt sie weniger zu als während ihrer früheren psychotischen Episoden, in denen sie durch die Einnahme von Neuroleptika zu derartigen mitternächtlichen Eskapaden neigte. In den Niederlanden werden rund 300.000 Menschen mit Neuroleptika behandelt, es geht also um keine kleine Gruppe. Die Forschung ist intensiv auf der Suche nach Medikamenten, die eine Gewichtszunahme verhindern und zusammen mit einem Neuroleptikum genommen werden können. Am wirksamsten hat sich bisher Metformin erwiesen, ein Antidiabetesmittel, das gleichzeitig das Gewicht regulieren und den Appetit zügeln kann. Wenn jemand trotz einer veränderten Lebensweise sehr viel zunimmt, kann überlegt werden, die Neuroleptika durch Mittel zu ersetzen, die weniger dick machen, aber eine solche Umstellung ist in vielen Fällen problematisch. Im Übrigen ist die mehr oder weniger ausgeprägte Tendenz, durch Neuroleptika zuzunehmen, zum Teil auch genetisch bedingt.

Weitgehend unbekannt und durchaus schockierend ist die Tatsache, dass Medikamente gegen diverse Folgeerkrankungen von Adipositas ebenfalls dicker machen. Dazu zählen unter anderem manche Betablocker, die oft bei Bluthochdruck verordnet werden, oder auch Insulin bei Diabetes. Sie machen all denen, die bereit sind, ihre Lebensweise zu ändern, das Abnehmen zusätzlich schwer. Es ist sehr traurig, gerade diese Betroffenen gegen ihr Übergewicht ankämpfen zu sehen. Allen wohlgemeinten Ratschlägen zum Trotz nehmen sie oft kein Gramm ab. Es ist ein wenig so, als würde man versuchen, mit angezogener Handbremse Auto zu fahren, da, wie schon gesagt, Insulin in hohen Dosierungen zu einer vermehrten Fettspeicherung führt und Betablocker den Grundumsatz senken. Letzteres geschieht, weil die Produktion von braunem Fett blockiert wird und sich der Puls verlangsamt. Die Betroffenen fühlen sich schnell erschöpft und haben weniger Lust und Energie, sich anzustrengen und zu bewegen. Zum Glück kann ein Arzt – versuchen Sie auf keinen Fall, sich selbst zu therapieren! – helfen, die Dosierung zu reduzieren oder in manchen Fällen das betreffende Medikament ganz abzusetzen. Damit erhöht sich die Chance erheblich, dass eine gesunde Lebensweise auch Wirkung zeigt. Und wenn man es schafft abzunehmen, besteht durchaus die Möglichkeit, mit weniger hoch dosierten Medikamenten gegen Bluthochdruck, Diabetes oder Depressionen auszukommen oder ganz auf sie zu verzichten. Damit wollen wir aber keinesfalls sagen, dass diese Medikamente überflüssig oder unwirksam sind. Aber es ist auch gut zu wissen, dass sie in manchen Fällen das Abnehmen erschweren.

Hormonelle Schadstoffe

Dass Medikamente chemische Substanzen enthalten, die im Körper *irgendetwas* bewirken, wissen wir alle. Und dass man von bestimmten Substanzen dick werden kann, wird der eine oder andere auch schon einmal gehört haben. Aber wussten Sie, dass sich in einer Plastikflasche ebenfalls Dickmacher verstecken können? Oder in dem Spielzeug, mit dem Ihre Kinder, Enkelkinder, Nichten oder Neffen so viel Spaß haben? Unser Körper wird Tag für Tag hormonellen Schadstoffen ausgesetzt, denen negative Auswirkungen auf unsere Gesundheit zugeschrieben werden und die unter anderem mit verminderter Fruchtbarkeit, Brustkrebs *und* Adipositas in Verbindung gebracht werden.

Ein hormoneller Schadstoff kann die Wirkungsweise unserer natürlichen Hormone imitieren oder im Gegenteil blockieren. Zu dieser Schadstoffgruppe zählen die Weichmacher Bisphenol A (BPA)und Phthalat, sogenannte Weichmacher, die unseren Hormonhaushalt schon in äußerst niedrigen Konzentrationen deregulieren können. Da man noch nicht weiß, wie massiv diese Störungen sind, wird in diesem Bereich momentan umfassend geforscht.

Hormonelle Schadstoffe gelangen unbemerkt in unseren Körper, weil sie aus den Verpackungsmaterialien austreten. Das betrifft Wasserflaschen und Plastikspielzeug, die Innenseite von Dosen oder auch Plastikteller und -becher, die in der Mikrowelle erhitzt werden. Um Babys zu schützen, sind Fläschchen, die BPA enthalten, in der EU inzwischen verboten.

Vor allem Plastikpuppen und anderes Spielzeug aus Weichplastik, das sich Kinder nur zu gern in den Mund stopfen, können schädliche Phthalate enthalten, in Plüschtieren finden sich häufig Flammschutzmittel, die ebenfalls den Hormonhaushalt verändern können. Hormonelle Schadstoffe sind darüber hinaus in elektronischen und medizintechnischen Geräten, Pestiziden, Kosmetika und zahllosen weiteren Produkten des täglichen Bedarfs zu finden, bis hin zu Kassenbons, Sonnenschutzcremes, Shampoos, Duschgels, Tagescremes, Nagellack und Lotionen. Hormonelle Schadstoffe gelangen über die Haut, den Mund oder die Atmung in den Körper. Kann dann vielleicht sogar Luft dick machen ...?

Wissenschaftliche Studien belegen immer deutlicher, dass hormonelle Schadstoffe unseren Energie- und Fettzellenhaushalt aus dem Gleichgewicht bringen können. Allerdings müssen wir noch keine rigiden Gegenmaßnahmen ergreifen oder ab morgen in Schutzanzügen und mit Atemmasken herumlaufen, denn die weitaus meisten Ergebnisse stammen aus Tierversuchen. Die Auswirkungen auf den Menschen sind noch längst nicht erforscht.

In Untersuchungen an Tieren wie auch an Menschen konnte schon ein Zusammenhang zwischen BPA einerseits und den Esslusthormonen Leptin und Ghrelin andererseits nachgewiesen werden. Zudem scheinen hormonelle Schadstoffe die Glucoseempfindlichkeit und den Fettstoffwechsel zu beeinflussen und somit eine Gewichtszunahme zu begünstigen. Wie manche dieser Stoffe in unseren Körper gelangen, ist ebenso überraschend wie unklar und erinnert irgendwie an einen schlechten Krimi. Aber jetzt ist es nicht der Butler oder die böse Schwiegermutter, die versuchen, den Herrn des Hauses zu vergiften, indem sie irgendeine Chemikalie in sein Essen mischen. Es gibt hormonelle Schadstoffe, die über das Essen unbemerkt in unseren Körper eindringen können, weil sie sozusagen aus den Verpackungsmaterialien unserer Lebensmittel »heraussickern«. Und, werden Sie langsam ein wenig paranoid? Abwarten. Es kommt noch schlimmer.

Die Lebensphase, in der sich ein Mensch am wenigsten gegen diese Stoffe wehren kann, ist wahrscheinlich die Zeit kurz vor und nach der Geburt. Wie Tierversuche gezeigt haben, bekamen Mäuse, die in Kontakt mit bestimmten hormonellen Schadstoffen gekommen waren, viel schwerere Nachkommen als die Mäusemütter, bei denen das nicht der Fall gewesen war. Auch neugeborene Tiere, denen man das synthetische Östrogen DES oder BPA verabreicht hatte, nahmen vergleichsweise wesentlich schneller zu.

Ob dies auch in demselben Maße für den Menschen gilt, können wir noch nicht mit Sicherheit sagen, aber es ist zumindest auffällig, dass gegenwärtig immer mehr Kinder schon unter zwei Jahren Adipositas entwickeln. Das scheint darauf hinzuweisen, dass es bereits während der frühen Entwicklungsphase Veränderungen im Körper gegeben hat. Manche Theorien, vor allem wenn sie sich auf eine epidemiologische Beweisführung stützen, gehen von der Annahme aus, dass in manchen Fällen ein verändertes Milieu in der Gebärmutter oder bestimmte Umweltbedingungen kurz nach der Geburt zu einem wesentlichen Teil mitentscheiden, wie viele Fettzellen der Körper produziert. Und das ist bekanntermaßen mitbestimmend für unser Gewicht in späteren Lebensjahren. Fakt ist auch, dass Babys von Müttern, die während der Schwangerschaft geraucht haben, bei der Geburt weniger wiegen, später jedoch ein erhöhtes Risiko haben, adipös zu werden.

Es ist unwahrscheinlich, dass der Anstieg der Adipositasrate in einem so extrem jungen Lebensalter nur einer ungesunden Ernährung und weniger Bewegung zugeschrieben werden kann. In manchen Fällen spielt zwar ein bestimmter Gendefekt eine Rolle – wie bei unseren Fallbeispielen Karin und Joost –, aber eine solche Ursache ist äußerst selten. Außerdem verändern sich die Gene einer ganzen Bevölkerung nicht so schnell. Es gibt allerdings Studien, die den Nachweis erbracht haben, dass die Auswirkungen hormoneller Schadstoffe auf die nächste Generation übertragen werden können, ohne dass die Betroffenen selbst mit diesen Substanzen in Berührung gekommen wären. So brachten Mäuse, die während der Schwangerschaft einem bestimmten Schadstoff ausgesetzt waren, Nachkommen mit mehr Fettzellen zur Welt. Auch bei der nachfolgenden Generation war dieses Phänomen zu erkennen, ohne dass es einen Kontakt zu hormonellen Schadstoffen gegeben hätte!

BPA und Co. lieben Fett über alles. Sie sind sozusagen »lipophil« und nisten sich nur zu gern in unseren Fettzellen ein. So sind übergewichtige Menschen, vermuten Wissenschaftler, auch besonders empfänglich für hormonelle Schadstoffe. Wenn es mehr Fettzellen gibt, haben auch sie mehr Platz, um sich dort anzusiedeln und ihren Beitrag zur Ausdehnung des Körperfetts zu leisten. So kann wiederum ein Teufelskreis entstehen, wobei sowohl zu viel Fett als auch zu viele hormonelle Schadstoffe diverse Erkrankungen auslösen können.

Wenn Sie inzwischen mit einer Sauerstoffmaske und hyperventilierend auf Ihrer Couch sitzen und sich nicht mehr trauen, irgendeinen Plastikgegenstand anzufassen, geschweige denn, etwas in Plastik Verpacktes zu essen, dann sind wir wohl doch über unser Ziel hinausgeschossen. Uns geht es in erster Linie darum, deutlich zu machen, dass die in den letzten Jahrzehnten entstandene Adipositas-Epidemie um ein Vielfaches komplexer ist, als dass man sie nur mit der wachsenden Anzahl an Fast-Food-Ketten oder PCs und Smartphones erklären könnte. Und nochmals: Ob und in welchem Maße hormonelle Schadstoffe die Adipositas-Epidemie ursächlich beeinflussen, lässt sich nicht mit Sicherheit sagen. Wichtig ist jedoch, dass die Frage nach den faktischen Auswirkungen auf den Menschen seitens der Gesellschaft, der Politik und der Wissenschaft weltweit mehr Beachtung verdient. Vielleicht lässt sich aus weiteren Untersuchungen die Schlussfolgerung ziehen, dass wir strengere Verordnungen und Gesetze brauchen, um uns selbst und die Generationen nach uns zu schützen.

Bis dahin können wir natürlich den Kontakt mit BPA und anderen verwandten Schadstoffen einschränken, indem wir beispielsweise Plastik- durch Porzellangeschirr ersetzen, auf Essen aus erhitzten Plastikverpackungen verzichten und Konservendosen aller Art im Regal stehen lassen und stattdessen zu frischen Produkten greifen. Und ein ganz wichtiger Punkt: Lesen Sie unbedingt die Etiketten, manche (Lebensmittel-)Hersteller versehen ihre Produkte mit dem Aufdruck: enthält kein BPA.

Dick durch Darmbakterien?
Die Rolle unseres Mikrobioms

Einen weiteren versteckten Dickmacher tragen wir in uns. Die Rede ist von den Darmbakterien. Sie haben nicht nur eine wichtige Funktion bei der Verarbeitung der Nahrung, sondern spielen auch für unser Immunsystem eine große Rolle. Unser Darm ist von einer unvorstellbar großen Menge dieser winzigen Tierchen besiedelt, ihre Anzahl liegt schätzungsweise zehnmal höher als die unserer Körperzellen, und auch sie tragen eine DNA in sich. Die Gesamtheit der Darmbakterien plus die Gene aus der DNA bilden das sogenannte Mikrobiom. Da die Darmbakterien dafür sorgen, dass diverse biologische Prozesse wie die Verdauung und der Stoffwechsel störungsfrei verlaufen, haben auch sie einen Anteil daran, das Gewicht stabil zu halten.

Es gibt sehr viele Arten von Darmbakterien, die sich nicht allein durch ihre Größe voneinander unterscheiden. Sie nehmen je nach Art unterschiedliche Mengen an Nährstoffen aus dem Darm auf und verarbeiten sie auf ihre jeweils spezifische Weise. Aber um es nicht zu kompliziert zu machen: Über 90 Prozent der Darmbakterien gehören zu zwei Hauptstämmen, die als Bacteroidetes und Firmicutes bezeichnet werden. Das zahlenmäßige Verhältnis zwischen diesen beiden Bakterienarten steht vermutlich auch im Zusammenhang mit dem Körpergewicht. Wissenschaftliche Studien haben gezeigt, dass Menschen mit Adipositas weniger Darmbakterien des Bacteroidetes-Stamms haben, dafür aber umso mehr Firmicutes-

Bakterien. Außerdem ist das Darm-Mikrobiom bei adipösen Menschen so justiert, dass es mehr Energie aus der Nahrung ziehen kann, die den Darm passiert. In früheren Zeiten der Nahrungsknappheit war das natürlich sehr willkommen, in Zeiten des Überflusses kommt das hingegen weniger gut an. Hat es doch schlicht und einfach zur Folge, dass man selbst dann zunehmen kann, wenn man weniger isst.

Diese ungünstigen Darmbakterien können noch auf andere Weise die Entwicklung von Adipositas begünstigen. Manche Bakterien produzieren Stoffe, die beispielsweise eine leichte Entzündung verursachen, die ihrerseits zu einer Gewichtszunahme führen kann. Unser Darm-Mikrobiom, das schon bei der Geburt festgelegt ist, bestimmt also mit, wie unser Körper mit der aufgenommenen Nahrung umgeht. Daraus erklärt sich zum Teil auch, warum manche Menschen schon »von Natur aus« eine Veranlagung zum Dicksein haben. Wer mit einer großen Vielfalt unterschiedlicher Darmbakterien auf die Welt kommt, hat ein geringeres Risiko, im weiteren Verlauf seines Lebens adipös zu werden, das fanden Amsterdamer Wissenschaftler heraus, die sich mit der Erforschung des Mikrobioms befassen. Es klingt ein wenig absurd, ist aber Fakt: Je mehr Bakterienarten im Darm angesiedelt sind, desto besser ist das für die Gesundheit.

Zum Glück kann man das Habitat der kleinen Darmbewohner zum Teil selbst beeinflussen. Produkte, die reich an Ballaststoffen sind, auch als Probiotika bezeichnet, also grobes Vollkornbrot oder Vollkornnudeln, Hülsenfrüchte, ungeschälter Reis oder Haferflocken aktivieren die günstigen Darmbakterien. Sie sorgen dafür, dass die aufgenommene Nahrung schneller den Magen-Darm-Trakt passiert, sodass der Körper weniger Nährstoffe aufnehmen kann. Und das wirkt sich letztendlich günstig auf das Körperfett aus. Interessant ist, dass die günstigen Bakterien die sogenannten kurzkettigen Fettsäuren produzieren, zu denen auch Butyrat gehört. Wissenschaftler*innen aus dem niederländischen Leiden haben vor Kurzem entdeckt, dass Butyrat vor zu viel Körperfett schützen kann. Wie Tierversuche mit Mäusen gezeigt haben, besitzt es die Eigenschaft, die Esslust zu unterdrücken, indem es vom Darm aus ein entsprechendes Signal über die Nervenbahnen an den Hypothalamus schickt, der das Hungergefühl reguliert. Des Weiteren fand man heraus, dass Butyrat die Fettverbrennung über das braune Körperfett – unseren kleinen Heizofen – stimuliert, wenn auch nur in bescheidenem Maße. Amsterdamer Wissenschaftler*innen haben vor Kurzem erste Hinweise gefunden, die für einen günstigen Effekt von Butyrat auf den Glucosestoffwechsel bei schlanken Menschen sprechen. Allerdings konnte eine ähnlich positive Wirkung noch nicht bei Menschen nachgewiesen werden, die bereits unter einer Störung des Glucosestoffwechsels wie im Fall eines (Frühstadiums von) Diabetes leiden.

Auf der anderen Seite können »minderwertige« Nahrungsmittel oder auch Antibiotika unsere Darmbakterien negativ beeinflussen und uns dick machen. Gerade in der heutigen Gesellschaft ist das massenhaft zu beobachten. Die großen Mengen an zucker- und fettreichen Produkten, die wir gegenwärtig konsumieren, führen dazu, dass die Anzahl der »guten«, sprich der gefräßigen Bakterienarten schrumpft, während der Anteil der »schlechten« wächst. Möglicherweise begünstigt auch dies den weltweit erkennbaren Trend, dass Menschen immer dicker werden. Für Antibiotika gilt ein ähnlicher Befund. Schon seit Jahren werden Antibiotika in kleinen Mengen unter das Tierfutter gemischt, in erster Linie, um unsere Nutztiere vor Infektionskrankheiten zu schützen. Allerdings profitieren auch die Viehzüchter von dem günstigen Nebeneffekt, dass die Tiere gleichzeitig dicker werden. Ebenso ist der Wissenschaft nicht entgangen, dass Kinder immer früher Antibiotika verschrieben bekommen *und* dass sie dicker werden. Wie eine große finnische Studie gezeigt hat, führen Antibiotikakuren bei Kindern dazu, dass das Darm-Mikrobiom an »Diversität« einbüßt und sich dem adipöser Menschen angleicht. Zudem kam man in derselben Studie zu dem Schluss, dass sich mit der steigenden Anzahl der Kuren auch der BMI der Kinder erhöhte. Da sich durch Übergewicht in jungen Jahren lebenslang mehr Fettzellen bilden, ist das keine gute Nachricht. Ob ein Teil der gegenwärtigen Adipositas-Epidemie wirklich der vermehrten Gabe von Antibiotika zugeschrieben werden kann, bedarf noch weiterer Untersuchungen. Aber wie für viele andere Medikamente gilt natürlich auch für Antibiotika, dass sie nur verschrieben werden dürfen, wenn es wirklich notwendig ist. Und das trifft insbesondere auf Kinder zu.

Ein besonderes Phänomen ist, dass dick machende Bakterien übertragbar sind. Wissenschaftlern aus Washington ist der Nachweis gelungen, dass Mäuse, denen man zunächst alle Darmbakterien entnommen hatte, sie also sozusagen »keimfrei« gemacht hatte, erheblich dicker wurden, nachdem man ihnen Darmbakterien fettleibiger Mäuse »transplantiert« hatte. Nach einer Übertragung von Darmbakterien dünner Mäuse war das nicht der Fall. Da allem Anschein nach die Veranlagung für Adipositas über Darmbakterien übertragbar ist, werden gegenwärtig Testversuche mit Stuhltransplantationen durchgeführt – ja, Sie lesen ganz richtig! Fettleibigen Mäusen werden die günstigen Darmbakterien dünner Mäuse eingepflanzt, um ihren Stoffwechsel zu verbessern und das Gewicht zu reduzieren. In der Praxis sieht das dann so aus: Einer gesunden Spendermaus wird eine Stuhlprobe entnommen, die man beispielsweise mit Wasser vermischt und über einen kleinen Schlauch oral oder rektal in den Darm der Empfängermaus einbringt. Bei Menschen werden Stuhltransplantationen zur Behandlung eines hartnäckigen Darmbakteriums mit dem Bakterium Clostridium difficile schon seit Jahren erfolgreich angewandt und inzwischen immer weiter ausgedehnt. Wie eine neue Studie Amsterdamer Wissenschaftler*innen zeigt, kann eine Transplantation mit dem Stuhl gesunder Menschen sogar die Insulinempfindlichkeit im Fall eines ungesunden Glucosestoffwechsels verbessern, wenn auch vielleicht nur in bescheidenem Maße. Wir werden in Zukunft immer mehr über die therapeutischen Möglichkeiten unseres Darms hören – vielleicht eine etwas unappetitliche, aber durchaus positive Nachricht.

Dick durch ein Virus?

Der US-amerikanische Arzt Richard Atkinson, der ehemalige Vorsitzende der *American Obesity Association* und der *North American Association for the Study of Obesity*, verteidigt in einem faszinierenden Plädoyer seine Hypothese, dass die gegenwärtige Adipositas-Epidemie zum Teil auch durch ein Virus erklärt werden könne. Nachdem die Adipositasrate in den achtziger Jahren zunächst in den reichen Ländern explosionsartig angestiegen war, ist inzwischen auch eine rasante Entwicklung in vielen ärmeren Ländern zu beobachten. Dort kann ein solcher Anstieg nicht nur mit der zunehmenden Verbreitung von Luxusgütern wie Fernsehern, Computern oder Mikrowellen erklärt beziehungsweise auf immer mehr Fast-Food-Ketten, den Konsum von Softdrinks, von zu großen Essensportionen sowie zu wenig Bewegung zurückgeführt werden. Aber ein Virus ...?

Es gibt tatsächlich ein Virus, das Adipositas verursachen könnte, und zwar handelt es sich um das Erkältungsvirus Adenovirus-36. Mindestens ein Drittel adipöser Menschen trägt dieses Virus in sich, während nur etwa 10 Prozent schlanker Menschen damit infiziert sind. US-amerikanische Wissenschaftler entdeckten in den neunziger Jahren des letzten Jahrhunderts, dass Hühner und Mäuse, die sie mit diesem Virus infiziert hatten, erheblich dicker wurden. Auch bei Affen, die dem Menschen etwas ähnlicher sind, machte man dieselben Beobachtungen. Auffallend war, dass die Affen nicht zunahmen, weil sie mehr fraßen und sich weniger bewegten, sondern weil sich ihr Stoffwechsel veränderte und ihr Körper die aufgenommene Nahrung anders verarbeitete. Forscher*innen entdeckten, dass die DNA des Virus in die Fettzellen eindringt und hier dafür sorgt, dass mehr Fett *und* Zucker aus dem Blut in Form von Fett in diesen Fettzellen gespeichert werden. Darüber hinaus ist das Virus für eine Vermehrung der Fettzellen verantwortlich. Leider gibt es zurzeit noch kein Gegenmittel, wenn man sich schon mit diesem Virus infiziert hat, aber die Wissenschaft ist intensiv auf der Suche. Die gute Nachricht ist, dass jemand, der sowohl von Adipositas betroffen ist als auch dieses Virus in sich trägt, durch einen gesunden Lebensstil, eventuell in Kombination mit allgemeinen Medikamenten gegen Adipositas, in der Regel doch gut abnehmen kann. Allerdings laufen diese Betroffenen eher Gefahr, wieder zuzunehmen, wenn es ihnen nicht gelingt, eine gesunde Lebensweise beizubehalten. Inzwischen wird ein Impfstoff gegen dieses dick machende Adenovirus-36 entwickelt, der helfen soll, Adipositas entgegenzuwirken. Wer weiß, vielleicht wird es in Zukunft auf diesem neuen Weg möglich sein, die Adipositas-Epidemie teilweise einzudämmen.

Eine Epidemie versteckter Dickmacher

Alles in allem betrachtet, wird eines deutlich: Wir sind mit einer weltweiten Adipositas-Epidemie konfrontiert, die nur schwer aufzuhalten ist. Lange Zeit war man der Meinung, dass der Lebensstil, sprich zu viel falsches Essen und zu wenig Bewegung, fast die einzigen Faktoren seien, die zur Entwicklung von Adipositas beitragen. Entsprechend hat man sich beim Kampf gegen Fettleibigkeit auch auf diese Aspekte konzentriert. Bis heute leider ohne Erfolg, denn die Epidemie weitet sich aus. Man könnte argumentieren, dass dies logisch ist, weil wir uns nach wie vor zu ungesund ernähren und zu wenig bewegen und das Überangebot an ungesunden Lebensmitteln in den Supermärkten unsere Bemühungen um eine bessere Ernährungsweise eher konterkariert als erleichtert. Aber inzwischen wissen wir auch, dass es eine ganze Reihe anderer Faktoren gibt, die eine Rolle spielen: Hormone, Gene, Stress, die Psyche, Schlafmangel, die biologische Uhr, zu wenig braunes Fett etc. Hinzu kommt, dass sich viele dieser Faktoren in der heutigen Gesellschaft gewandelt haben und allesamt dazu beitragen, dass wir im Durchschnitt mehr Körperfett mit uns herumschleppen als noch vor Jahren. Im Einzelfall führt meistens eine Bündelung unterschiedlicher Faktoren zu Fettleibigkeit. Darüber hinaus haben wir deutlich gemacht, dass es eine ganze Welt versteckter Dickmacher gibt, die viel zu wenig Beachtung finden. Hinzu kommt auch, dass sich unsere Darmflora möglicherweise in einer schlechten Verfassung befindet oder in eine solche gebracht werden kann. Die Einnahme von dick machenden Medikamenten ist weitverbreitet und – ein vielleicht etwas diffuser weiterer Aspekt – wir sind offenbar umringt von hormonellen Schadstoffen und Viren, die möglicherweise ebenfalls ihren Teil zur Adipositas-Epidemie beisteuern. So weit die Theorie. Sie wissen nun hoffentlich, was alles wo aus dem Ruder laufen kann. Aber es gibt auch Positives zu berichten, denn für einen Großteil dieser ungünstigen Faktoren sind Lösungen vorhanden. Im nächsten Kapitel mehr darüber, was Sie praktisch tun können, um auf ein gesundes oder gesünderes Gewicht zu kommen beziehungsweise um so schlank zu bleiben, wie Sie sind.

10
Übergewicht effektiv bekämpfen

Schlank durch eine Magenoperation: Die Geschichte von Patty Brard

Patty ist in Neuguinea aufgewachsen. Als Kind war sie spindeldürr. Sie aß so wenig, dass der Schularzt in der Grundschule eine Tropenkrankheit vermutete. Aber das Untersuchungsergebnis war negativ. Da sich ihre Mutter jedoch nach wie vor große Sorgen machte, schickte sie Patty zu einer Freundin, die hervorragend indonesisch kochte. Aber selbst das brachte nichts.

Als Patty elf war, ging die Familie in die Niederlande. In der Pubertät kam sie auf ein normales Gewicht. Mit zwanzig tauchte sie dann in die Welt des Showbiz ein, ihr Äußeres bekam zunehmend mehr Bedeutung und damit auch das Gewicht. Sie machte Karriere als Sängerin, und das war gleichbedeutend mit langen Arbeitstagen.

Patty kann sich noch gut an diese Zeit erinnern: »Tagsüber habe ich fast nichts gegessen und hart gearbeitet. Aber abends habe ich mich entsprechend belohnt. Ich bin essen gegangen, habe mich amüsiert, bin in großen Autos durch die Gegend gefahren und habe die Korken knallen lassen. Aber ich stand auch unter Stress, musste immer gut gelaunt sein und andere unterhalten. Und meine Nächte waren kurz.«

Nachdem sie die vierzig überschritten hatte, fiel ihr allmählich auf, dass sie mit der Zeit immer dicker wurde. Nicht spektakulär, die Pfunde hatten sich eher klammheimlich angeschlichen. Noch wollte sie die Augen davor verschließen, es konnte ganz einfach nicht sein, dass das klappermagere Mädchen von früher jetzt immer pummeliger wurde. Und Patty ließ nichts unversucht, um das Ganze nicht ausufern zu lassen, indem sie tagsüber nach wie vor wenig aß. Oder war das vielleicht gar nicht so wenig? »Mein ganzes Denken begann nur noch um mein Gewicht zu kreisen, ich war ständig mit dem Thema Essen beschäftigt. Das fing schon morgens an, wenn ich dachte: ›Gleich hole ich mir beim Metzger ein leckeres Stück Fleisch und dann auf dem Markt ein paar Nüsse und Käse …‹ Ich habe fast nur noch Kochbücher gelesen, die von Jamie Oliver kannte ich fast auswendig. Bis ein TV-Produzent zu mir sagte: ›Die rosafarbene Dolce-&-Gabbana-Hose geht echt gar nicht, Patty.‹ Erst da wurde mir klar, dass mein Gewicht zu einem Problem geworden war.«

Ab da schlug jede Bemerkung über ihre Figur bei Patty ein wie eine Bombe. Platzen sollte diese Bombe aber erst viele Jahre später – Patty war inzwischen dreiundsechzig – als ihre Arbeitgeberin ihr zu verstehen gab, dass sie für die Präsentation eines populären TV-Programms ernsthaft auf der Suche nach etwas »Frischerem und Knackigerem« sei. »Ich war wütend und gleichzeitig tief verletzt. Wie konnte eine Frau es wagen, so etwas zu einer anderen Frau zu sagen? Aber im Nachhinein war ich ihr eigentlich auch ein wenig dankbar für diese knallharte Konfrontation. Das Ruder musste radikal herumgerissen werden. Und ich wusste nur zu gut, dass ich mich von meiner bisherigen Lebensweise, tagsüber zu hungern, um mir abends dann doch automatisch ein Belohnungsessen zu gönnen, verabschieden musste. Ich brauchte Hilfe. Und zwar schnell.«

Da ihr, wie sie fand, nicht mehr die Zeit für lange Therapiesitzungen blieb, um ihren Lebensstil zu ändern, vereinbarte Patty auf die Schnelle einen Termin für eine Magenoperation in Belgien. Nachdem man ihr einen Magenbypass gelegt hatte, nahm sie in nur wenigen Monaten circa 30 Kilo ab. Sie konnte zusehen, wie sich ihr Körper veränderte und war darüber unglaublich glücklich. Und auch das Hungergefühl war komplett verschwunden. Es kam jetzt sogar hin und wieder vor, dass sie vergaß, etwas zu essen. Über sich selbst erstaunt, dachte sie an die Zeit zurück, als sie noch »dick« war und fragte sich, wie sie so lange mit ihrem alten Körper hatte herumlaufen können. Sie spürte die Energie durch ihren Körper strömen und kam wieder ohne Ächzen und Stöhnen die Treppen hoch. Und sie konnte wieder ihre tollen Kleider tragen. Und High Heels! Sie hatte ihr Leben zurück.

Aber es war nicht nur eitel Sonnenschein. Eine Magenverkleinerung ist keine Patentlösung und Patty musste jetzt mindestens genauso viel tun, um ihr Gewicht zu halten wie vor dem Eingriff. Allerdings machte sie sich bewusst, dass ihr alter Lebenswandel – tagsüber hungern, abends über die Stränge schlagen, aus Gewohnheit nicht auf das Glas Wein verzichten, dazu der ständige Stress und Schlafmangel – absolut kontraproduktiv gewesen war. Hätte sie das nur damals schon gewusst ...

»Jetzt macht mir am meisten zu schaffen, dass ich nicht so viel essen kann, wie ich möchte. Ich habe eine Art inneren Wecker, der plötzlich losschrillen kann, wenn ich zu viel esse. Einmal hatte ich mir abends in einem Restaurant Sushi bestellt, eine Portion wie ich sie von früher gewohnt war. Herrlich! Aber plötzlich brach mir der Schweiß aus und mir wurde übel. Alle Energie strömte aus meinem Körper und ich konnte nichts anderes tun, als ruhig auf meinem Stuhl sitzen zu bleiben und abzuwarten. Ich bekam einen Riesenschreck. Später wurde mir klar, dass dies ein sogenanntes Dumping-

Syndrom gewesen war. Das kann ganz unterschiedliche Beschwerden auslösen, wenn man nach einer Magenverkleinerung zu schnell und zu viel isst. Davon hatten mir die Ärzte in Belgien nichts erzählt. Das Ganze passierte mir ein zweites Mal, als ich mit Leuten in einem Straßencafé auf Ibiza zusammensaß. Ich trank einen Gemüseshake, der so fantastisch schmeckte, dass ich ihn hastig in mich hineingeschüttet habe. Kurz darauf wurde mir übel, ich hatte das Gefühl, extrem unterzuckert zu sein und bin dann peinlich lange auf der Toilette verschwunden. Als ich an den Tisch zurückkehrte, sahen mich meine Begleiter mit einem leichten Stirnrunzeln an und ich fragte mich, was sie sich wohl gedacht haben mochten. Inzwischen kann ich viel besser damit umgehen. Wenn ich jetzt ausgehe, habe ich immer einen Becher Haferbrei und eine Packung Cracker dabei, um regelmäßig kleine Mengen essen zu können. Und das hilft!«

Ein gesundes Gewicht halten durch Prävention

Die Magenoperation, der sich Patty, wie jedes Jahr so viele andere auch, unterzogen hat, ist eine radikale Lösung bei Fettleibigkeit. Allerdings auch eine sehr effektive, zumindest für diejenigen, deren jahrelanger Kampf gegen die überflüssigen Pfunde trotz diverser Diäten, Pülverchen, Pillen und intensiver Lifestyle-Programme nichts gebracht hat. Bevor wir näher auf diese rigorose Methode eingehen, zunächst noch einige Worte zu den Behandlungsmöglichkeiten von Adipositas, die ebenfalls nachweisbar erfolgreich sein können, wenn man sie richtig anwendet.

Vorbeugen ist besser als heilen – dieses Prinzip gilt auch in Bezug auf Fettleibigkeit. Von daher ist Prävention das Nonplusultra bei der Behandlung von Adipositas. Wenn das

Körpergewicht – aus welchem Grund auch immer – eine bestimmte Grenze überschritten hat, sind die Körperfunktionen schon so aus dem Gleichgewicht geraten, dass der Weg zurück sehr schwierig ist. Man denke nur an die vielen Hormone, die durch das zusätzliche Körperfett produziert werden und diverse Prozesse, einschließlich der Esslust, negativ beeinflussen. Selbst wenn es gelingt, etliche Pfunde loszuwerden, bleiben zahlreiche Faktoren im Hormonsystem und im Stoffwechsel auch weiterhin gestört, der Körper ist sozusagen darauf programmiert, rasch wieder zuzunehmen. Dank der Evolution.

Wenn man Glück hat, ist man im Besitz eines günstigen Genpakets und kann auch ohne viel Bewegung und gesunde Ernährung sein Gewicht relativ problemlos halten. Halten, in Ordnung, könnte man denken, aber wie lange noch? Ein objektiver Blick auf unsere Gesellschaft zeigt, dass die große Mehrheit sich nicht an die heutigen Bewegungsnormen und Ernährungsempfehlungen hält, die in Kapitel 2 besprochen wurden. (Siehe dazu auch die Zusammenfassung in Infokasten 11 oder besuchen Sie die Website der WHO, auf der Sie weitere Empfehlungen finden: https//www.who.int/nutrition/publications/nutrientrequirements/healthy_diet_fact_sheet_394.pdf?ua=1 oder https://www.who.int/nutrition/topics/5keys_healthydiet/en/.) Der Ehrlichkeit halber muss gesagt werden, dass auch wir, die Autorinnen dieses Buches über Fett, keine Heiligen sind, wenn es ums Essen geht. Wir tun zwar unser Möglichstes, um uns gesund zu ernähren, aber auch wir können in bestimmten Momenten einer Schachtel Pralinen nicht widerstehen, am liebsten mit einem Becher Kakao mit viel Schlagsahne dazu. Eigentlich ist es überraschend, dass in unserer obesogenen Gesellschaft »nur« die Hälfte der erwachsenen Bevölkerung übergewichtig ist! Offenbar gibt es tatsächlich Menschen, die ihr Normalgewicht aufgrund günstiger Gene oder anderer Faktoren halten können. Andererseits wird prognostiziert, dass 2030 86 Prozent der US-amerikanischen Bevölkerung übergewichtig oder adipös sein werden, sollte alles so bleiben, wie es ist.

Dass unsere Konsumgesellschaft vor zucker- und fettreichen Produkten fast aus den Nähten platzt, lässt sich beim besten Willen nicht leugnen. Versuchen Sie doch mal, auf Bahnhöfen, an Tankstellen und in Shopping Malls etwas Gesundes zu essen zu finden ... Stattdessen werden überall süße Snacks in lustigen bunten Verpackungen, frische Pommes frites, Crêpes und, und, und ... angeboten. Unser Körper reagiert auf all diese Verlockungen mit: »Ich will dich!« Der Mensch ist nun einmal evolutionär vorprogrammiert. Es reicht schon, wenn Kopf und Körper all diese Köstlichkeiten nur sehen oder riechen, um Ja zu sagen. Wie bewusst und »freiwillig« ist eine solche Entscheidung dann eigentlich noch? An wem ist es nun, hier eine Kursänderung vorzunehmen? Ist das Individuum oder die Gesellschaft gefragt? Oder sollte der Staat dem Einzelnen durch entsprechende Verordnungen und Gesetze nicht vielleicht helfen, eine vernünftige Auswahl zu treffen?

Im Übrigen ist es nicht unmöglich, etwas Gesundes zu finden, wenn man auf den Zug wartet oder an der Tankstelle abrechnet. Es ist allerdings etwas aufwendig und zeitraubend, sich zuerst durch das ganze Sortiment an überzuckertem und fettem Zeug zu wühlen, um letztendlich doch noch einen Salat zu entdecken. Während es »standardmäßig« doch genau umgekehrt sein müsste und die gesunden Sachen in einer ansprechenden Form gut sichtbar präsentiert werden sollten, um Körper und Geist zu einer gesunden Kaufentscheidung zu verleiten. Derartige Taktiken, die darauf abzielen, unbewusstes Verhalten zu beeinflussen, auch *nudging* genannt, werden gegenwärtig immer häufiger angewandt. Einfach gesagt, ist mit einem »nudge« ein sanfter Stoß in die richtige Richtung gemeint. Wie wir schon gesehen haben, treffen wir viele unserer täglichen Entscheidungen intuitiv. Und genau dieses automatische und unbewusste Verhalten macht sich das Nudging zunutze: Ein perfektes Instrument, um die Verbraucher*innen von offizieller Seite in Richtung eines gesunden Essverhaltens zu lenken, sollte man meinen. Die US-amerikanischen Wissenschaftler Richard Thaler und Cass Sunstein haben dazu 2008 ihr berühmtes Buch *Nudge* veröffentlicht, in dem sie klassische Marketingtechniken und -erkenntnisse aus der Verhaltensökonomie auf den öffentlichen Raum übertragen.

Es gibt tatsächlich zahlreiche erfolgreiche Beispiele aus der Praxis, die den Konsum gesunder Produkte durch *nudges* nachweislich gesteigert haben. Zu solchen verkaufsfördernden Maßnahmen gehört es, gesunde Produkte in den Supermarktregalen in Augenhöhe zu platzieren, portioniertes Obst in Kühltruhen neben der Kasse anzubieten (das hat den Verkauf um das Dreißigfache gesteigert!), Gemüsegerichte mit einem witzigen oder überzeugenden »Verwöhntipp« zu versehen und weniger gesunde Produkte in kleineren Mengeneinheiten auf den Markt zu bringen. Auch die gefährlichen Snacks sollten nicht mehr in so unmittelbarer Sicht- und Reichweite stehen. Dies gilt im Übrigen auch für Zuhause oder am Arbeitsplatz. Verbannen Sie die Lakritzdose vom Schreibtisch, packen Sie sie lieber weit weg in einen Schrank, wenn Sie schon nicht ganz darauf verzichten wollen. Es fällt uns nämlich viel leichter, etwas stehen zu lassen, wenn es zu viele Umstände macht, daranzukommen. Wie simpel, aber subtil Marketing doch sein kann! Aber um der Adipositas-Epidemie etwas entgegenzusetzen, werden wir zudem strengere Präventivmaßnahmen ergreifen müssen – wie beispielsweise eine Zuckersteuer, die in vielen Ländern schon mit großem Erfolg erhoben wird.

Schlank werden oder bleiben – was können wir selbst dafür tun?

Wir haben in diesem Buch schon alle möglichen Faktoren Revue passieren lassen, die das Körperfett und somit auch das Gewicht beeinflussen. Bei dem einen werden dick machende Medikamente eine größere Rolle spielen, bei dem anderen ein gestörter Biorhythmus durch Nachtarbeit. Aber – und das ist sicherlich keine überraschende Erkenntnis – für fast jeden gilt, dass gesunde Ernährung und ausreichende Bewegung die wichtigsten Voraussetzungen für einen gesunden Körper und ein gesundes Gewicht sind. Was die Ernährung angeht, sollte man es sich nicht komplizierter als nötig machen. Wer reichlich frisches Gemüse und Obst, Vollkornprodukte und weißes Fleisch wie Huhn auf seinen täglichen Speiseplan setzt, einmal in der Woche fetten Fisch isst, ergänzt durch ungezuckerte Molkereiprodukte und eine Handvoll ungesalzene und möglichst ungebrannte Nüsse, ausreichend Wasser, Tee und Kaffee trinkt, ist schon auf einem guten Weg (siehe Infokasten 11). Und natürlich gehört zur rechten Zeit auch ein Stück Torte dazu, um einen Geburtstag oder einfach nur das Leben zu feiern. Von einem Stück Apfelkuchen ist noch niemand dick geworden! Sie sollten also nicht krampfhaft und ständig darüber nachdenken, was Sie nun eigentlich essen sollen oder dürfen, sondern bewusst – und mit der Zeit immer unbewusster – »automatisch« zu gesunden Produkten greifen. Sie können es sich wirklich sparen, jedem Hype zu folgen und sich nur noch von Quinoa, Avocados und Kichererbsen zu ernähren oder alle Kohlenhydrate und/oder Fette aus Ihrem Speiseplan zu streichen.

**Infokasten 11
Gesunde Ernährung in Kürze**

- Essen Sie täglich eine ganze Portion Gemüse und Obst.
- Essen Sie regelmäßig Hülsenfrüchte.
- Vermeiden Sie industriell hergestellte Nahrungsmittel (wie Fertiggerichte, rotes oder verarbeitetes Fleisch).
- Essen Sie täglich eine Handvoll ungesalzener Nüsse.
- Verzehren Sie einmal wöchentlich fetten Fisch.
- Verwenden Sie Vollkornprodukte.
- Nehmen Sie täglich Milchprodukte ohne zugesetzten Zucker zu sich.
- Trinken Sie Wasser/Kaffee/Tee (keine zuckerhaltigen Getränke).
- Konsumieren Sie Alkohol in Maßen.

Bei einem bereits gestörten Glucosestoffwechsel, zum Beispiel bei einem (Vorstadium von) Diabetes, scheint eine gewisse Reduzierung der Kohlenhydrate übrigens durchaus Früchte zu tragen, vor allem dann, wenn der Körper viel zu wenig eigenes Insulin produziert, um die Zucker gut verarbeiten zu können.

Viele Dickmacher stecken in unseren Getränken, das ist keine neue Erkenntnis. Wenn Sie Ihrem Kind jeden Tag ein zuckerhaltiges Getränk mit in die Schule geben, läppert sich das ganz schön zusammen. In einer Amsterdamer Studie, in der 641 Kinder zwischen vier und elf Jahren über anderthalb Jahre begleitet wurden, nahm die eine Hälfte jeden Tag eine (zuckerhaltige) Limonade und die andere Hälfte ein nicht zuckerhaltiges Getränk mit in die Schule. Nach einem Jahr hatten die Kinder, die jeden Tag das zuckerhaltige Getränk konsumiert hatten, im Vergleich zu der Kontrollgruppe über ein Kilo zugenommen. Und das im Verlauf nur eines Schuljahrs! Bei vier Grundschuljahren ergibt das eine Differenz von 4 Kilo. Und dann kommen noch die Oberstufenjahre, wo einem in den Schulkantinen die Plunderteilchen und Kakaotüten nur so um die Ohren fliegen!

Bewegung ist natürlich immer eine gute Sache. Der Körper entwickelt mehr Muskelmasse und der Energieumsatz wird hochgefahren. Aber vielleicht gehören Sie zu der Kategorie der Sportmuffel und strampeln sich lieber ab und zu schweißüberströmt auf einem Hometrainer ab, immer das Display im Blick, das Ihnen anzeigt, dass Sie sich nach fünfzehn oder dreißig Minuten nicht mehr als die Kalorienmenge eines belegten Roggenbrötchens abtrainiert haben. Machen Sie sich dann klar: Die auf dem Bildschirm angezeigten Kalorien sind nicht das Wichtigste! Durch Bewegung, vor allem aber auch durch ein Krafttraining, produzieren Sie Muskelmasse. Und Sie sollten auch wissen, dass durch Bewegung nicht nur umgehend Kalorien verbrannt werden, sondern dass durch mehr Muskelmasse sowohl tagsüber als auch nachts, 24/7, mehr verbrannt wird. Auch im Ruhezustand! Sogar im Schlaf verbrennen Sie mehr Kalorien – und das gratis und ohne Gegenleistung! Das hat damit zu tun, dass ständig zusätzliche Nährstoffe in die Muskeln transportiert werden und dadurch weniger Fett gespeichert wird. Das Risiko, einen Diabetes und andere Krankheiten zu entwickeln, wird dadurch umgehend geringer. Und auch der Cortisolspiegel im Blut sinkt bei regelmäßiger Bewegung – mit all den günstigen Folgewirkungen. Außerdem haben Studien ergeben, dass die Masse und die Qualität der Muskeln eine sehr gute Prognose für ein gesundes Altern garantieren. Mit anderen Worten: Bewegung hält körperlich und geistig fit!

Die Empfehlungen der WHO geben vor, dass Erwachsene sich über die Woche verteilt 2,5 Stunden mäßig bis intensiv bewegen sollen (zum Beispiel zügig gehen oder Rad fahren). Oder alternativ dazu mindestens 75 Minuten über die Woche verteilt intensiv Sport treiben beziehungsweise intensive und mäßige körperliche Aktivitäten entsprechend miteinander kombinieren sollten.

Als Faustregel gilt: Je mehr und intensiver, desto besser! Versuchen Sie, die Bewegungseinheiten über die Woche zu verteilen. Die ganze Woche über nichts zu tun, um dann am Wochenende richtig loszulegen, empfiehlt sich nicht. Die Verletzungsgefahr nimmt dann erheblich zu und diesem Risiko möchten Sie sich doch ganz bestimmt nicht aussetzen. Ein weiterer Tipp lautet, mindestens zweimal in der Woche gezielte Übungen zur Stärkung der Muskulatur und des Knochengerüsts zu machen. Ab und zu ein kleiner Muskelkater nach einem Krafttraining ist, nebenbei gesagt, gar nicht schlimm. Durch die Belastung entstehen winzig kleine Muskelrisse, die die Bildung von mehr Muskelmasse anregen. Durch eine derartige Überkompensation wachsen die Muskeln – und das ist günstig! Genießen Sie also Ihren ersten Muskelkater und denken Sie an die gute Arbeit, die Ihr Körper inzwischen verrichtet. Sie haben Ihren aktiven Beitrag dann schon geleistet! Während Sie ausgestreckt vor dem Fernseher liegen, produziert Ihr Körper mehr Muskelmasse!

Und natürlich sollten Sie auch Schlafmangel und Langzeitstress (wo möglich) vermeiden, wenn Sie Ihr Gewicht halten wollen. Und wenn Sie Medikamente nehmen müssen, die dick machen können (siehe die Liste in Kapitel 9), sollten Sie Ihr Gewicht genau im Auge behalten. Sprechen Sie frühzeitig mit Ihrem Arzt, wenn Sie merken, dass Sie zunehmen. Wie schon zu Anfang gesagt: Vorbeugen ist besser als heilen – das gilt auch für Adipositas!

Neue wissenschaftliche Erkenntnisse für die eigene Praxis

Neben den bekannten Dingen wie einer gesunden Ernährung und mehr Bewegung können Sie selbst noch einiges mehr tun, um schlank zu bleiben oder zu werden. Verschiedene Praktiken, den Energieverbrauch zu erhöhen, wurden schon genannt. Zum Beispiel *fidgeting* – es reicht schon, mit einem Stift auf die Tischplatte zu klopfen oder mit den Füßen zu wippen, wenn Sie eine Zeit lang ununterbrochen am Schreibtisch sitzen müssen. Langes Sitzen fördert die Entwicklung von Adipositas und kann zu Folgeerkrankungen wie Diabetes oder kardiovaskulären Problem führen. Und das können Sie auch nicht kompensieren, indem Sie abends nach der Arbeit intensiv Sport treiben. Hinzu kommt, dass Sport für schwer adipöse Menschen extrem anstrengend sein kann, weil die Gelenke stark belastet werden. Und außerdem schämen sie sich, wenn sie sich in Sportkleidung unter die überwiegend schlanken Besucher*innen in einem Fitnesscenter mischen sollen. Es ist nachgewiesen, dass diejenigen, die tagsüber im Sitzen viele kleine Bewegungen ausführen, kein erhöhtes Risiko mehr haben, an Herz- Kreislauf-Problemen zu erkranken. Mit geschicktem *fidgeting* kann man seinen Energieumsatz nachweislich um etwa 20 bis 30 Prozent nach oben schrauben. Es scheint so, als würden durch fast unmerkliche Bewegungen – zum Beispiel Kaugummi kauen – diverse Rädchen im Körper in Bewegung versetzt und die schädlichen Auswirkungen des langen Sitzens auf diese Weise drastisch gemildert. *Fidgeting* wird manchen Menschen schon von Natur aus leichter fallen, aber vielleicht sollten auch Sie es einfach mal ausprobieren, zum Beispiel, wenn Sie zum x-ten Mal in einem langen Stau stecken oder in einer langweiligen Konferenz sitzen, die sich über Stunden hinzieht. Eine Zeit lang die Gesäßmuskulatur im Wechsel an- und entspannen oder mit dem Fuß auftippen, dürfte niemanden stören. Vielleicht können Sie auf diese simple Art und Weise Ihren Energieverbrauch erhöhen. Schaden kann es jedenfalls nicht. Man weiß im Übrigen nicht genau, warum langes Stillsitzen für unsere Gesundheit so schädlich ist und dick macht. Der naheliegendste Gedanke ist natürlich, dass der Körper ganz einfach weniger Energie verbraucht. Vor Kurzem ist man jedoch bei Tierversuchen einer anderen möglichen Erklärung auf die Spur gekommen, die, sollte sie auf den Menschen übertragbar sein, eventuell neue Lösungswege bietet. Wie sich nämlich herausstellte, haben Mäuse und Ratten winzig kleine Waagen in ihren Fußknochen, die das Körpergewicht registrieren. Bis dahin kannte man nur das Fetthormon Leptin als Kontrollinstanz. Bei zu viel Körperfett signalisiert dieser Botenstoff dem Gehirn, dass die Esslust reduziert und der Stoffwechsel angekurbelt werden muss. Bei den Versuchstieren hat man nun ein weiteres System entdeckt, um das Gehirn über die Höhe des Gewichts zu informieren. Und dieses System könnte vielleicht einmal zumindest teilweise erklären, warum Sitzen so schlecht für uns ist. Wenn wir stehen, zeigt diese »Waage in den Beinen« das richtige Gewicht an. Wenn wir sitzen, misst diese innere Waage natürlich ein niedrigeres Gewicht und koppelt dies an das Gehirn zurück. Die Folge ist, dass die Esslust zunimmt, während sich der Stoffwechsel gleichzeitig verlangsamt. Ein faszinierend neues Forschungsfeld, das auch für Experimente genutzt wurde. So belastete man Mäuse und Ratten für kurze Zeit mit einem zusätzlichen Gewicht auf dem Rücken. Und was kam dabei heraus? Die Tiere nahmen exakt so viel ab, wie dieses Gewicht auf ihrem Rücken schwer war! Weitere Studien werden zeigen müssen, ob dieser Mechanismus beim Menschen genauso funktioniert. Sollte das der Fall sein, dann könnten wir mit einem schweren Rucksack auf dem Rücken unseren

»Gewichtsthermostaten« im Gehirn vielleicht hin und wieder zum Narren halten, um auf diese Weise abzunehmen!

Auch durch Kälte wird unser Energieumsatz in Schwung gebracht, denn Kälte aktiviert das braune Körperfett. Wenn wir uns nur zwei Stunden am Tag in einer Raumtemperatur von 17°C aufhalten, verlieren wir an Körperfett, ohne an Muskelmasse einzubüßen. Und da es für einen günstigen Energieumsatz wichtig ist, dass die Muskelmasse erhalten bleibt, muss man sich nur ab und zu niedrigeren Temperaturen aussetzen, um auf eine gesunde Weise einige Pfunde loszuwerden. Eine derartige Stimulierung des braunen Körperfetts kostet keinen Cent und wenn man die Heizung um ein Grad absenkt, spart das sogar Energiekosten. Wenn Sie sich gern bewegen, sollten Sie dazu am besten vor die Tür gehen. Nur eine Viertelstunde Bewegung an der frischen Luft bei 4°C vermag mehr auszurichten als die bekannten Übungen in einem gut beheizten Fitnesscenter, denn man aktiviert seinen Energieumsatz nicht nur mit Hilfe von Muskelmasse, sondern auch mit Hilfe von braunem Körperfett. Und noch ein Tipp: Capsaicin, der Stoff, der in roten Paprika enthalten ist, wirkt sich in vergleichbarer Weise auf das braune Körperfett aus. Sie essen gerne scharf? Dann gönnen Sie sich ruhig ein paar rote Paprikaschoten mehr!

Nicht jedes Pfund geht durch den Mund

Um Übergewicht zu reduzieren, sollte als Erstes geklärt werden, wo in jedem einzelnen Fall die Ursache zu suchen ist. Meistens ist Adipositas die Summe unterschiedlicher gewichtserhöhender Faktoren. Nur sehr selten steckt eine bestimmte Erkrankung dahinter. Im Übrigen wird Adipositas (also ein BMI ab 30) unter anderem auch von der *American*

Medical Association, dem größten Ärzteverband in den USA, als eigenständiges Krankheitsbild definiert. Und das nicht von ungefähr, denkt man an die Vielzahl ungünstiger biologischer Veränderungen, die sich bei einer zu großen Masse an Fett im Körper abspielen können. Es ist bedauerlich, dass in der Medizin oft sofort eine bestimmte Behandlung empfohlen wird, ohne zuvor nach der Ursache der Fettleibigkeit zu fragen. Viele Menschen, Mediziner*innen eingeschlossen, orientieren sich an der Devise »Jedes Pfund geht durch den Mund« und wollen dem Problem zu Leibe rücken, indem sie versuchen, den Energiehaushalt ins Gleichgewicht zu bringen. Und so lautet die am häufigsten ausgesprochene Empfehlung: weniger essen, mehr bewegen. Problem gelöst!

Und das ist einer der größten Irrtümer, wenn es um Übergewicht und Fettleibigkeit geht. Ärzte, Pflegepersonal, Entscheidungsträger, Politiker, die Öffentlichkeit, sie alle machen es sich damit ziemlich leicht. Und hier liegt auch einer der Gründe, warum es gegen die herrschende Adipositas-Epidemie bisher noch kein probates Mittel gibt. Um das zu finden, müssen wir uns von bequemen und einseitigen Sichtweisen verabschieden. Da so viele Faktoren unser Körperfett beeinflussen können, sollte deutlich geworden sein, dass wir es bei Adipositas mit einer sehr komplexen Problematik zu tun haben. Wir wollen keineswegs abstreiten, dass gesunde Ernährung und ausreichende Bewegung wichtig sind, aber bei Adipositas ist schon so vieles im Körper außer Kontrolle geraten, dass es äußerst schwer sein dürfte, abzunehmen, wenn man es bei einer Diät und mehr Bewegung belässt. Bei Fettleibigkeit hat der Körper einen anderen Setpoint bekommen, wobei nicht zuletzt auch diverse Hormone dafür sorgen, dass das höhere Körpergewicht zum neuen Standard wird. Und sie werden alles dafür tun, dass sich daran nichts ändert.

Leichtes Übergewicht steht auf einem ganz anderen Blatt. Da hier noch keine hormonellen Störungen vorliegen, sind die Chancen, mit oder ohne professionelle Hilfe erfolgreich und nachhaltig abzunehmen, wesentlich größer. Der erste Schritt bei einer Adipositasbehandlung besteht also darin, in jedem einzelnen Fall den jeweiligen Ursachen auf den Grund zu gehen. Das ist die Aufgabe des Hausarztes, eines Internisten oder eines Kinderarztes. Anhand der sechs nachfolgenden Kategorien können Sie überprüfen, wie es bei Ihnen um die Risikofaktoren bestellt ist – übrigens auch dann, wenn Sie mit Ihrer Figur durchaus zufrieden sind und möchten, dass das so bleibt. Für die letztgenannte Gruppe sind vor allem die von 1 bis 3 genannten Faktoren interessant.

Unter den nachfolgenden sechs Kategorien sind die jeweiligen Faktoren und Ursachen aufgelistet, die zu (krankhaftem) Übergewicht führen können.

- **1 Faktoren, die mit der Lebensweise zu tun haben**
  Essen
  Wie sieht es mit meinem Essverhalten aus? Ernähre ich mich überwiegend gesund? Oder nehme ich – von Ausnahmen abgesehen – in der Regel hochkalorische /ungesunde Produkte zu mir, zum Beispiel jeden Tag Softdrinks statt Wasser? Habe ich Crashdiäten gemacht, durch die ich aufgrund des Jo-Jo-Effekts noch mehr zugenommen habe? Esse ich abends und/oder nachts verhältnismäßig mehr als tagsüber?

  Bewegung
  Verschaffe ich mir genügend Bewegung? Und ist das noch ausbaufähig, indem ich zum Beispiel öfter die Treppe nehme oder, siehe *Fidgeting*, (zuckerfreies) Kaugummi kaue, mit einem Stift herumspiele oder mit den Füßen wippe? Verbringe ich zu viele Stunden hintereinander im Sitzen? Könnte ich dann nicht vielleicht öfter, am besten jede hal-

be Stunde, kurz aufstehen, um beispielsweise zum Drucker zu laufen, Kaffee zu holen etc.?

Schlaf
Schlafe ich nachts sieben bis acht Stunden, ohne zwischenzeitlich aufzuwachen? Schnarche ich laut mit kurzen Atemstillständen? Muss ich in Nachtschichten arbeiten oder ist mein Schlaf-Wach-Rhythmus in anderer Weise gestört?

Alkohol
Trinke ich täglich oder mehrmals in der Woche Alkohol? Auf der Website: https://www.cdc.gov/alcohol/fact-sheets/alcohol-use.htm können Sie anhand einer Checkliste Ihren Alkoholkonsum überprüfen.

Rauchen
Haben Sie gerade mit dem Rauchen aufgehört? Auch wenn man danach normalerweise zunimmt, sind die positiven Auswirkungen auf die Gesundheit wesentlich größer.

Soziokultureller Hintergrund
Lebe ich in einem Umfeld, das einem gesunden Lebensstil widerspricht, unter anderem, weil immer (ungesunde) Nahrung im Überfluss vorhanden ist und ein reichliches Angebot an Essen als ein Ausdruck von Gastfreiheit angesehen wird?

- **2 Mentale Faktoren**
  Depressive Beschwerden
  Fühle ich mich niedergeschlagen und habe ich die Fähigkeit verloren zu genießen?

Stress
Fühle ich mich chronisch gestresst? Kann ich mich genügend entspannen? Leide ich unter chronischen Schmerzen (unter einer Form von körperlichem Stress)?

Hungerattacken
Habe ich Hungerattacken (mit oder ohne Erbrechen)? Das kann ein Anzeichen für eine Magersucht oder eine andere Essstörung sein.

- **3 Medikamente**
  Habe ich zugenommen, nachdem ich ein neues Medikament nehme oder die Dosis meines derzeitigen Medikaments mit einer gewichtserhöhenden Nebenwirkung erhöht habe? Zu den Medikamenten mit einer solchen Nebenwirkung zählen unter anderem: Corticosteroide (lokal, Tabletten oder Injektionen) – Betablocker (Metropolol, Propranolol) – Antidepressiva (Mirtazapin, Citalopram, Paroxetin) – Neuroleptika (Lithium, Olanzapin, Risperidon) – Antiepileptica (Carbamazepin, Valproinsäure, Gabapentin) – Antidiabetesmedikamente (Insulin, Glimepirid) – (neuropathische) Schmerzmittel (Pregabalin, Amitriptylin).

- **4 Hormonelle Faktoren**
  Haben Sie die nachfolgenden Beschwerden, die, wenn sie in einer bestimmten Kombination auftreten, auf eine hormonelle Ursache hinweisen können? – Verstopfung – Akne – aufgedunsenes Gesicht – trockene Haut – übermäßige Behaarung im Gesicht und am Rumpf – Fetthöcker im Nacken – langsamer Herzschlag – Menopause – spontane blaue Flecken – Kälteintoleranz – unregelmäßiger Menstruationszyklus – lilarötliche Striae – braune Streifen im Nacken-/Achselbereich – Erektionsstörungen – Muskelschwäche – festgesetzte Schwangerschaftspfunde.

Symptome hormonell bedingter Veränderungen oder Erkrankungen sind: Unterfunktion der Schilddrüse, zu wenig Geschlechtshormone, Polycystöses Ovarium Syndrom (PCOS), Morbus Cushing (zu viel Cortisol), zu wenig Wachstumshormone. Die beiden letztgenannten Erkrankungen kommen selten vor.

- **5 Abweichungen am Hypothalamus** (Regulierungszentrum im Gehirn, das unter anderem den Appetit und den Stoffwechsel steuert)
  Liegt bei mir eines oder mehrere der nachfolgend genannten Symptome vor, die, wenn sie in Kombination auftreten, auf eine Ursache im Hypothalamus hinweisen können?
  – extreme Esslust – neurologische Störungen – Gehirnverletzung in der Vergangenheit – Bestrahlungen oder Operationen im Gehirnbereich in der Vergangenheit.
  Beispiele für Ursachen im Hypothalamus sind: Schädigung des Hypothalamus, Tumor im Hypothalamus. Die hier genannten Fälle sind selten.

- **6 Genetisch bedingte Faktoren**
  Liegt bei mir eines oder mehrere der nachfolgend genannten Symptome vor, die, wenn sie in Kombination auftreten, auf eine (seltene) genetisch bedingte Ursache hinweisen können?
  – extreme Esslust – erhebliches Übergewicht schon in jungen Jahren – Autismus – auffälliger Gewichtsunterschied im Vergleich zu anderen Familienmitgliedern – mentale oder motorische Entwicklungsverzögerung – kein Gewichtsverlust nach einer Magenverkleinerung – abnorme Körperformen (z.B. tief angesetzte Ohren, sehr nah oder sehr weit auseinanderstehende Augen – extreme Brillenstärke – hoher Gaumen). Beispiele für seltene genetisch bedingte Abweichungen sind:

- Defekt in der DNA eines einzigen Gens, z.B. MC4-Rezeptor, POMC, Leptin.
- Syndrome, z.b.: Prader-Willi-Syndrom, Bardet-Biedl-Syndrom, Alström-Syndrom, 16p11.2-Mikrodeletionssyndrom.

Abnehmen bei Übergewicht oder Adipositas

Erst nachdem man sich – eventuell in Absprache mit einem Arzt – ein Bild davon gemacht hat, welche Faktoren zu dem erheblichen Übergewicht beigetragen haben und diese im Rahmen der vorhandenen Möglichkeiten optimiert wurden, macht es Sinn, mit einer Behandlung zu beginnen. Bei leichtem Übergewicht (BMI 25-30) können die zu Anfang dieses Kapitels genannten Empfehlungen zur Umstellung der bisherigen Lebensweise weiterhelfen. Bei Adipositas ist meistens professionelle Hilfe erforderlich. Nach den Richtlinien der *European Association for the Study of Obesity* (EASO) wird bei adipösen Erwachsenen als erste Maßnahme eine Änderung der Lebensweise empfohlen. Als erfolgreich hat sich die sogenannte kombinierte Lifestyle-Intervention erwiesen. Bei diesem intensiven Programm, das für mehr als ein Jahr angesetzt ist, wird den Betroffenen eine engmaschige Begleitung hinsichtlich einer gesunden Ernährung, Bewegung und Verhaltensänderung angeboten. Damit lässt sich das Körpergewicht langfristig um 5 bis 10 Prozent reduzieren.

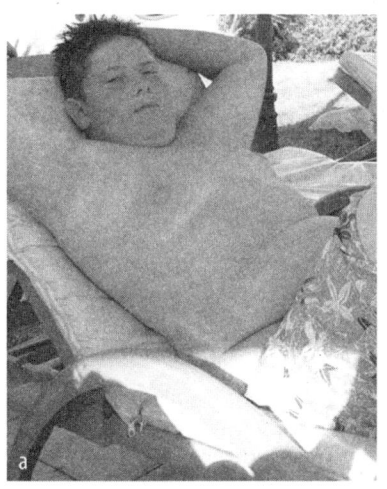 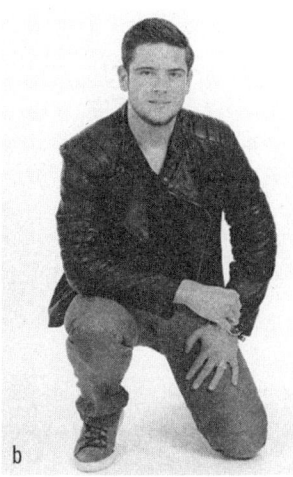

Fotos von Mark vor (a) und nach (b) einer kombinierten Lifestyle-Intervention. Das Programm bestand aus einer professionellen Ernährungsberatung entsprechend den niederländischen Richtlinien für gesunde Ernährung, einem Bewegungstraining unter Anleitung eines Physiotherapeuten und einer kognitiven Verhaltenstherapie bei einem Psychologen. Das Training fand in Gruppensitzungen statt und erstreckte sich über 75 Wochen, wobei die einzelnen Sitzungen in immer größeren zeitlichen Abständen abgehalten wurden (mit Zustimmung des Patienten abgedruckt).

Die beiden Fotos zeigen Mark, der anderthalb Jahre lang im Adipositas-Zentrum CGG des Klinikums der Erasmus-Universität Rotterdam unter Anleitung eines Ernährungsmediziners, eines Psychologen und eines Physiotherapeuten an einer kombinierten Lifestyle-Intervention teilgenommen hat. Durch diese intensive Gruppentherapie ist es ihm gelungen, dauerhaft ein gesundes Essverhalten zu entwickeln (ohne Diät!). Verbunden mit mehr Bewegung hat er rund 28 Kilo abgenommen. Heute, fünf Jahre später, fühlt er sich immer noch um ein Vielfaches fitter. Seit 2019 werden bestimmte Formen einer kombinierten Lifestyle-Intervention in den Niederlanden sogar von den Krankenkassen gezahlt.

Das ist jedoch in den meisten anderen Ländern nicht der Fall. Sollte eine intensive Lifestyle-Intervention nach einem Jahr nicht den erwünschten Effekt zeigen, kann eine Magenverkleinerung oder eine medikamentöse Behandlung in Betracht gezogen werden.

Medikamente gegen Adipositas

Leider, leider ... gibt es bis heute noch keine Wunderpille gegen Fettleibigkeit, auch wenn einige dubiose Internetseiten das Gegenteil behaupten. Aber es sind gewichtsreduzierende Medikamente auf dem Markt, die in Kombination mit einer Umstellung der Lebensweise zu einem zusätzlichen Gewichtsverlust von etwa 4,5 bis 11 Kilo führen können. Vor Kurzem wurde in den Niederlanden Liraglutid als Mittel gegen Fettleibigkeit zugelassen, ein Medikament, das in einer niedrigeren Dosierung schon seit Längerem gegen Diabetes verschrieben, aber leider noch nicht von den Krankenkassen übernommen wird. Liraglutid ist eigentlich mit dem Darmhormon GLP-1 verwandt, das, wie wir in Kapitel 5 dargestellt haben, den Appetit zügelt und das Gewicht (insbesondere das Bauchfett) reduziert. Ein weiteres in Europa und seit Januar 2018 auch in Deutschland zugelassenes Medikament enthält eine Kombination der Wirkstoffe Naltrexon und Bupropion. Dieses Kombipräparat wird in dem Gehirnbereich aktiv, in dem die Esslust und die Energiebalance reguliert werden. In ihrer Wechselwirkung fungieren diese Wirkstoffe als Appetitzügler, sie erhöhen den Energieverbrauch, beeinträchtigen aber auch die Freude und den Genuss am Essen. In den USA sind eine ganze Reihe anderer Medikamente auf dem Markt, die in Europa noch auf ihre Zulassung warten. Interessanterweise ist die Wirksamkeit dieser genannten Medikamente von Fall zu Fall sehr unterschiedlich. Während manche Patient*innen keinen zusätzlichen Gewichtsverlust verbuchen können, nehmen andere durch diese Mittel viele Pfunde ab. Trotz intensiver Forschung hat man dafür zurzeit noch keine ausreichende Erklärung. Bei allen hier genannten Mitteln gegen Adipositas wird nach drei bis vier Monaten überprüft, ob die Betreffenden schon abgenommen haben, andernfalls würde es unter dem Strich keinen Sinn machen, diese Medikamente weiterhin zu nehmen.

Sollte es in Zukunft möglich sein, unsere Kinder gegen Adipositas genauso zu impfen, wie das heute gegen alle möglichen Infektionskrankheiten möglich ist? Eine futuristische Vorstellung, vielleicht, aber nicht völlig unrealistisch. Wie schon in Kapitel 9 gesagt, können bestimmte Viren versteckte Dickmacher sein und inzwischen werden bereits Impfstoffe gegen Viren entwickelt, die man mit Adipositas in Verbindung bringt. Darüber hinaus wurde in Versuchen an Ratten nachgewiesen, dass die Tiere bei einer Impfung gegen das Hungerhormon Ghrelin weniger zum Dickwerden neigen, weniger Körperfett ansetzen und gleichzeitig nicht an Muskelmasse verlieren. Das sind doch wirklich bahnbrechende Überlegungen zur Adipositasprävention.

Die Magenoperation:
Eine dauerhafte Lösung für Übergewicht?

Zurück zu Patty. Ihr Kampf gegen die überflüssigen Pfunde zog sich über Jahrzehnte hin, und sie stieß dabei auf viele Hindernisse. Letztendlich entschloss sie sich zu dem rigorosen Schritt, sich den Magen verkleinern zu lassen. Eine sehr radikale Maßnahme, die jedoch, verbunden mit einer veränderten Lebensweise und psychologischer Unterstützung, die wirksamste Behandlungsmethode bei Adipositas ist. Die dazu vorliegenden Zahlen lügen nicht. Im Durchschnitt nehmen Menschen in den ersten zwei Jahren nach einer Magenbypass-Operation 45 Kilo ab. Zwölf Jahre später sind es immer noch 35 Kilo. Dieser operative Eingriff ist also auch langfristig sehr effektiv. Zudem, und das ist bei einem so großen Verlust an Körperfett natürlich nicht erstaunlich, verschwinden auch einige der mit Adipositas verbundenen Komplikationen. Die Betroffenen entwickeln keinen Diabetes oder werden von ihm geheilt, das Risiko für Herz-Kreislauf-Erkrankungen und Krebs sinkt und die Lebenserwartung steigt.

Wie effektiv eine Magenoperation ist, hängt von der Art des Eingriffs ab (siehe Abb. 8). Patty hatte sich für einen Magenbypass entschieden. Nach einer solchen OP können die Betroffenen nur noch kleine Portionen zu sich nehmen. Für jemanden, der immer sehr gern gegessen hat, bedeutet das natürlich eine tiefgreifende Veränderung seines Lebensstils. Ein Magenbypass ist ein schwerer Eingriff, aber gleichzeitig auch eine der effektivsten Lösungen bei schwerer Adipositas. Bei einer solchen Operation wird ein Stück des Magens von der Größe eines Eis abgetrennt und direkt an den Dünndarm angeschlossen.

Alles, was man nun isst, gelangt zuerst in den kleinen Restmagen und von dort aus direkt in den Dünndarm. Dabei wird der erste Abschnitt des Dünndarms ausgespart – daher der Begriff »Bypass«. Eine weitere Methode ist die sogenannte Magenverkleinerung, bei der ein Teil des Magens operativ entfernt wird und nur ein kleiner Restmagen bleibt. Der Anschluss an den Dünndarm bleibt unverändert erhalten. Eine dritte Möglichkeit besteht darin, Menschen mit extremem Übergewicht ein Magenband zu implantieren, das den Mageneingang verengt. Dies ist zwar der schonendste Eingriff, aber da er weniger effektiv ist als die anderen

Methoden, wird er weltweit kaum noch praktiziert. Darüber hinaus gibt es zahlreiche Varianten der hier genannten Operationsmethoden.

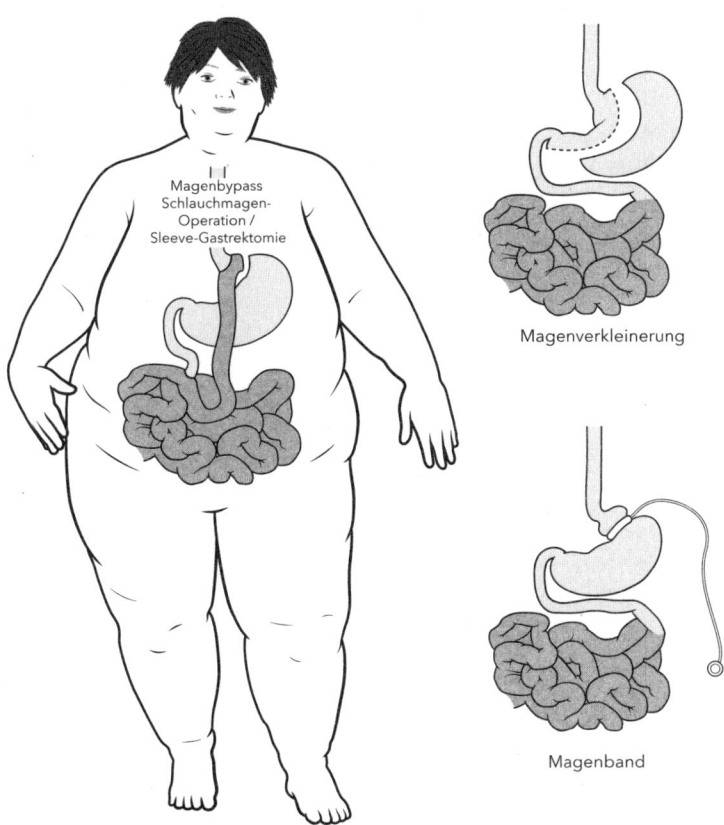

Abbildung 8: Verschiedene Methoden einer Magenverkleinerung

Ein Magenbypass bringt die Darmhormone in Schwung

Wie kommt es, dass eine Magenoperation zu einem so enormen Gewichtsverlust führt und so viele positive Auswirkungen hat? Mit dieser Frage hat sich die Medizin intensiv auseinandergesetzt, wobei das Interesse in erster Linie der Bypass-Methode galt. Die naheliegendste Erklärung lautet, dass die Betroffenen schlicht und einfach weniger essen können. Eine geringere Nahrungsaufnahme, am besten in Kombination mit mehr Bewegung, ergibt eine negative Energiebalance. Fette werden freigesetzt und von unseren anderen Körperzellen verbrannt. Die Folge? Das Körperfett schmilzt wie Schnee unter der Sonne. Ferner verschwinden zumindest teilweise die Entzündungszellen in unserem Fett – Sie wissen schon, die kleinen Pacmans, die unser Körperfett krank machen, sodass die Gefahr einer Arterienverkalkung geringer und die Insulinresistenz schwächer wird. Über die Hälfte aller Menschen, die zum Zeitpunkt einer Magenbypass-Operation einen Diabetes Typ 2 hatten, konnten zwei Jahre später als geheilt betrachtet werden.

Aber es wird noch spannender. Es hat sich nämlich gezeigt, dass manche Patient*innen schon wenige Tage nach einer Bypass-Operation von ihrem Diabetes geheilt waren. Da ein Gewichtsverlust erst später eintritt, ist das sehr ungewöhnlich. Man kann daraus schließen, dass sich die günstigen Effekte auf den Zuckerstoffwechsel teilweise unabhängig von dem Gewichtsverlust zeigen. Und tatsächlich, da bei einem Magenbypass die noch relativ unverarbeitete Nahrung direkt in einen etwas entfernteren Abschnitt des Dünndarms gelangt (der erste Teil wird ja durch den Bypass umgangen), verändert sich so einiges.

Eine dieser Veränderungen betrifft die schon genannten Darmhormone. Nach einem Magenbypass werden mehr

Darmhormone des Typs GLP-1 und PYY produziert – mit den entsprechend positiven Auswirkungen. Da sich das Hormon GLP-1 günstig auf den Zuckerstoffwechsel auswirkt, da die Bauchspeicheldrüse mehr Insulin ausschüttet und die Insulinempfindlichkeit zunimmt, kann ein Diabetes in kurzer Zeit geheilt werden. Aber damit nicht genug, diese Darmhormone sorgen auch dafür, dass nach einer Magenbypass-Operation schneller ein Sättigungsgefühl eintritt.

Aber ist ein so schwerer operativer Eingriff wirklich die einzige Möglichkeit, unsere Darmhormone in Schwung zu bringen? Leider führt ein Magenband, das eine alternative Operationstechnik für eine physische Verkleinerung der Magenkapazität wäre, weder zu einer Vermehrung der günstigen Darmhormone GLP-1 und PYY noch zu einem schnelleren Sättigungsgefühl. Für die Betroffenen bedeutet eine solche Lösung, trotz einer reduzierten Nahrungsaufnahme weiterhin mit einem knurrenden (Rest-)Magen leben zu müssen. Weitere Untersuchungen haben inzwischen gezeigt, dass ein Magenband auch im Hinblick auf eine radikale Gewichtsabnahme weniger effektiv ist als andere Operationsmethoden.

Ein anderes und etwas neueres Verfahren im Kampf gegen Adipositas ist das »Absengen« der Darmschleimhaut, das 2016 zum ersten Mal in der Humanmedizin praktiziert wurde. Der brasilianische Arzt Manoel P. Galvao Neto erforschte schon seit dem Ende des 20. Jahrhunderts den Magen-Darm-Trakt, um Menschen mit Adipositas zu helfen. Er entdeckte, dass sich teilweise ein ähnlicher Effekt wie mit einer Magenverkleinerung erzielen lässt, wenn man die Schleimhaut des Zwölffingerdarms wegbrennt. Bei Menschen, die sowohl adipös waren als auch unter Diabetes litten, sank der Blutzuckerspiegel schon wenige Tage nach einem solchen Eingriff beträchtlich. Außerdem verloren sie in der Zeit danach einige Kilos. Hinter dieser Methode steckt folgende Überlegung: Es gibt Hinweise darauf, dass die Darmschleimhaut bei Diabetiker*innen so abnorm verdickt ist, dass der Glucosehaushalt aus dem Gleichgewicht gerät. Techniken, die dafür sorgen, dass die Schleimhaut des Zwölffingerdarms mit den aufgenommenen Nahrungsstoffen nicht in Berührung kommt, wirken sich positiv auf die Zuckerregulierung aus. Wenn man die Oberfläche dieser dünnen Schleimhaut absengt, verändert sich der Kontakt zwischen Darmwand und Nahrungsstoffen, und das kann sich in vielfacher Hinsicht günstig auf den Stoffwechsel auswirken. Möglicherweise sind die Darmhormone an diesem Prozess beteiligt, aber der genaue Mechanismus und die Langzeiteffekte eines solchen Verfahrens sind momentan noch nicht bekannt und müssen eingehender erforscht werden.

Zurzeit beschäftigt sich die Wissenschaft mit der Frage, welche sonstigen günstigen Effekte ein Magenbypass auf unseren Stoffwechsel haben kann. Unter anderem wird vermutet, dass sich die Zusammensetzung der Gallenflüssigkeit verändert. Sie wird in der Leber produziert und besteht unter anderem aus Wasser und Gallensäuren, die dafür sorgen, dass Fette im Zwölffingerdarm leichter verdaut werden können. Am Ende des Darms werden Gallensäuren wieder aufgenommen und ins Blut transportiert. Auffallend ist, dass die Menge an Gallensäuren im Blut nach einer Magenbypass-Operation zunimmt – ein äußerst positiver Effekt. In den letzten Jahren hat man herausgefunden, dass Gallensäuren nicht nur bei der Verdauung von Fetten im Darm eine aktive Rolle spielen. Sie können sich zudem in vielen Organen an spezifische Rezeptoren binden und dort den Stoffwechsel der Zellen beeinflussen. Und jetzt wird es hochinteressant! Dieser Gallensäurenrezeptor scheint auch auf unserem »guten« braunen Körperfett zu sitzen. Bei gesunden jungen Frauen, denen zwei Tage lang zusätzliche Gallensäuren in Tablettenform verabreicht wurden, wurde das braune Fett aktiver und ihr Stoffwechsel beschleunigte sich. Möglicherweise wird der Stoffwechsel auch bei Menschen, die einen Magenbypass bekommen haben, durch die größere Menge an Gallensäuren angekurbelt.

Darüber hinaus verändert ein Magenbypass auch die Zusammensetzung unseres Mikrobioms, also der Besiedelung unseres Darms. Eine Transplantation des Mikrobioms über den Stuhl von Mäusen *oder* von Menschen mit einem Magenbypass in den Darm von Kontrollmäusen führte bei letzteren zu einem Verlust an Gewicht und Körperfett und wirkte sich positiv auf den Stoffwechsel aus. Das scheint darauf hinzuweisen, dass es nach einem Magenbypass zu positiven Veränderungen im Mikrobiom kommt. Inwieweit diese Ergebnisse auch auf Menschen übertragbar sind, wird sich noch herausstellen müssen.

Das Leben nach einer Magenoperation

Auch wenn eine Magenoperation viele positive Auswirkungen auf den Stoffwechsel hat und zu einem erheblichen Gewichtsverlust führen kann, darf die Tragweite eines solchen Eingriffs nicht unterschätzt werden – das hat auch Patty Brard am eigenen Leib erfahren. Der Genesungsprozess nach einer Magenoperation ist lang und intensiv und nicht immer einfach. Die Tatsache, dass die Betroffenen von einem Tag zum anderen nur noch kleine Portionen zu sich nehmen können, ist für viele nur schwer zu akzeptieren. Eine solche Veränderung kann zu einer erheblichen psychischen Belastung werden und es gibt durchaus einige, die bereut haben, diesen Weg gegangen zu sein. Hinzu kommt, dass unterschwellige Probleme und psychische Ursachen, die ein extremes Essverhalten ausgelöst haben, mit einer Magenoperation nicht aus der Welt geschafft sind. Deshalb findet vor einer Magenoperation eine ausführliche psychologische Untersuchung statt. Den Patient*innen wird psychologische Unterstützung angeboten, damit sie sowohl körperlich als auch mental optimal von einer solchen Operation profitieren können. In der Regel wird im Vorfeld eines solchen Eingriffs der ganze Lebensstil auf den Prüfstand gestellt.

Kurzfristig birgt eine Magen-OP dieselben Gefahren wie jede andere Bauchoperation, und zwar das Operationsrisiko selbst in Gestalt von Infektionen oder Nachblutungen. Langfristig kann sich ein Vitamin- und Mineralstoffmangel entwickeln, weil ein Stückchen Darm »fehlt«; es kann zur Bildung von Gallensteinen, zu Verengungen oder einem Verschluss des Darms oder des Magen-Darm-Übergangs kommen. Und aufgrund des rasanten Abnehmens bilden sich möglicherweise überschüssige Hautlappen. Hinzu kommt das sogenannte Dumping-Syndrom, das vor allem nach einer Magenbypass-Operation immer wieder auftritt. Wenn man dann zu schnell und zu viel isst oder trinkt, kann es innerhalb der nächsten halben Stunde anfallartig zu Übelkeit, Bauchschmerzen oder Diarrhö kommen. Aufgrund des verkürzten Verdauungswegs stürzt eine große Menge Nahrung in den Dünndarm, und dieser stark konzentrierte Speisebrei entzieht dem Blutkreislauf sehr viel (literweise!) Flüssigkeit. Diesen Vorgang bezeichnet man als frühes Dumping-Syndrom. Das gleichfalls bekannte späte Dumping-Syndrom setzt etwa anderthalb bis zwei Stunden nach dem Essen ein. Es äußert sich in Schwindelanfällen, heftigen Schweißausbrüchen bis hin zur Bewusstlosigkeit, da der Körper immer noch kein Insulin produziert, obwohl die Blutzucker schon aus der Blutbahn verschwunden sind. Das späte Dumping-Syndrom gleicht in seinen Symptomen einer Unterzuckerung bei Diabetiker*innen.

Wenn wir all die hier genannten Wege zur Bekämpfung von Adipositas im Überblick betrachten – sei es ein operativer Eingriff, eine Lifestyle-Intervention oder eine medikamentöse Behandlung –, können wir abschließend sagen, dass es noch viel mehr Forschung bedarf, um entscheiden zu können, welche Behandlung im einzelnen Fall am erfolgversprechendsten ist. Wir brauchen noch mehr Wissen, um letztendlich auf eine maßgeschneiderte Behandlung hinzuarbeiten, denn schließlich sind die Ursachen von Fettleibigkeit genauso unterschiedlich wie die Patient*innen selbst. In der Regel haben wir es bei Adipositas mit einem ganzen Bündel an Faktoren zu tun, abgesehen davon, dass ein adipöser Mensch sowieso schon mit der Veranlagung zum Dicksein zur Welt kommt. Wir sollten also immer zuerst alle möglichen Ursachen und Faktoren in Betracht ziehen, diese im Rahmen des Möglichen optimieren und erst dann intervenieren. Der Weg zu einem gesunden Gewicht ist oft sehr lang und mühsam, er kann aber – wie im Fall von Patty – ein Leben grundlegend positiv verändern und manchmal sogar retten.

11

»Fatshaming« und die psychischen Folgen von Adipositas

Tagebuch einer »Fatty«: Die Geschichte von Asha

Asha ist in Ost-Groningen aufgewachsen und von Beruf Journalistin. Sie hat keine Geschwister, ihre Eltern arbeiten beide in psychiatrischen Pflegeberufen. Sowohl ihre Mutter als auch der Vater sind übergewichtig. Asha selbst ist schon von Geburt an pummelig und hatte die ganze Kindheit über mit ihrem Gewicht zu kämpfen.

»Als ich zehn war, begann mein Vater eine Diät mit Modifast-Drinks. Die ganze Familie machte mit. Nach etwa anderthalb Jahren gingen wir wieder dazu über, uns »normal« zu ernähren, wobei sehr auf ein gesundes Essverhalten geachtet wurde. Ich habe viel Sport getrieben – schwimmen, turnen, Skateboard und Rad fahren. In dieser Zeit hatte ich ständig Hunger.«

Ihre Mutter gab Asha nur zwei Butterbrote und einen Apfel mit in die Schule, obwohl sie mitten im Wachstum steckte. Kein Wunder, dass sie sich nie richtig satt fühlte. Zum Glück gab es einen netten Jungen in der Schule, der immer ein extra Brot dabeihatte, das er mit ihr teilen wollte.

In der fünften Klasse macht Asha zum ersten Mal eine schlimme und nachhaltige Erfahrung, weil sie zu dick ist. Sie verliebt sich in einen Jungen aus ihrer Klasse, dem das auf dem Schulhof zugetragen wird. Ein Freund reagiert direkt: »Wie, die Asha, die ist verliebt in dich? Diese fette Kuh? Wie eklig!« Asha, die gern in den Pausen auf dem Schulhof herumturnt, hängt in diesem Moment gerade mit dem Kopf nach unten an der Turnstange und bekommt das Gespräch mit. Den Jungen scheint das völlig egal zu sein, anscheinend wollen sie sie ganz bewusst verletzen.

»Von da an habe ich gelernt, dass mein Körper abstoßend wirken kann, sogar auf jemanden, in den man verliebt ist. Und dass man als ›Dicke‹ manche Dinge besser nicht sagen sollte. Dass ich offenbar warten muss, bis jemand auf mich zukommt, statt selber irgendwelche Erwartungen und Hoffnungen in punkto Liebe zu haben. Ich habe in mein Tagebuch geschrieben: ›Niemand wird mich jemals wollen. Ich bin ein fettes Schwein. Warum bin ich so? Ich bin zum Kotzen.‹«

Aber Asha ist auch schlau und witzig. Sie wird von vielen gemocht, weil sie so ist, wie sie ist und kommt recht problemlos durchs Leben. Trotzdem erlebt sie in ihrer Grundschulzeit viele Situationen, in denen sie ihre Schlauheit und ihren Humor – und noch viel mehr – auf der Stelle gegen eine schlanke Taille eingetauscht hätte. Damals gab es noch keine Bewegung wie *body positivity*, die sich für die Akzeptanz und Wertschätzung jedes Menschen einsetzt, ungeachtet seines Äußeren. Und erst recht nicht auf dem platten Land in Groningen. Die einzige Person, an die sich Asha in ihrer Kindheit als dick erinnert, war die TV-Moderatorin Roseanne Barr, die sich über sich selbst lustig machte, aber auch öffentlich verspottet wurde. »Nie hat irgendjemand mal zu mir gesagt, dass man auch schön sein kann, wenn man etwas dicker ist.«

Als Asha vierzehn ist, lassen sich ihre Eltern scheiden. Es bricht eine stressige Zeit an, in der es ihr den Appetit verschlagen hat und sie kaum noch etwas isst. Das ist so ungefähr die einzige Phase in ihrem Leben, in der sie ein fast normales Gewicht hat. Aber nur fast. Denn trotz des wenigen Essens ist Übergewicht nach wie vor ein Thema für sie. In den darauffolgenden Jahren – Asha isst wieder normal – nimmt sie schnell zu. Und es sind nicht einmal die Süßigkeiten ... »Da stehe ich gar nicht so drauf, ich habe immer sehr auf eine gesunde Ernährung geachtet, wie ich das zu Hause mitbekommen hatte.« Allerdings kann sie ordentliche Portionen verdrücken.

Als Erwachsene bekommt Asha zu spüren, dass adipöse Menschen in der Öffentlichkeit anders gesehen und sogar diskriminiert werden. So wird ihr beispielsweise auf der Arbeit an einem Vormittag nach einem internen Bewerbungsgespräch gesagt, dass keine festen Stellen zu vergeben seien. Als sich dann am Nachmittag desselben Tages ein schlanker Mann bewirbt, wird er sofort fest unter Vertrag genommen. »Warum das? Weil er ein Mann ist? Oder weil er kein Übergewicht hat, so wie ich?« Andere Situationen waren noch bezeichnender. »Zum Beispiel das eine Mal, als ich an einem schönen Frühlingstag mit meiner Tochter auf einer Mauer saß und ein Eis gegessen habe und eine Frau auf mich zukam, die mich fragte, wie ich mit meiner Figur auf die Idee kommen könne, so eine Zuckerbombe in mich hineinzustopfen. ›Davon kriegen Sie Diabetes‹, rief sie noch im Weggehen. Meine Tochter saß daneben und rang um Fassung.« Auch in den öffentlichen Verkehrsmitteln erlebt Asha unschöne Szenen. »Als ich einmal mit dem Zug nach Hause gefahren bin, war alles besetzt, bis auf einen Platz, auf dem ein Rucksack stand. Auf meine höfliche Frage, ob ich mich setzen könne, bekam ich von dem Rucksackbesitzer zur Antwort: ›Nein, ich will nicht neben einem solchen Fettkloß sitzen.‹ So. Das hatte gesessen.«

Mit diesen Erfahrungen steht Asha leider nicht allein da. Uns kommen tagtäglich in unseren Sprechstunden die erschütterndsten Berichte von Menschen mit Adipositas zu Ohren, wenn sie schildern, welchen Vorurteilen und persönlichen Diffamierungen sie ausgesetzt sind. Asha arbeitet nach einem Psychologiestudium inzwischen als Wissenschaftsjournalistin. Zusammen mit Ronald Veldhuizen, ebenfalls Wissenschaftsjournalist und Biologe, hat sie inzwischen selbst ein Buch über die psychologischen Hintergründe von Fettleibigkeit geschrieben. Erschienen ist es unter dem Titel *Eet mij (Iss mich)*. Und auch die Mutter von Karin – das Mädchen mit der genetischen Form von Adipositas aus Kapitel 3 – erinnert sich noch gut an die üblen Reaktionen, die ihre Tochter bei Fremden auslöste. »Wir standen an einem Fast-Food-Restaurant an. Für uns eine ganz besondere Sache, normalerweise gingen wir hier nie hin, aber ich spüre heute noch die eiskalten Blicke der Wartenden um uns herum. Sie trafen mich mitten ins Herz. Aber ich blieb und bestellte für Karin einen Salat. Zu meinem Erstaunen kam danach eine etwas ältere Frau auf uns zu, um sich zu entschuldigen. Als sie in der Schlange stand, habe sie eine kritische Bemerkung machen wollen, was wir uns als Eltern eigentlich dabei dächten, mit einem so dicken Mädchen in ein Fast-Food-Restaurant zu gehen. Als sie jedoch gesehen habe, dass Karin nur einen Salat bekam, habe es ihr leidgetan und sie wolle ihre Worte zurücknehmen. Das zeugte von Charakterstärke, fand ich. Aber trotzdem...«

Die letzte sozial akzeptierte Form von Diskriminierung

Es steht im Grundgesetz, dass niemand aufgrund seiner Ethnie, Hautfarbe oder sexuellen Orientierung, des Alters, Geschlechts, der Religion und einer geistigen oder körperlichen Behinderung diskriminiert werden darf, aber es scheint durchaus gesellschaftlich akzeptiert zu sein, Menschen mit Adipositas zu verunglimpfen. In den letzten Jahren sind heftige Diskussionen über politisch korrekte Begrifflichkeiten, über ein Kopftuchverbot oder die Flüchtlingspolitik entbrannt, immer verbunden mit der Frage nach einer möglichen Diskriminierung. Dieser Diskurs zeugt von einer wachsenden Sensibilisierung für diese Thematik und von dem Willen zur Veränderung. Wenn es jedoch um Adipositas geht, äußert sich die soziale Diskriminierung viel unbewusster *und* impliziter.

2001 veröffentlichten die beiden klinischen Psychologen Rebecca Puhl und Kelly Brownell eine ausführliche Studie, in der die Ergebnisse jahrzehntelanger Untersuchungen zu Vorurteilen gegenüber übergewichtigen und adipösen Menschen und deren Stigmatisierung zum ersten Mal zusammengefasst werden. Die beiden renommierten Hochschullehrer zeigen, dass die Stigmatisierung von Adipositas in vielen Lebensbereichen stattfindet, sei es am Arbeitsplatz, im öffentlichen Raum oder auch und sogar im Gesundheitswesen. Ihr Buch macht deutlich, wie tief die ungerechte Behandlung adipöser Menschen in unsere Gesellschaft eingedrungen ist – und wie verletzlich diese Menschen sind. Zahllose wissenschaftliche Studien belegen, dass dicke Menschen weniger Geld zur Verfügung haben. Für die westlichen Länder ist dieser Zusammenhang zwischen Adipositas und relativer Armut bekannt und an Erklärungen mangelt es nicht. Ungesunde Nahrungsmittel sind angeblich billiger und werden deshalb mehr von Menschen mit einem geringen Einkommen gekauft. Auch die sozialökonomische Schichtzugehörigkeit bestimmt in hohem Maße, wie man sich ernährt und wie viel man sich bewegt. Hinzu kommt, dass Menschen, die in einer finanziellen Notlage und/oder verschuldet sind, unter chronischem Stress leiden. Und wie schon an anderer Stelle gesagt, kann dies ein Faktor für einen erhöhten Cortisolspiegel und Übergewicht sein. Aber es gibt auch entsprechende

Hinweise, dass Fettleibigkeit an sich zu den Gründen zählen kann, warum adipöse Menschen schlechter bezahlte Jobs haben. Sie haben auf dem Arbeitsmarkt schlechtere Karten – wie auch Asha bei ihrer Bewerbung auf eine unbefristete Stelle vermutet hat.

Stuart Flint und seine Kollegen an der medizinischen Fakultät der Universität *Sheffield Hallam* haben sich in einer Studie mit der Frage beschäftigt, wie adipöse Menschen bei offiziellen Stellenausschreibungen abschneiden. Die von ihnen untersuchte Gruppe bestand aus 180 Männern und Frauen, von denen ein Teil sein Körpergewicht angegeben hatte und der andere Teil nicht. Flint und seinem Team wurde sehr rasch deutlich, dass denjenigen, die keine Angaben zu ihrem Gewicht gemacht hatten, größere Chancen eingeräumt wurden als den Bewerber*innen die ihr Übergewicht angegeben hatten. Das traf sowohl auf die männlichen als auch auf die weiblichen Bewerber zu. Auffallend war auch, dass Menschen mit Adipositas für alle Formen körperlicher Arbeit als nicht geeignet galten, selbst wenn es um körperlich leichte Arbeiten, stehende oder sitzende Tätigkeiten ging!

Wahrscheinlich spielt hier nicht nur das Vorurteil eine Rolle, adipöse Menschen seien körperlich weniger leistungsfähig. Hinzu kommt eine ganze Reihe anderer Stereotype, zum Beispiel sagt man dicken Menschen Bequemlichkeit und Nachlässigkeit nach. Ein interessanter Aspekt in der Studie von Flint u.a. ist auch die abschließende Feststellung, dass nicht zuletzt die Geschlechtszugehörigkeit darüber entscheidet, ob jemand für eine bestimmte Tätigkeit als geeignet oder ungeeignet angesehen wird – wobei die Frauen immer wieder den Kürzeren zogen. Wurde eine Führungskraft gesucht, waren die Erfolgsaussichten für Bewerber*innen mit Adipositas noch geringer – adipös wird in der Gesellschaft schon im Vorfeld mit »weniger erfolgreich« assoziiert.

Das Adipositas-Stigma im Gesundheitswesen

Am Anfang der fachärztlichen Ausbildung kommen einem manchmal Dinge zu Ohren, die man lieber nicht hören würde. Werfen wir ruhig einmal einen Blick hinter die Kulissen ... In unserer ersten Zeit im Krankenhaus hörten wir manche Kolleg*innen bei allen passenden und unpassenden Gelegenheiten von DDD reden – eine Abkürzung, der wir hier zum ersten Mal begegneten und die, wie wir dann erfuhren, für *Dicker Dummer Diabetiker* steht. Stellen Sie sich einmal vor, Sie wissen, dass Ihr Arzt so über Sie denkt. Würden Sie sich dann in seiner Sprechstunde gut aufgehoben fühlen? Bestimmt nicht!

Die Abkürzung *DDD* macht deutlich, dass auch im Gesundheitswesen die Vorstellung existiert, Adipositaspatient*innen seien selbst schuld, weil sie beim Essen über die Stränge schlagen und sich viel zu wenig bewegen. Die genetische Veranlagung, Medikamentengebrauch, Stress, Schlafmangel oder andere dick machende (oder stabilisierende) Faktoren, die eine Rolle spielen können (siehe dazu Kapitel 9) werden nicht oder nur am Rande berücksichtigt.[1]

Viele Mediziner*innen wollen mit ihren Patient*innen nicht einmal über das Thema Adipositas reden! Einerseits finden sie es manchmal schwierig oder peinlich, das Problem Fettleibigkeit anzusprechen, andererseits gibt es nur sel-

---

[1] Und selbst dann ... Wenn jemand zu dick ist, weil er einzig und allein viel zu viel isst, darf das kein Grund sein, ihn oder sie zu verurteilen ... bzw. der betreffenden Person die medizinische Versorgung vorzuenthalten. Ein Raucher, der Lungenkrebs bekommen hat, wird doch auch eine Chemotherapie bekommen. Und ein Fußballprofi, der sich im Spiel eine Knieverletzung zugezogen hat, wird selbstverständlich auch entsprechend behandelt, obwohl er hätte wissen können, dass er eine Risikosportart betreibt. Eigene Schuld? Wer ist denn, wenn es um Krankheiten geht, »selbst schuld«?

ten eine Patentlösung, also verschreiben sie lieber ein Mittel gegen Diabetes, Kniebeschwerden oder Depressionen, statt die eigentlichen Ursachen zu thematisieren. Und wenn die Problematik doch zur Sprache kommt, werden die Betroffenen oft bestenfalls mit dem Rat abgespeist, eine niederkalorische Diät zu machen, wobei wir inzwischen wissen, dass diese einseitige Herangehensweise nicht effektiv ist. Anschließend werden Medikamente gegen Diabetes oder Bluthochdruck bzw. Schmerzmittel oder Antidepressiva verschrieben, die dick machen können, anstatt zu überlegen, ob diese Medikamente nicht vielleicht abgesetzt werden könnten, um das Abnehmen zu erleichtern. Wenn ein Diabetiker beispielsweise 100 Einheiten Insulin spritzen muss, ist es für ihn fast unmöglich, abzunehmen, selbst dann nicht, wenn er seine Lebensweise radikal verändert, da Insulin das Fett festhält. Wer seine Fettleibigkeit durch eine gesündere Lebensweise ernsthaft in Angriff nehmen will, sollte also zusammen mit dem behandelnden Arzt darüber nachdenken, wie das Insulin abgebaut werden kann. Ein solcher Schritt will allerdings wohlüberlegt sein, und daran hapert es auf ärztlicher Seite immer noch viel zu oft.

Zu den Schwachpunkten im Gesundheitswesen gehört auch, dass Erkrankungen bei adipösen Menschen nicht immer richtig diagnostiziert werden. Wie verschiedene Untersuchungen belegen, existieren auch im medizinischen Bereich unbewusste Vorurteile gegenüber übergewichtigen Menschen. Das spiegelt sich auch darin wider, dass die ärztliche Versorgung dieser Patientengruppe im Allgemeinen vergleichsweise weniger gut ist.

Asha sagt dazu Folgendes. »Vor vier Jahren stellten sich bei mir undeutliche Beschwerden ein: Abgeschlagenheit, Muskel- und Gelenkschmerzen, trockene Augen. Mein Hausarzt führte das sofort auf meine Adipositas zurück und riet mir, eine andere Matratze zu kaufen. Meine trockenen Augen wurden mit einem Heuschnupfen erklärt, obwohl wir bereits Oktober hatten und die Heuschnupfenzeit schon längst vorbei war. Wegen meiner Bauchschmerzen wurde ich an einen Gastroenterologen überwiesen, der zu mir sagte: ›Kommen Sie wieder, wenn Sie wieder eine normale Figur haben, dann können wir feststellen, ob Ihre Beschwerden durch das Gewicht kommen oder ob doch etwas anderes dahintersteckt.‹ Mir war natürlich klar, dass mein Übergewicht viele meiner Beschwerden erklären konnte – es ist allgemein bekannt, dass Adipositas Gelenkschmerzen und Erschöpfungszustände verursachen kann – aber, na ja, mein Handgelenk tat auch weh und das konnte doch wirklich nichts mit meinem dicken Hintern zu tun haben.«

Asha wurde empfohlen, gesünder zu leben, auch wenn sie das schon seit Jahren tat und sogar besser darauf achtete als viele andere um sie herum. Sie ging jeden Tag eine Stunde spazieren, erledigte alles mit dem Fahrrad, machte jeden Morgen spezielle Übungen für den Muskelaufbau, stand während ihrer Schreibtischarbeit alle halbe Stunde kurz auf und hielt sich an eine gesunde Ernährungsweise. Wie sollte sie denn dabei »eben mal abnehmen«? Inzwischen konsultierte sie verschiedene andere Ärzte, einen Kardiologen wegen ihrer Schmerzen in der Brust, dann wieder den Hausarzt wegen wiederkehrender Grippesymptome, einen Immunologen wegen den Autoimmunerkrankungen, die in ihrer Familie vorkamen, aber jedes Mal wurden ihre Erschöpfung und die Gelenkschmerzen auf das Übergewicht geschoben. »Ich fühlte mich nicht ernst genommen. Meine Beschwerden wirkten sich inzwischen erheblich auf mein Alltagsleben aus. Trotzdem wollten mich die ganzen Ärzte vorläufig nicht mehr sehen. Anderthalb Jahre später passierte es dann. Ich entdeckte eines Abends Blut im Urin. Alles war rot! Mein Hausarzt überwies mich direkt an einen Internisten, der feststellte, dass meine Nieren nicht in Ordnung waren. Also doch eine Autoimmunerkrankung!

Mein Internist sagte damals fast erstaunt zu mir: ›Sie sind also doch krank!‹ Es klang fast so, als hätte ich meine Beschwerden die ganze Zeit nur vorgetäuscht.«

Adipositas und Depression: Gemeinsame biologische Ursachen

Asha ist ein Mensch, der sehr viel Energie besitzt und sie hat schon früh von ihrer Mutter gelernt, dass sie sich für ihren Körper nicht schämen muss. Hinzu kommt, dass sie trotz ihrer früh entwickelten Fettleibigkeit und anderer Rückschläge in der Pubertät keine Veranlagung für eine echte Depression hat – auch wenn ihr Leben über Jahre alles andere als leicht war. In vielen Fällen gehen Adipositas und Depressionen jedoch Hand in Hand. Logisch, möchte man denken, denn dicke Menschen werden Tag für Tag mit Vorurteilen und den eigenen Schamgefühlen konfrontiert. Und es ist auch tatsächlich so, dass viele adipöse Menschen aufgrund der sozialen Stigmatisierung Ängste entwickeln, zu unkontrollierten Fressattacken neigen und ein geringes Selbstwertgefühl besitzen. Und gerade weil sie sich für ihren Körper schämen, meiden viele von ihnen körperliche Aktivitäten. Die körperbetonte Sportkleidung hebt alle Rundungen noch hervor und die Fettpolster sind bei dem Versuch zu joggen überall im Weg. Und wenn jemand dann doch den Mut aufbringt, es mit ein bisschen Bewegung zu versuchen, ist das nicht nur mit Schmerzen in den Kniegelenken verbunden, sondern auch mit den abschätzigen Blicken oder Kommentaren anderer. Man kann sich leicht vorstellen, dass das Maß dann schnell voll ist.

Das sind die wenig aufmunternden Erfahrungen, die man als Adipositas-Ärztin täglich in der Sprechstunde zu hören bekommt. Hinzu kommt, dass die funktionalen Einschränkungen die Lebensqualität stark beeinträchtigen. »Mein Bauch ist mir im Weg, ich kann mir nicht einmal selber die Schnürsenkel binden«, oder: »Ich kann nicht hinter meiner kleinen Tochter herrennen, wenn sie mit mir spielen will oder auf einen tiefen Wassergraben zuläuft und noch nicht schwimmen kann.« Stimmungseintrübungen lassen sich durch diese täglich erlebten Einschränkungen zwar gut, aber nicht vollständig erklären. Es steckt noch etwas anderes dahinter. In den letzten Jahren ist zunehmend mehr über die biologische Verknüpfung zwischen Adipositas und Depression bekannt geworden, und vielleicht kann adipösen Menschen aufgrund dieser neuen Erkenntnisse in Zukunft geholfen werden, sich auch mental besser zu fühlen.

Die Beziehung zwischen Adipositas und Depression ist wechselseitig. Das konnte anhand von vier großen Metaanalysen (Untersuchungen, in denen die Ergebnisse früherer Studien zusammengefasst werden, um eine präzisere Aussage über ein bestimmtes Phänomen machen zu können) nachgewiesen werden. Adipositas scheint im Laufe der Zeit die Entwicklung einer Depression anzukündigen und vice versa: Eine Depression erhöht das Risiko, Adipositas zu entwickeln. Dies gilt für Erwachsene wie für Kinder und Jugendliche. Der Zusammenhang zwischen Adipositas und Depression ist kein Phänomen westlicher Gesellschaften, sondern wird auch in anderen Teilen der Welt beobachtet. Man könnte meinen, dass sich dies vielleicht durch bestimmte Faktoren erklären lässt, die das Entstehen von Depression und Fettleibigkeit gleichermaßen begünstigen, zum Beispiel ein ungesunder Lebensstil, eine bestimmte Herkunft, ein höheres Lebensalter oder die Einnahme von Antidepressiva mit den entsprechenden Nebenwirkungen. Aber ein solcher Zusammenhang konnte nicht nachgewiesen werden!

Es gibt interessanterweise viele Hinweise aus der Wissenschaft, dass Depression und Adipositas in unserem Körper in einer Art Teufelskreis negativer Anpassungen miteinander verbunden sind. Adipositas und Depression haben nämlich zum Teil dieselben biologischen Ursachen. So gibt es unter anderem bestimmte Gene, die für beide Erkrankungen verantwortlich sind, sowie diverse hormonelle, metabole und entzündungsartige Mechanismen, die zur Folge haben, dass jemand sowohl dick als auch depressiv wird.

Im Übrigen geht es hier nicht um eine eindeutige Beziehung, denn sowohl Adipositas als auch Depressionen treten in verschiedenen Formen auf. Bei der Depression unterscheidet man zwischen der »melancholischen« und der »atypischen« Depression. Kennzeichnend für eine melancholische Depression ist unter anderem mangelnde Lebensfreude, ein Gefühl der Wertlosigkeit, ein flacher Gemütszustand, psychomotorische Störungen, Schlaflosigkeit, kognitive Störungen, Appetitlosigkeit und Gewichtsverlust. Symptome einer sogenannten atypischen Depression sind beispielsweise schnelle Erschöpfung, ein übermäßiges Schlafbedürfnis sowie eine verstärkte Esslust und Gewichtszunahme. Gerade die gesteigerte Esslust kann bei dieser Art der Depression zu Adipositas führen, einschließlich der damit einhergehenden biologischen Veränderungen, zu denen erhöhte Entzündungswerte, hormonelle Veränderungen und eine vermehrte Leptinproduktion gehören. Bei etwa 40 bis 50 Prozent der Menschen, die unter einer Depression leiden, ist eine Verminderung der Esslust und/oder des Gewichts festzustellen, während eine Subgruppe von 10 bis 15 Prozent mehr Appetit entwickelt und in der depressiven Phase zunimmt.

Asha, Karin, Mischa, Patty, Joost und viele andere haben aufgrund ihrer Geschichte Grund genug, sich schlecht zu fühlen. Aber wo ist die Verbindung zwischen Adipositas und Depression, außer dass all die schlimmen psychischen und körperlichen Folgen einer Fettleibigkeit die Betroffenen depressiv machen können? Wir wissen, dass beide Erkrankungen stark genetisch verankert sind. Bemerkenswert ist, dass ein großer Teil der Gene, die mit Adipositas zusammenhängen, vor allem im Hypothalamus und in der Hypophyse aktiv sind, also dort, wo unsere Esslust und der Energiehaushalt reguliert werden, aber auch im limbischen System, das hauptsächlich für unsere Emotionen und Stimmungen verantwortlich ist. Bestimmte Hirnareale, die sich weitgehend mit den Gebieten überschneiden, die unsere Stimmung regulieren, scheinen demnach auch unser Gewicht und den Energiehaushalt zu beeinflussen. Wenn man also Pech hat, kommt man mit Genen auf die Welt, die ein erhöhtes Adipositas- und Depressionsrisiko bedeuten.

Ein zweiter biologischer Link zwischen Adipositas und Depression kann in unserem Stresssystem ausgemacht werden. Wir sprechen hier von der Achse zwischen Hypothalamus, Hypophyse und Nebennieren, deren Endprodukt das Stresshormon Cortisol ist. Ein extrem erhöhter Cortisolspiegel, wie er beispielsweise bei dem sehr seltenen Cushing-Syndrom vorliegt, führt in 80 bis 90 Prozent aller Fälle zu einer schweren Depression, die meistens dann rasch wieder abklingt, wenn die Quelle dieser Überproduktion beseitigt ist. Nicht wenige Menschen, deren Übergewicht nichts mit dem Cushing-Syndrom zu tun hat, wohl aber zum Beispiel mit ihrem Lebensstil zusammenhängt, haben ebenfalls einen erhöhten Cortisolspiegel. In diesen Fällen scheint es um etwas anderes zu gehen. Es ist denkbar, dass auch bei ihnen ein hoher Cortisolwert an den depressiven Beschwerden beteiligt ist, denn wie wir wissen, kann eine zu große Menge dieses Stresshormons bestimmte Hirnregionen wie unser Gefühlszentrum beeinflussen. Auch hier kann zu viel Cortisol Heißhungerattacken auslösen und zu vermehrten Fettkonzentrationen im Bauchbereich führen. Und da das

Bauchfett diverse Enzyme, Hormone und Entzündungsstoffe produziert, die für einen Anstieg des Cortisolspiegels mitverantwortlich sind, entsteht eine Art Teufelskreis. Kurz gesagt, sowohl zu viel Bauchfett wie auch zu viel Cortisol können zu einer depressiven Verstimmung beitragen. Leider lässt sich dieses Problem nicht einfach dadurch lösen, indem man den Cortisolspiegel wie im Fall eines Cushing-Syndroms drastisch senkt. Cortisol ist ein äußerst wichtiges Hormon, auf das unser Körper nicht verzichten kann. Oder noch deutlicher gesagt: Ohne Cortisol sind wir nicht überlebensfähig, da zahllose Stoffwechselprozesse dann ernsthaft gestört wären.

Die Entzündungsstoffe sollten wir nicht im Vorübergehen streifen, bilden sie doch das dritte Verbindungsglied zwischen Adipositas und Depression. Wie bereits gesagt, können Fettzellen auf Dauer Entzündungsstoffe produzieren. Und wie wir inzwischen ebenfalls wissen, befindet sich der Körper bei Adipositas eigentlich im Zustand einer niedriggradigen Entzündung, die nicht durch eine Infektion mit einem Bakterium ausgelöst wird, wie beispielsweise bei einer Lungenentzündung, sondern durch Entzündungsstoffe, die hauptsächlich im Bauchfett gebildet werden. Aber warum wirkt sich das so negativ auf die Psyche aus? Die Entzündungsstoffe erreichen auf diversen Wegen, über Botenstoffe im Blut, über Nervenbahnen und Signale, die Zellen einander zusenden, auch das Gehirn. Und hier lösen sie unterschiedliche Effekte aus. Wie Tierversuche gezeigt haben, ist bei Adipositas sogar in bestimmten Hirnregionen eine Art Entzündungsreaktion zu erkennen, unter anderem in den Bereichen, die unser Gedächtnis und unsere Stimmung beeinflussen! Man könnte also behaupten, dass die Bauchfettzellen einen leichten Entzündungsprozess im Gehirn auslösen, und zwar genau in den Gebieten, die uns in eine depressive Stimmung versetzen können.

Vielleicht, so eine mögliche Überlegung, kann eine Aspirintablette mit ihrer entzündungshemmenden Wirkung auch gegen eine depressive Verstimmung helfen. Und tatsächlich haben verschiedene wissenschaftliche Studien gezeigt, dass entzündungshemmende Medikamente depressive Beschwerden lindern konnten. Aber auch wenn die Ergebnisse dieser Untersuchungen hoffnungsvoll stimmten, fielen sie von Fall zu Fall recht unterschiedlich aus, sodass man momentan noch nicht zu sagen vermag, wem eine solche Behandlung hilft und wem nicht. Man kann nur hoffen, dass sich in Zukunft entzündungshemmende Medikamente als wirksam erweisen werden, wenn jemand sowohl unter Adipositas als auch unter Depressionen leidet.

Wie schon in den Kapiteln 3 und 5 beschrieben, werden unsere Esslust und der Energiehaushalt unter anderem über die Kommunikation zwischen Körperfett und Gehirn hormonell gesteuert. Die bei Adipositas auftretende Entzündung löst eine Störung des Leptinsignals aus, eine sogenannte Leptinresistenz. Betroffen ist also ein Botenstoff, den wir als Indikator unseres Fettvorrats und als Appetitzügler so dringend brauchen. Einer dieser Entzündungsstoffe ist das C-reaktive Protein (CRP), das die Bindung von Leptin an die Leptinrezeptoren stören oder blockieren kann, sodass das Sättigungssignal nicht entsprechend an den Hypothalamus, die zentrale Schaltstelle unseres Sättigungsgefühls und Energiehaushalts, weitergeleitet werden kann. Das führt dann dazu, dass wir weiterhin ein stärkeres Hungergefühl entwickeln und weniger Energie verbrauchen. Interessant ist auch, dass das Leptin selbst möglicherweise unsere Stimmung beeinflussen kann. In Tierversuchen konnte eine antidepressive Wirkung dieses Hormons bereits nachgewiesen werden! Eine Hypothese, die unter Fettwissenschaftlern die Runde macht, aber noch eingehender geprüft werden muss, lautet, dass eine Leptinresistenz in manchen Fällen ein großes Risiko für die Entwicklung einer Depression bedeuten könnte.

Ein weiterer Faktor, der eine Verbindung zwischen Adipositas und Depression schafft, ist das Insulin. Dieses Hormon, das unter anderem unseren Glucose- und Fetthaushalt reguliert, ist bei Fettleibigkeit häufig gestört, was eine Insulinresistenz und letztlich sogar einen Diabetes zur Folge haben kann (siehe auch Kapitel 4). Und ja, auch dieser Botenstoff nimmt Einfluss auf unser Gehirn und hier insbesondere auf das limbische System, das Zentrum unserer Emotionen ... Es ist schon länger bekannt, dass auch Depression und Diabetes Hand in Hand gehen. In der Vergangenheit nahm man an, dass dieser Zusammenhang, ähnlich wie Adipositas und Depression, aus einem gemeinsamen genetischen Hintergrund zu erklären wäre, aber neuere Untersuchungen haben gezeigt, dass hier weniger die Gene, sondern eher die Umweltfaktoren eine Rolle spielen – unter anderem die zuckerreichen Nahrungsmittel, die wir tagtäglich im Übermaß konsumieren. Es ist also keine schlechte Idee, die überzuckerten Limonaden und Süßigkeiten stehen zu lassen, wenn man nicht in eine schlechte oder depressive Stimmung verfallen will.

Und nicht zuletzt liegt eine Erklärung für den Zusammenhang zwischen Adipositas und Depression im Mikrobiom des Darms. Das berühmte Bauchgefühl, das gibt es wirklich. Zwischen dem Magen-Darm-Trakt und dem Gehirn findet über die sogenannte Darm-Hirn-Achse eine rege Kommunikation statt. Diese Achse verbindet die Nerven des Darms *mit* dem zentralen Nervensystem. Die Darmflora und unsere Ernährung spielen eine wichtige Rolle bei dieser Interaktion zwischen Darm und Gehirn und wir kommen immer mehr zu der Annahme, dass sie nicht nur an der Entstehung von Adipositas, sondern auch an der Entwicklung einer Reihe psychiatrischer Störungen beteiligt ist. So beeinflussen

Darmbakterien direkt die Botenstoffe im Gehirn, vor allem Neurotransmitter wie das »Glückshormon« Serotonin. Wenig Serotonin kann depressive Symptome hervorrufen. Untersuchungen an Mäusen haben gezeigt, dass Probiotica (Yakult u.a.) aufgrund von Veränderungen im Serotoninstoffwechsel eine antidepressive und angstdämpfende Wirkung haben können. Ob das auch auf den Menschen zutrifft, muss noch genauer erforscht werden.

Ein Teil der Veränderungen in unserem Darm-Mikrobiom hängt wiederum mit Entzündungsstoffen zusammen. Sie scheinen unter anderem den Darm für Bakterien und andere Stoffe durchlässiger zu machen, sodass diverse Stoffe aus dem Darm über die Blutbahn in das Gehirn gelangen. Normalerweise ist das Gehirn von einer Art Schutzwall, der sogenannten Blut-Hirn-Schranke, umschlossen. Durch die Entzündungsstoffe, wie sie in einer nicht intakten Darmflora bei Adipositas gebildet werden, kann diese Barriere »löchrig« werden und die Stoffe in die Bereiche des Gehirns passieren lassen, die für die Regulierung unserer Stimmung zuständig sind. *Leaky gut, leaky brain* (löchriger Darm, löchriges Gehirn) wird dieser Vorgang in englischsprachigen Forscherkreisen genannt.

Adipositasbehandlung bei einer Depression

2011 gingen Wissenschaftler der *University of Pennsylvania School of Medicine* der Frage nach, wie sich die verschiedenen Behandlungsmethoden gegen Adipositas auf eine depressive Symptomatik auswirken. Schwächen sich Depressionen ab, wenn die Betroffenen durch eine Umstellung ihrer Lebensweise, durch entsprechende Medikamente oder durch eine Magenverkleinerung abnehmen? Die Studie kam zu dem

Schluss, dass die depressiven Symptome fast immer zurückgegangen waren, wenn die Betroffenen ihre Lebensweise umfassend verändert hatten und ihr Gewichtsverlust nicht nur einer strengen Diät geschuldet war. Auch Bewegung wirkte sich nachweislich positiv auf die Stimmung aus. Auffallend war, dass bei den Lifestyle-Interventionen kein Zusammenhang zwischen den Gewichtsveränderungen und einer veränderten Depressionssymptomatik festzustellen war. Dieser Befund scheint darauf hinzuweisen, dass sich die Stimmungseintrübung durch andere Faktoren als den Gewichtsverlust selbst aufhellte. Möglicherweise fördert auch eine kognitive Verhaltenstherapie, die oft begleitend angeboten wurde, den Prozess der Selbstakzeptanz. Die Betroffenen lernen, trotz ihrer Adipositas ein Selbstwertgefühl zu entwickeln. Hinzu kommt, dass diese Therapien die Selbstkontrolle stärken und den Umgang mit der gesellschaftlichen Stigmatisierung von Adipositas erleichtern können. Da die meisten dieser Lifestyle-Interventionen als Gruppentherapien angeboten werden, kann allein schon die Unterstützung durch Leidensgenoss*innen und Therapeut*innen positive Gefühle verstärken.

Und wie sieht es im Fall einer Magenverkleinerung aus? Da ein solcher Eingriff in der Regel mit einem ziemlich extremen Gewichtsverlust verbunden ist, empfinden viele ihr Leben nach der Operation als deutlich verbessert – sei es im Hinblick auf ihre sozialen Kontakte, die Chancen auf dem Arbeitsmarkt oder auf die Lebensqualität insgesamt. Für Patty Brard fing unmittelbar nach ihrer Magenoperation ein neues Leben an, einschließlich eines Comebacks als TV-Moderatorin. Auch Begleiterkrankungen wie Diabetes nehmen ab oder gehen nach einem solchen Eingriff vollkommen zurück. Was die mentale Lebensqualität, das psychosoziale Wohlbefinden und die depressive Symptomatik angeht, so halten sich die positiven Veränderungen in der ersten Zeit nach einer Magenverkleinerung leider eher in einem bescheidenen Rahmen. Langzeitstudien machen deutlich, dass sich die Depressionen nach einer gewissen Zeit wieder verstärkt haben. Bemerkenswert sind auch die zunehmenden Hinweise auf ein steigendes Risiko, dass die Betroffenen nach einer Magenoperation einen problematischen Alkoholkonsum entwickeln.

Forscher der *University of Miami* in Florida haben dafür unterschiedliche Erklärungen. Physisch gesehen reagiert unser Nervensystem auf zu viel Essen ähnlich wie auf bestimmte Drogen. Und so könnte man von einer Suchtverlagerung sprechen, wobei das übermäßige Essen nach einer solchen Operation durch eine Alkoholabhängigkeit ersetzt wird. Eine andere mögliche Erklärung ist, dass der Körper nach einer Magenverkleinerung empfindlicher auf Alkohol reagiert. All diese Phänomene werden zurzeit noch intensiv erforscht.

Von dem großen römischen Dichter Juvenal ist die Aussage überliefert: »Mens sana in corpore sano« – Ein gesunder Geist in einem gesunden Körper. Und auch wenn es um die Frage des »Fett-Managements« geht, sind Körper und Geist keineswegs zwei getrennte Systeme. Die Beispiele von Asha, Patty, Mischa, Joost und Karin machen allerdings deutlich, dass ein adipöser Mensch eine gewisse Sturheit braucht, um den tagtäglichen Anfeindungen begegnen zu können. *Fatshaming* ist sozusagen ihr täglich Brot!

Es wird deshalb höchste Zeit, dass wir als Gesellschaft all denjenigen, die mit ihrem Übergewicht kämpfen, mehr Respekt zollen und uns ein für alle Mal von der Stigmatisierung des *Dicken Dummen Diabetikers* verabschieden. Es kostet Überwindung, über das Thema Adipositas zu reden. Das gilt insbesondere für diejenigen, die den Mut hatten, ihre persönliche Geschichte über dieses Buch öffentlich zu machen. Es ist wichtig, sich mit dem Thema Übergewicht ernsthaft auseinanderzusetzen. Und es kann sich durchaus lohnen, alle potenziellen Dickmacher und alle Faktoren, die dem Abnehmen im Wege stehen, genau unter die Lupe zu nehmen. Man versteht dann ganz einfach besser, worum es geht. Den eigentlichen Ursachen auf den Grund zu gehen, kann dazu beitragen, dauerhaft auf ein gesundes Gewicht zu kommen. Und vor allem: Wer all die Faktoren kennt, die in ihrer Komplexität zu Adipositas führen, wird ein besseres Verständnis für diese Störung entwickeln. Es geht nicht nur darum zu wissen, wie das eigene Gewicht zustande gekommen ist. Wichtig ist auch, ein Verständnis für das Übergewicht der anderen zu entwickeln. Es wäre schön, wenn wir adipöse Menschen aufgrund ihres Übergewichts nicht mehr vorschnell verurteilen würden, sondern versuchen würden, mit ihnen gemeinsam durch dick und dünn zu gehen.

Dankwort

Für das Zustandekommen dieses Buches sind wir sehr vielen Menschen zu Dank verpflichtet. An erster Stelle denjenigen, die bereit waren, ihre Geschichte mit uns zu teilen – sei es unter ihrem echten Namen oder unter einem Pseudonym. Es sind ihre persönlichen Berichte, die uns berührt und inspiriert haben und von denen wir alle, so unsere Überzeugung, etwas lernen können. Unser Dank geht an Joost und Karin (und deren Eltern!), an Asha, Mark, Mischa, Natalie, Patty und Rob. Danke für Ihre und Eure Offenherzigkeit!

Da es für uns wichtig ist, mit unserem Buch Informationen zu bieten, die für viele Menschen interessant und gleichzeitig wissenschaftlich fundiert sind, haben wir einige Experten aus dem naturwissenschaftlichen und medizinischen Bereich gebeten, den Text auf seine inhaltliche Richtigkeit bzw. auf etwaige Fehler zu kontrollieren.

Patrick Rensen, PhD; Erica van den Akker, MD PhD; Michiel Nijhoff, MD; Yvo Sijpkens, MD PhD; Aart Jan van der Lelij, MD, PhD; Adrie Verhoeven, PhD; Max Nieuwdorp, MD, PhD; Jan Hoeijmakers, PhD; Jaap Seidell, PhD; Dr. Mireille Serlie, MD PhD; Jeroen Molinger; Jan Apers, MD; René Klaassen, MD; und Emma Massey, PhD: Vielen Dank, dass Sie unser Manuskript gelesen und uns ein wertvolles Feedback gegeben haben.

Gern möchten wir uns auch bei denjenigen bedanken, die dieses Buch Probe gelesen haben, um einzuschätzen, ob diese komplizierte Materie, die wir einem breiten Publikum vermitteln wollen, auch für Leser*innen ohne einen spezifisch naturwissenschaftlichen oder medizinischen Hintergrund verständlich dargestellt ist. Dafür zuallererst ganz herzlichen

Dank an unsere Redakteure Erik de Bruin und Linda Visser. Des Weiteren bedanken wir uns nicht weniger herzlich bei Julie Maturbongs, Marijke Schiffer, Ruud van der Linde, Monique den Hamer, Carla Jongenengel, Claudia Visser, Jos Boon, Ada Willemstein, Esther Lankhuijzen, Ilke van der Mark und Anita Groenendijk. Darüber hinaus möchten wir auch unseren Kollegen im In- und Ausland aus den Bereichen Adipositasforschung und Ernährungswissenschaft für ihre anregenden Diskussionsbeiträge danken, die in dieses Buch eingeflossen sind. Insbesondere möchten wir nennen: Gerda Feunekes, PhD und Danielle Wolvers, PhD, vom Niederländischen Zentrum für Ernährung, Arya Sharma, MD, PhD, FRCPC sowie unseren Kollegen der *European Association for the Study of Obesity* (EASO) und *The Endocrine Society*.

Und abschließend gilt unser Dank unseren Partner*innen, Familien und Freunden, die uns den Rücken freigehalten haben, damit wir uns in unserer begrenzten Zeit in die Arbeit an diesem Buch stürzen konnten. Nicht zuletzt dank Eurer Unterstützung hat uns das FETT viel Freude gemacht!

Glossar

Adiponectin: Eines der vielen Hormone, die von unserem Körperfett produziert werden. In Tierversuchen mit Mäusen erhöht es unter anderem die Insulinempfindlichkeit und verringert das Risiko für Diabetes und Herz-Kreislauf-Erkrankungen.

Adipositas: Starkes Übergewicht, bei dem der BMI über 30 liegt.

Adrenalin: Stresshormon, das in den Nebennieren produziert wird. In einer körperlich oder psychisch bedingten akuten Stresssituation wird dieser Botenstoff extrem schnell ausgeschüttet.

»Agouti-related« Peptid (AgRP): Neurotransmitter, der im Hypothalamus hergestellt wird und ein Hungergefühl auslöst.

Androgene: Männliche Geschlechtshormone wie Testosteron.

Bauchspeicheldrüse: Bauchorgan, das verschiedene Hormone, darunter auch Insulin, produziert. Außerdem werden hier Verdauungssäfte gebildet, die für die Verdauungsprozesse im Darm benötigt werden.

Biorhythmus: Der Tag-Nacht-Rhythmus, der mit der biologischen Uhr verbunden ist, die von Natur aus im menschlichen Körper und sogar in allen Zellen der Organe zu finden ist.

Bisphenol A (BPA): Chemische Substanz, die in vielen Plastikprodukten enthalten ist und als hormoneller Schadstoff angesehen wird.

Body-Mass-Index (BMI): Maßangabe für das Verhältnis von Körpergröße zu Körpergewicht. Errechnet als Gewicht (kg): Größe (m)². Ein BMI zwischen 18,5 und 25 gilt als ein gesundes Gewicht; liegt der BMI zwischen 25 und 30, spricht man von Übergewicht; bei einem BMI zwischen 30 und 40 ist von Adipositas die Rede und ein BMI ab 40 bedeutet morbide oder krankhafte Adipositas.

Cholecystokinin (CCK): Darmhormon, das dafür sorgt, dass die Nahrung vom Magen aus verzögert durch den Darm geschleust wird.

Corticosteroide: Sammelbegriff für eine bestimmte Gruppe körpereigener Hormone (u.a. das Stresshormon Cortisol) oder Medikamente, die dem in der Nebenniere produzierten Cortisol ähneln. Beispiele: Prednison und Dexamethason.

Cortisol: Stresshormon, das ständig in der Nebenniere produziert wird und als Reaktion auf psychischen oder physischen Stress vermehrt ausgeschüttet wird. Es ist an diversen Prozessen in unserem Körper beteiligt, u.a. spielt es für das Immunsystem und den Zuckerstoffwechsel eine Rolle. Zu viel Cortison im Körper verstärkt das Hungergefühl und führt zu mehr Bauchfett.

Cushing-Syndrom: Multiple Beschwerden und Symptome, die darauf hinweisen, dass in der Nebenniere zu viel Cortisol produziert wird. Dies kann der Verwendung von Arzneimitteln geschuldet sein, die so genannte Corticosteroide (cortisolähnliche Stoffe enthalten. Dazu zählen unter anderem Hautsalben, Asthma-Inhalatoren und Nasensprays, Tabletten oder Injektionen. Das Cushing-Syndrom kann auch durch eine zu hohe Produktion von körpereigenem Cortison entstehen.

Delta-9-Tetrahydrocannabinol (THC): Der aktive Bestandteil von Cannabis. Über eine Aktivierung des Endocannabinoid-Rezeptors im Hypothalamus regt THC den Appetit an und erzeugt den wohlbekannten »Fresskick«.

Diabetes (in diesem Buch ist damit immer **Diabetes Typ 2** gemeint): Zuckerkrankheit oder auch eine gestörte Blutzuckerregulierung bei erhöhten Blutzuckerwerten. Diabetes entsteht meistens durch eine Insulinresistenz. Da die Zucker nicht von den Gewebezellen aus dem Blut aufgenommen werden, übersteigt der Zuckerspiegel den Sollwert. Oft wird auch zu wenig Insulin in der Bauchspeicheldrüse produziert, um die Blutzucker aufnehmen zu können. Langfristig kann Diabetes unter anderem zu Erkrankungen des Herz-Kreislauf-Systems, der Nieren, Augen und Nerven führen.

DNA: Das genetische Material, das in jeder Zelle unseres Körpers vorhanden ist. Die DNA enthält den Code für alle Proteine, die im Körper hergestellt werden, u.a. die Proteine, die zusammen die Augen und die Muskeln bilden.

Dopamin: Einer der Neurotransmitter im Gehirn, der bestimmte Signale weiterleitet. Dopamin wird auch als »Glückshormon« bezeichnet. Es spielt eine wichtige Rolle in unserem Belohnungssystem und damit auch bei einer Suchtproblematik.

Dumping-Syndrom: Syndrom, das nach einer Magenbypass-Operation entstehen kann. Es tritt auf, wenn der oder die Betroffene zu schnell und zu viel isst oder trinkt. Da der Speisebrei aufgrund des verkürzten Verdauungswegs zu plötzlich in zu großen Mengen in den Dünndarm gelangt, wird viel Feuchtigkeit aus dem Blutkreislauf in den Darm gezogen. Dieser Vorgang kann unterschiedliche Beschwerden wie Schwindel, Schweißausbrüche bis hin zur Ohnmacht zur Folge haben.

Eiweiß: Einer der Energievorräte unseres Körpers neben Glykogen und Fett. Ein Eiweiß besteht aus einer Kombination unterschiedlicher Aminosäuren, die ihrerseits als Brennstoff verwendet werden können. Eiweiße sind auch ein wichtiger Bestandteil der Muskulatur und verschiedener anderer Organe und bilden auch Rezeptoren.

Endocannabinoide: Körpereigene, fettartige Stoffe, die im Blut schweben und sich an so genannte Endocannabinoid-Rezeptoren binden, über die sie in die Zelle eindringen können. Die Rezeptoren sitzen sowohl im Hypothalamus als auch auf verschiedenen Organen, dem Körperfett sowie auf den Muskeln. Zusammen mit ihren Rezeptoren bilden die Endocannabinoide das Endocannabinoid-System, über das die Esslust, der Fett- und Zuckerstoffwechsel, das Gedächtnis und unser Belohnungssystem beeinflusst werden.

Fettsäure: Bestandteil des Triglycerid, das verbrannt werden kann.

Fidgeting: Friemelei, Herumfuchteln, Zappeln (mit einem Stift klopfen oder mit den Füßen wippen).

Fructose: Einfaches Kohlenhydrat, ebenso wie Glucose. Eine andere Bezeichnung ist Fruchtzucker.

Gen: Stelle auf der DNA, die den Code für ein bestimmtes Eiweiß, beispielsweise einen Rezeptor, enthält.

Ghrelin: Hormon, das im Magen hergestellt wird und ein Hungergefühl erzeugt; wird auch als »Hungerhormon« bezeichnet.

Clucagon-like Peptid 1 (GLP-1): Darmhormon, das den Appetit zügelt, die Insulinproduktion in der Bauchspeicheldrüse stimuliert und dadurch auch den Blutzuckerspiegel senkt.

Glucose: Eines der einfachen Kohlenhydrate. Zusammen mit der Fructose auch als »Zucker« bezeichnet.

Glykogen: Zuckerspeicher, bestehend aus langen verzweigten Molekülketten. Dieser Speichervorrat befindet sich in der Leber und in den Muskeln.

Hormon: Botenstoff, der von einer Hormondrüse in das Blut ausgeschüttet wird und im Körper an unterschiedlichen Stellen seine Wirkung entfaltet, indem er sich auf den Zielorganen an einen bestimmten Rezeptor bindet. Zu den Hormondrüsen gehört u.a. die Schilddrüse. Auch andere Organe können Hormone herstellen und ausschütten, zum Beispiel unser Herz und das Körperfett.

Hormonelle Schadstoffe: Chemische Substanzen, die die Wirkung unserer natürlichen Hormone nachahmen oder auch unterdrücken können. Im Englischen bezeichnet man sie als »endocrine disrupting chemicals«.

Hypophyse: Drüse im Gehirn von etwa einem Zentimeter Durchmesser, die kurz hinter der Nasenbrücke sitzt. Sie besitzt zahllose hormonproduzierende Zellen, die ihrerseits viele andere Hormone im Körper steuern.

Hypothalamus: Hirnareal, in dem sich unter anderem das Sättigungszentrum, das Fruchtbarkeitszentrum, das Temperaturregulierungszentrum und die zentrale biologische Uhr befinden.

Insulin: Hormon, das in der Bauchspeicheldrüse produziert wird und dafür sorgt, dass Glucose aus dem Blut von den Körperzellen aufgenommen werden kann. Dazu schließt es die Zelle auf und macht sie durchlässiger für die nötige Glucose. Insulin bewirkt auch, dass der Körper mehr Fett festhält.

Insulinresistenz: Situation, in der Körperzellen nicht mehr auf die Wirkung von Insulin reagieren. Daraus folgt, dass die Organe weniger Glucose aus dem Blut aufnehmen und der Blutzuckerspiegel ansteigt.

Kisspeptin: Hormon, das im Gehirn ausgeschüttet wird und für die Verbindung zwischen Leptin und dem Fruchtbarkeitszentrum im Gehirn verantwortlich ist.

Kohlenhydrate (einfache): Glucose und Fructose. Sie können problemlos direkt vom Darm aufgenommen werden und bewirken einen raschen Anstieg des Blutzuckerspiegels.

Kohlenhydrate (komplexe): Kohlenhydrate, die Faserstoffe enthalten. Sie müssen zuerst durch Verdauungsenzyme in einzelne Zucker zerlegt werden, bevor sie vom Darm aufgenommen werden können. Sie lassen den Blutzuckerspiegel langsamer ansteigen.

Leptin: Fetthormon, das als Erstes entdeckt wurde. Es wird in den Fettzellen produziert und löst über seine Bindung an den Leptinrezeptor im Hypothalamus ein Sättigungsgefühl aus. Da Leptin im Verhältnis zu dem in den Fettzellen gespeicherten Fett ausgeschüttet wird, wird dieses Hormon auch als »Fettindikator« unseres Körpers angesehen.

MC4-Rezeptor: Rezeptor im Hypothalamus, der ebenso wie der Leptinrezeptor an der Erzeugung eines Sättigungsgefühls beteiligt ist.

Mitochondrium: Organell, das praktisch in jeder unserer Körperzellen in großer Zahl vorhanden ist. Eine Art kleines Kraftwerk, das für den Stoffwechsel in der Zelle zuständig ist.

Monogenetische Adipositas: Eine relativ seltene Form von Adipositas, die bezeichnenderweise oft schon in einer schweren Ausprägung in einem frühen Lebensalter auftritt. Sie wird begleitet von einem extremen Hungergefühl, einem verminderten Sättigungsgefühl und einem gestörten Hormonhaushalt. Die meisten Typen einer monogenetischen Adipositas sind auf Genmutationen des Leptin-Melanocortin-Signalwegs zurückzuführen, der eine wichtige Rolle in dem Bereich des Hypothalamus spielt, der für die Kontrolle der Nahrungsaufnahme und des Energiestoffwechsels verantwortlich ist.

Neuropeptid Y (NPY): Neurotransmitter im Gehirn, der u.a. für die Erzeugung eines Hungergefühls sorgt.

Neurotransmitter: Signaleiweiße im Gehirn, die für die Weiterleitung von Signalen zuständig sind.

Nudging: (Marketing-)Strategie, um unbewusstes Verhalten bewusst zu beeinflussen. »Nudge« bedeutet: ein sanfter Stoß in die richtige Richtung.

Obesitas: siehe Adipositas

Obstruktives Schlafapnoe-Syndrom (OSAS): Schlafstörung, die mit Schnarchen und kurzen Atemstillständen einhergeht. Die Atmung setzt im Schlaf mehrmals aus (manchmal bis zu fünfzig Mal in einer Stunde). Der dadurch entstehende Sauerstoffmangel im Blut führt dazu, dass man sich schon beim Aufwachen erschöpft fühlt und tagsüber immer wieder einzuschlafen droht. OSAS hängt oft mit Übergewicht oder Adipositas zusammen.

Östrogene: Weibliche Geschlechtshormone, die in den Eierstöcken gebildet werden. Wenn Androgene unter dem Einfluss des Proteins Aromatase in Östrogene umgewandelt wurden, können Östrogene auch vom Körperfett produziert werden.

PET-Scan: Ein spezielles bildgebendes Verfahren, bei dem die Aufnahme leicht radioaktiv markierter Zucker durch die Organe sichtbar gemacht wird.

Phthalate: Chemische Substanzen, die Plastik flexibel machen, sogenannte »Weichmacher«. Sie gelten als hormonelle Schadstoffe.

Rezeptor: Hormonempfänger, an den sich das Hormon bindet. Ein Hormon passt in seinen Rezeptor wie ein Schlüssel in ein Schloss. Die Bindung eines Hormons an seinen Rezeptor, der in oder auf den Körperzellen sitzt, löst in dem jeweiligen Organ diverse Reaktionen aus.

Serotonin: Neurotransmitter im Gehirn, der u.a. »Glücksgefühle« erzeugt und für emotionale Ausgeglichenheit sorgt. Darüber hinaus fördert Serotonin über den MC4-Rezeptor das Sättigungsgefühl.

Stärke: Lange Glucoseketten.

Thermogenese: Verbrennung. Produktion von Wärme durch Stoffwechselaktivität.

Triglycerid: Fettspeicher, bestehend aus drei Fettsäuren, die an Glycerol gebunden sind.

Uhren-Gene: Gene, die den Code zur Herstellung von Proteinen bilden, die für unsere innere biologische Uhr wichtig sind. Die drei zuerst entdeckten Uhren-Gene, »Period«, »Timeless« und »Doubletime« bilden den Code für diese Proteine. Zusammen sorgen sie für den 24-Stunden-Rhythmus der Proteine in unseren Zellen.

Zelle: Kleinster Teil eines Organismus. Eine Zelle besteht aus einem Zellkern mit der darin gespeicherten DNA sowie aus Organellen, kleinen Maschinen, die die Zelle funktionsfähig erhalten.

Quellennachweise

1 Die Geschichte des Fetts in einem kurzen Überblick

Die Angaben zur Venus von Willendorf sind folgendem Artikel entnommen: W. Antel-Weiser: »The anthropomorphic figurines of Willendorf«. *Wissenschaftliche Mitteilungen Niederösterreichisches Landesmuseum* (2008), 19. S.19-30.

Eine eingängige Darstellung der Geschichte des Übergewichts findet sich in: G. Eknoyan: »A history of obesity, or how what was good became ugly and then bad«. *Advances in chronic kidney disease* (2006), 13. S. 421-427.

Die Entdeckungen zu den Ursachen von Übergewicht in: G. Bray: »Obesity, Historical development of scientific and cultural ideas«. *International Journal of Obesity* (1990), 14. S. 909-926.

Angaben zur zweiten Agrarrevolution aus: R.W. Fogel: *The escape from Hunger and Premature Death, 1700-2100.* Cambridge, GB, Cambridge University Press, 2004.

Ein detaillierter Überblick über die Entdeckung der Fettzelle sowie eine Darstellung aller wichtigen neuen Erkenntnisse in Bezug auf das Körperfett in: M. Lafontan: »Historical perspectives in fat cell biology: The fat cell as a model for the investigation of hormonal and metabolic pathways«. *American Journal of Physiology – Cell Physiology* (2011), 302. C327-C359.

Zu den Angaben zum *Fat Men's Club* siehe die Website der New England Historical Society.

2 Fett als unverzichtbares Speicherorgan

Eine anschauliche Beschreibung der Funktion des Fett-, Zucker- und Eiweißstoffwechsels stammt aus Kapitel 46 des Buches von M. Levy u.a.: *Physiology Fourth Edition*. Mosby, Philadelphia 2006.
Zur Funktion der Fettzelle und zur fetalen Entwicklung des Körperfetts siehe den Artikel von M.E. Symonds u.a.: »Adipose tissue and fetal programming«. In: *Diabetologia* (2012), 55. S. 1597-1606.
Einen kompletten Überblick über Lipodystrophie bietet der Artikel von I.M. Jazet u.a.: »Therapy resistant diabetes mellitus and lipodystrophy: leptin therapy leads to improvement«. In: *Nederlands Tijdschrift voor Geneeskunde* (2013), 157 (4): A5482.
Ein Überblick über die verschiedenen Zucker- und Fettarten findet sich auf der Website des Voedingscentrum
Die diversen Effekte von Glukose und Fruktose auf die Leber werden in der Studie von T. Jensen u.a. erläutert: »Fructose and sugar: a major mediator of non-alcoholic fatty liver disease«. In: *Journal of Hepatology* (2018), 68. S. 1063-1075.
Zu den unterschiedlichen Wirkungsweisen einer fettarmen gegenüber einer zuckerarmen Diät siehe: C.D. Gardner u.a.: »Effect of low fat vs. low-carbohydrate diet on 12-month weight loss in overweight adults and the association with genotype pattern or insulin secretion: the DIETFITS randomized clinical trial«. In: *JAMA* (2018), 319. S. 667-679 und M. Savas & E.F.C. van Rossum: »Beter een vetarm of koolhydraatarm dieet: is dat te voorspellen?« In: *Nederlands Tijdschrift voor Geneeskunde* (2017), 161. D2310.
A.P. Shukla u.a.: »Carbohydrate-last meal pattern lowers postprandial glucose and insulin excursions in type 2 diabetes«. In: *BMJ Open Diabetes Research & Care* (2017), 5.e000440. Diese Studie macht deutlich, warum es günstig ist, kohlen-

hydratreiche Produkte am Ende einer Mahlzeit zu sich zu nehmen.

D.S. Ludwig u.a.: »Dietary fat: from foe to friend?« In: *Science* (2018), 36. S. 764-770. Dieser Artikel gibt einen Überblick über die optimale Zusammensetzung einer Diät.

D. Kromhout u.a.: »The Dutch food-based dietary guidelines«. In: *European Journal of Clinical Nutrition* (2016), 70. S. 869-S.878. Die niederländischen Richtlinien des Niederländischen Ernährungszentrums (Voedingscentrum) in einer Zusammenfassung. Die Anleitungen, die Mark (in Kapitel 10) im Verlauf seiner kombinierten Lifestyle-Intervention erhalten hat, basierten ebenfalls auf diesen Richtlinien.

A. Reynolds: »Carbohydrate quality and human health: a series of systematic reviews and meta-analysis«. In: *The Lancet* (2019), 393. S. 434-445. Dieser Artikel macht deutlich, warum die regelmäßige Zufuhr von Ballaststoffen das Risiko für Herz-Kreislauf-Erkrankungen mindert.

3 Fett als Hormonfabrik

V. Daniel Castracane & Michael C. Henson: *Leptin*. Berlin. Springer US, 2006. Kap. 1: »The obese (*ob/ob*)mouse and the discovery of leptin«. Informationen zur Entdeckung des Hormons Leptin.

C.T. Montague u.a.: »Congenital leptin deficiency is associated with severe early-onset obesity in humans«. In: *Nature* (1997), 26. S. 903-908. Dieser Artikel beschreibt die Entdeckung der Leptindefizienz bei zwei pakistanischen Geschwisterkindern.

G. Paz-Filho u.a.: »Leptin treatment: facts and expectations«. In: *Metabolism* (2015), 1. S. 146-156. Darstellung der erfolgreichen Behandlung einer Leptindefizienz mit Leptin.

I.S. Farooqi u.a.: »Effects of recombinant leptin therapy in a child with congenital leptin deficiency«. In: *New England*

Journal of Medicine (1999), 341. S. 879-884. Hier wird die erste Behandlung eines Kindes mit einer Leptindefizienz mit Leptin beschrieben.

Olivia M. Farr u.a.: »Leptin applications in 2015: What have we learned about leptin and obesity?« In: *Current Opinion in Endocrinology, Diabetes and Obesity* (2015), 22. S. 353-359. Zur Rolle von Leptin bei einem Jo-Jo-Effekt nach einem Gewichtsverlust.

A.M. DePaoli: »20 years of Leptin: Leptin in common obesity and associated disorders of metabolism«. In: *Journal of Endocrinology* (2014), 223. T71-T81. Hier wird ein Überblick über die große Bedeutung von Leptin bei der Behandlung von Adipositas und Diabetes gegeben.

E. Nigro u.a.: »New insight into adiponectin role in obesity and obesity-related diseases«. In: *BioMed Research International* (2014), 658913. Ein aktueller Artikel, in dem die Wirkungsweise von Adiponectin ausführlich beschrieben wird.

Informationen zum Körperbau und Menstruationszyklus bei Spitzenturnerinnen sind den folgenden Artikeln entnommen: A.L. Claessens u.a.: »Growth and menarcheal status of elite female gymnasts«. In: *Medicine and science in sport and exercise* (1992), 24. S. 755-763. G.E. Theinz u.a.: »Evidence for a reduction of growth potential in adolescent female gymnasts«. In: *Journal of Pediatrics* (1993), 122. S.306-312. G. Beunen: »Physical growth and maturation of female gymnasts: influence of selection bias on leg length and the duration of training on trunk length«. In: *Journal of Pediatrics* (1999), 136. S.149-155.

F.F. Chehab u.a.: »Leptin and reproduction: Past milestones, present undertakings and future endeavors«. In: *Journal of Endocrinology* (2014), 223. T37-T48. Maria Manfredi-Lozano u.a.: »Connecting metabolism and gonadal function: novel central neuropeptide pathways involved in the metabolic control of puberty and fertility«. In: *Frontiers in Neuroendocrinology*

(2018), 48. S. 37-49. Zwei Artikel, die einen Überblick über den Zusammenhang von Leptin und Fruchtbarkeiten vermitteln. Mehr Wissenswertes über das »schön klingende« Kisspeptin in: K. Skorupskaite u.a.: »The kisspeptin-GnRH pathway in human reproductive health and disease«. In: *Human Reproduction Update* (2014), 20. S. 485-500.

4 Fett kann krank machen und Krankheiten können fett machen

Zwei Artikel, die einen guten Überblick über den Lebenszyklus des Körperfetts geben: M.T. Hyvönen u.a.: »Maintenance of white adipose tissue in man«. In: *The International Journal of Biochemistry & Cell Biology* (2014), 56. S. 123-132 und P. Arner u.a.: »Fat cell turnover in humans«. In: *Biochemical and Biophysical Research Communications* (2010), 396. S. 101-104.

Eine Studie, in der die Vergrößerung einer Fettzelle beschrieben wird: L.B. Salans u.a.: »Experimental obesity in man: cellular character of the adipose tissue«. In: *Journal of Clinical Investigations* (1971), 50. S. 1005-1011.

Die wichtigste Studie, die zeigte, dass die Anzahl Fettzellen etwa ab dem 20. Lebensjahr konstant bleibt, wurde 2008 veröffentlicht von: K.L. Spalding u.a. in: *Nature* unter dem Titel: »Dynamics of fat cell turnover in humans«.

Ein Überblick über die Auswirkungen der Geschlechtshormone auf die verschiedenen Fettdepots findet man in: U.A. White u.a.: »Sex dimorphism and depot differences in adipose tissue function«. In: *Biochimica et Biophysica Acta* (2014), 1842. S.377-392.

Einen ausführlichen Überblick über die Unterschiede zwischen Bauchfett und subkutanem Fett und das Risiko metaboler Krankheiten bietet: T. Schoettl u.a.: »Heterogeneity of adipose tissue in development and metabole function«. In: *Journal of Experimental Biology* (2018), 22. jeb162958.

Die Auswirkungen von Adipositas auf die weibliche Fruchtbarkeit und wie Gewichtsverlust die Fruchtbarkeit positiv beeinflussen kann, sind in den folgenden beiden Artikeln nachzulesen: E. Silvestris u.a.: »Obesity as disruptor of the female fertility«. In: *Reproductive Biology and Endocrinology* (2018), 16:22 und D. Best u.a.: »How effective are weight-loss interventions for improving fertility in women who are overweight or obese? A systematic review and meta-analysis of the evidence«. In: *Human Reproduction Update* (2017), 23. S. 681-705.

Die Auswirkung von Adipositas auf den Mann wird beschrieben in: Y. Liu u.a.: »Obesity, a serious etiologic factor for male subfertility in modern society«. In: *Reproduction* (2017), 154. R123-R131.

Die Studie, in der Rose Frisch gezeigt hat, dass ehemalige Spitzenathletinnen ein geringeres Risiko haben, an Brustkrebs und einem Krebs der Fortpflanzungsorgane zu erkranken, trägt den Titel: »Former athletes have a lower lifetime occurrence of breast cancer and cancers oft he reproductive system«. In: *Advances in Experimental Medicine and Biology* (1992), 322. S. 29-39.

Der Zusammenhang zwischen Übergewicht und Adipositas einerseits und der Entwicklung von Krebserkrankungen andererseits werden in den folgenden beiden Artikeln thematisiert: E.H. Allot u.a.: »Obesity and cancer: mechanistic insights from transdisciplinary studies«. In: *Endocrine-Related Cancer* (2015), 22. R386-R386 und N.A. Berger u.a.: »Obesity and cancer pathogenesis«. In: *Annals of the New York Academy of Sciences* (2014), 1311. S. 57-76.

5 Das Hunger- und Sättigungsgefühl

Eine beeindruckende Studie, die zeigt, dass wir uns täglich im Durchschnitt etwa 220-mal unbewusst entscheiden, was wir essen und wie diese Auswahl von unserer Umgebung beeinflusst wird, wurde von Brian Wansink und Jeffery Sobal untersucht und 2007 veröffentlicht in: *Environment and Behavior* unter dem Titel: »Mindless Eating: The 200 Daily Food Decisions We Overlook«.

In dem Artikel »Obesitas: gendiagnostiek of geen diagnostic?« beschreiben die Kinderärzte Erica van den Akker und Edgar van Mil, wie die sogenannten monogenetischen Formen von Obesitas bei Kindern diagnostiziert werden können, die unter anderem bei Karin (Mutation des Leptinrezeptors) und Joost (MC4-Rezeptormutation) festgestellt wurden. Erschienen in: *Praktische Pediatrie* (2009).

Tatjana Almuli (ehemalige Teilnehmerin des TV-Programms *Obese*), die selbst übergewichtig ist und einen ähnlichen erblich bedingten Gendefekt wie Joost hat, hat ihre Geschichte eindrucksvoll in dem Buch: *Knap voor een dik meisje. Het gewicht van gewicht*. Amsterdam. Nijgh & Van Ditmar, 2019, beschrieben.

Unsere Studie zur Häufigkeit einer monogenetischen Adipositas unter bestimmten Gruppen von adipösen Kindern und Erwachsenen in den Niederlanden wurde 2018 im *Journal of Medical Genetics* veröffentlicht. Die Verfasser*innen waren L. Kleinendorst, M.P.G. Massink, M.L. Cooiman, M.O.H. van der Baan-Slootweg, R.J. Roelants, I.C.M. Janssen, H. Meijers-Heijboer, N.V.A.M. Knoers, H.K. Ploos van Amstel, E.F.C. van Rossum, E.L.T. van den Akker, G. van Haften, B. van der Zwaag, M.M. van Haelst. Der Titel lautet: »Genetic obesity: next generation sequencing results of 1230 patients with obesity«.

Ein lesenswerter Artikel zu dem Hungerhormon Ghrelin ist 2007 unter dem Titel erschienen: »Ghreline: van eerste natuurlijke groeihormoon secretagoog tot multifunctineel peptide«. Verfasser: R.M. Kiewiet, M.O. van Aken, L. Schepp,

Y.P.M. van der Hulst und A.J. van der Lelij. In: *Nederlands Tijdschrift voor Klinische Chemie* und *Nederlands Tijdschrift van Klinische Chemie en Laboratoriumgeneeskunde*.

Eine faszinierende Darstellung, wie unsere Psyche auf unser Sättigungsgefühl und auf das Hungerhormon Ghrelin Einfluss nimmt, ist die Studie von Alia J. Crum u.a.: »Mind over Milkshakes: Mindsets, not just nutrients, determine ghrelin respone«. In: *Health Psychology* (2011).

Weitere Informationen über das mit dem Hungerhormon Ghrelin verwandte Hormon, das überraschend positive Auswirkungen auf den Stoffwechsel hat, sind zu finden bei P.J. Delhanty, P.J. Neggers, S.J. & A.J. van der Lelij: »Des-Acyl Ghrelin: A Metabolically Active Peptide«. In: *The Ghrelin System, Endocrine Development*. Karger (2013). Redaktion: A. van Benso, F.F. Casanueva, E. Ghigo und A. Granata.

Der Internist und Forscher Werner Creutzfeldt beschreibt die Geschichte der Entdeckung unserer Darmhormone, die mit dem Gehirn kommunizieren können: »The (pre)history oft he incretin concept«. In: *Regulatory Peptides* (2005).

Die Geschichte des Cannabis und des körpereigenen Endocannabinoid-Systems und seine vielfältigen Auswirkungen auf unser Gehirn und den Körper erläutert der Forscher R.G. Pertwee von der Universität Aberdeen in seinem Artikel: »Cannabinoid pharmacology: the first 66 years«, in: *British Journal of Pharmacology* (2006).

Interessante Erkenntnisse zur Funktion des menschlichen Belohnungssystems, wie dieses System bewirkt, dass wir möglicherweise zu viel essen und wie wir dies besser in den Griff bekommen können, werden in dem Artikel von Hisham Ziauddeen u.a.: »Obesity and the Neurocognitive Basis of Food Reward and the Control of Intake« vermittelt. In: *Advances in Nutrition* (2015).

Mehr wissenschaftliche Informationen über das bei manchen Menschen extrem stark ausgeprägte Bedürfnis, Kohlenhydrate aufzunehmen und wie dies mit emotionalen Störungen und Adipositas zusammenhängt, finden sich in dem Artikel von T. Ventura u.a.: »Neurobiologic basis of craving for carbohydrates«. In: *Nutrition* (2014).

Die Wirkung des »Glückshormons« Serotonin, das bei Suchterkrankungen eine wichtige Rolle spielt und den Appetit zügeln kann, wird unter anderem in dem Artikel von C.P. Müller und J.R. Homberg: »The role of serotonin in drug use and addiction« beschrieben. In: *Behavioural Brain Research* (2015).

G.A. Higgins, F.D. Zeeb und P.J. Fletcher beschäftigen sich in ihrem wissenschaftlichen Artikel: »Role of impulsivity and reward in the anti-obesity actions of 5-HT2C Receptor agonists« mit einem appetitzügelnden Medikament, das in den USA auf dem Markt ist und über das Belohnungssystem einen Antiadipositaseffekt besitzt. Erschienen in: *Journal of Psychopharmacology* (2017).

6 Wunderbarer Stoffwechsel

Einen Überblick über die Funktionen des braunen Körperfetts und die verschiedenen Medikamente und Nahrungskomponenten, die darauf einwirken, bietet der Artikel von J.R. Ruiz u.a.: »Role of human brown fat in obesity, metabolism and cardiovascular disease: strategies to turn up the heat«. In: *Progress in Cardiovascular Diseases* (2018).

Ein Casus einer Patientin mit einem Hibernom, dem der Casus von Barbara zugrunde liegt, wird in dem Artikel von Gadea u.a. erläutert: »Hibernoma, a clinical model for exploring the role of brown adipose tissue in the regulation of body weight?« In: *The Journal of Clinical Endocrinology & Metabolism* (2014), 1. S. 1-6.

Zur Thermogenese siehe den Artikel von J.A. Levine u.a. »Non-exercise activity thermogenesis(NEAT): environment and biology«. In: *American Journal of Physiology – Endocrinology and Metabolism* (2004), 286. E675-E685.

Die Effekte, die sich ergeben, wenn man Sitzen durch Stehen und Laufen ersetzt, beschreibt der Artikel von B. Duvivier: »Minimal intensity physical activity (standing and walking) of longer duration improves insulin action and plasma liquids more than shorter periods of moderate vigorous exercise (cycling) in sedentary subjects«. In: *PLoS One* (2013).

Die Effekte von Nahrungsmitteln auf das braune Körperfett werden beschrieben in: T. Yoneshiro u.a.: »Tea catechin and caffeine activate brown adipose tissue and increase cold-induced thermogenic capacity in humans«. In: *American Journal of Clinical Nutrition* (2017), 105. S.873-881.

Die schöne japanische Studie, die zeigte, dass sechs Wochen Aufenthalt in milder Kälte zu einem Verlust von Körperfett führen kann und der tägliche Verzehr von Capsaicin (in roten Paprika enthalten) bei gesunden jungen Männern das braune Körperfett aktiviert, wurde 2013 von T. Yoneshiro u.a., in: *Journal of Clinical Investigation* publiziert.

7 Körperfett und Biorhythmus

Mehr Informationen zu den bahnbrechenden Forschungen zur biologischen Uhr, für die den drei US-amerikanischen Wissenschaftlers Jeffrey C. Hall, Michael Rosbash und Michael W. Young 2017 der Nobelpreis für Medizin verliehen wurde, gibt es auf dem folgenden Video https:// www.npr.org/sections/thetwoway/2017/10/02/554993385/nobel-prize-in-medicine-is-awarded-to-3-americans-for-work-on-circadian-rhythm (abgerufen September 2018).

Eine lesenswerte Übersicht über Schlafmangel und die daraus resultierenden Folgen (mehr Appetit, veränderter Stoffwechsel und Gewichtszunahme) sowie über die Auswirkungen unterschiedlicher Schlafinterventionen wurde 2014 von

Arlet Nedeltcheva und Frank Scheer in: »Metabolic effects of sleep disruption, links to obesity and diabetes«, in: *Current Opinion in Endocrinology & Diabetes and Obesity* beschrieben. Die interessante Studie, bei der man Menschen, die normalerweise nur wenige Stunden schliefen, länger schlafen ließ und untersuchte, ob sich dies günstig auf ihr Essverhalten auswirkte, stammt von Haya, K. Al Khatib u.a. vom King's College London und wurde 2018 in: *The American Journal of Clinical Nutrition* publiziert. Der Titel lautet: »Sleep extension is a feasible lifestyle intervention in free-living adults who are habitually short sleepers: a potential strategy for decreasing intake of free sugars? A randomized controlled pilot study«.

In der großen britischen Studie von Emily McFadden u.a.: »The Relationship Between Obesity and Exposure to Light at Night: Cross-Sectional Analyses of Over 1000,000 Women in the Breakthrough Generations Study«, erschienen im *American Journal of Epidemiology* (2014) wird nachgewiesen, dass Frauen, die in einem nicht ganz abgedunkelten Raum schlafen, dicker sind als Frauen, die in einem völlig dunklen Raum schlafen.

G. Muscogiuri u.a.: »Obesity and sleep disturbance: the chicken or the egg?« In: *Critical Reviews in Food Science and Nutrition* (2018). Dieser Artikel vermittelt einen guten Einblick in das wechselseitige Verhältnis zwischen Schlaf und Adipositas. Die Verfasser zeigen, wie einerseits zu wenig Schlaf dick machen kann und andererseits Adipositas und ungesunde Ernährung die Schlafqualität verschlechtern können. Um den Zusammenhang von Schlaf und Adipositas geht es auch in dem Artikel von J. Theorell-Haglöw und E. Lindberg: »Sleep Duration and Obesity in Adults. What Are the Connections?«, erschienen in: *Current Obesity Reports* (2016).

Jean-Louis Girardin u.a.: »Obstructive Sleep Apnea and Cardiovascular Disease: Role of the Metabolic Syndrome and

Its Components«. In: *Journal of Clinical Sleep Medicine*. Dieser 2008 erschienene Artikel beschreibt den ursächlichen Zusammenhang zwischen Adipositas *und* OSAS und einem erhöhten Risiko für kardiovaskuläre Erkrankungen.

C.L. Grant u.a. legen in ihrer Studie dar, wie wichtig der Zeitpunkt ist, an dem man bestimmte Nahrungsmittel zu sich nimmt und dass nächtliche Mahlzeiten den Blutzuckerspiegel deregulieren können. Erschienen ist dieser Artikel 2017 unter dem Titel: »Timing of food intake during simulated night shift impacts glucose metabolism: A controlled study«, in: *Chronobiology International*.

Dies ist ein wichtiger Artikel über die Auswirkungen bestimmter Essverhaltensmuster, z.B. das Frühstück auszulassen, Intervallfasten und die Häufigkeit und die Zeitpunkte der eingenommenen Mahlzeiten: Marie-Pierre St. Onge: »Meal timing and Frequency: Implications for Cardiovascular Disease Prevention A Scientific Statement From the American Heart Association«. In: *Circulation* (2017).

2011 erschien in der angesehenen Fachzeitschrift *The New England Journal of Medicine* ein bahnbrechender Forschungsbericht von Priya Sumithran u.a. über die lang- und kurzfristigen Auswirkungen einer kurzzeitigen niederkalorischen Diät auf unsere Hunger- und Sättigungshormone. in: »Long-Term Persistence of Hormonal Adaptions to Weight Loss« wurde deutlich, wie ein ein Teil des Jo-Jo-Effekts nach einer Diät erklärt werden kann.

Zu den längerfristigen Resultaten der bekannten US-amerikanischen TV-Show *The Biggest Loser* siehe den Artikel: »Persistent metabolic adaption 6 years after« von E. Fothergill u.a., in: *Obesity* (2016).

Unter dem Titel »Intermittent Fasting: Is the Wait worth the Weight?« erfahren Sie hier mehr über die angesagte Diät des Intervallfastens. Verfasser dieses 2018 in: *Current Obesity Reports* erschienenen Artikels ist M.C. Stockman u.a.

Mehr Wissenswertes über eine weitere Trenddiät, das »time restricted fasting«, bei dem nicht die Kalorienmenge begrenzt ist, sondern die Zeitspanne, in der Nahrung aufgenommen wird, findet man in dem Artikel von G.C. Melkani und S. Panda: »Time-restricted feeding for prevention and treatment of cardio-metabolic disorders«, in: *Journal of Physiology* (2017). S. Panda hat zusammen mit S. Gill einen weiteren interessanten Artikel in der führenden Fachzeitschrift *Cell Metabolism* veröffentlicht: »A Smartphone App reveals Erratic Diurnal Eating Patterns in Humans that Can be Modulated for Health Benefits«, in dem es um das Essverhalten gesunder Erwachsener und dessen Auswirkungen auf die Gesundheit geht.

8 Wie macht Stress dick?

Artikel, die den Zusammenhang zwischen Stress und Adipositas wissenschaftlich beleuchten sind: E.F.C. (Liesbeth) van Rossum: »Obesity and Cortisol: New perspectives on an old theme«. In: *Obese* (2017). A.J. Tomiyama: »Stress and Obesity«. In: *Annual Reviews* (2018).

E.S. van der Valk, M. Savas & E.F.C. van Rossum: »Stress and Obesity: Are there More Susceptible Individuals?« In: *Current Obesity Reports* (2018). In diesem Artikel haben wir beschrieben, wieso manche Menschen sensibler auf die negativen Effekte von chronischem Stress auf das Körpergewicht reagieren als andere.

Mehr Informationen zum Cushing-Syndrom, von dem Mischa betroffen war, unter: https:/www.thuisarts.nl/ziektevan cushing/ik-heb-ziekte-van cushing (abgerufen September 2018).

In diesem Artikel erklären wir, wie wir den Zusammenhang zwischen Adipositas und dem Stresshormon Cortisol bei Erwachsenen anhand einer relativ »neuen« Methode untersucht haben, und zwar indem wir Langzeitcortisolwerte im Kopfhaar gemessen haben. V.L. Wester, S.M. Staufenbiel, M.A. Veldhorst, J.A. Visser, L. Manenschijn, J.W. Koper, F.J. Klessens-Godfroy, E.L. van den Akker, E.F.C. van Rossum: »Longterm cortisol levels measured in scalp hair of obese patients«. Erschienen in: *Obesity* (2014).

Am 1.2.2017 nach einer Mitteilung der Deutschen Gesellschaft für Ernährung waren 59% der Männer und 37% der Frauen übergewichtig; https://www.dge.de/presse/pm/so-dick-war-deutschland-noch-nie/ (abgerufen September 2018).

Zu unseren Untersuchungen zum Zusammenhang zwischen Cortisol und Adipositas bei Kindern siehe: G. Noppe, E.L. van den Akker, Y.B. de Rijke, J.W. Koper, V.W. Jaddoe, E.F.C. van Rossum: »Long-term glucocorticoid concentrations as a risk factor for childhood obesity and adverse body-fat distribution«, erschienen in: *International Journal of Obesity* (2016).

Zu der Beziehung zwischen einem chronisch erhöhten Cortisolspiegel und einem größeren Risiko für kardiovaskuläre Erkrankungen siehe: L. Manenschijn, L. Schaap, N.M. van Schoor, S. van der Pas, G.M. Peeters, P. Lips, J.W. Koper und E.F.C. van Rossum: »High long-term cortisol levels, measured in scalp hair, are associated with a history of cardiovascular disease«. Erschienen in: *Journal of Clinical Endocrinology* (2013).

Im Artikel »Use of hair cortisol analysis to detect hypercortisolism during active drinking phases in alcohol-dependent individuals« von T. Stalder, C. Kirschbaum, K. Heinze, S. Steudte, P. Foley, A. Tietze und L. Dettenborn, in: *Biological Psychology* (2010) wird der Zusammenhang zwischen übermäßigem Alkoholkonsum und Cortisol beschrieben.

Mehr Wissenswertes über Alkoholmissbrauch weltweit ist auf der Website der WHO zu finden: https:/www.who.int/health-topics/alcohol#tab_tab_1 (abgerufen September 2018).

9 Versteckte Dickmacher

Der Zusammenhang zwischen einer bestimmten Medikamentengruppe, den sogenannten Corticosteroiden, und dem Körpergewicht wird in folgenden wissenschaftlichen Publikationen dargestellt: M. Savas, V.L. Wester, S.M. Staufenbiel, J.W. Koper, E.L.T. van den Akker, J.A. Visser, A.J. van der Lely, B.W.J o. Penninx und E.F.C. van Rossum: »Systematic Evaluation of Corticosteroid Use in Obese and Non-obese Individuals: A Multi-cohort Study«, erschienen in: *International Journal of Medical Sciences* (2017). M. Savas, T. Muka, V.L. Wester, E.L.T. van den Akker, J.A. Visser, G.J. Braunstahl, S.N. Slagter, B.H.R. Wolffenbuttel, O.H. Franco und E.F.C. van Rossum: »Associations Between Systemic and Local Corticosteroid Use With Metabolic Syndrome and Body Mass Index«, erschienen in: *Journal of Clinical Endocrinology and Metabolism* (2017).

Darüber hinaus wurde 2015 ein Artikel publiziert, in dem deutlich wird, dass sich auch lokal angewendete Mittel, die Corticosteroide enthalten, im gesamten Körper auswirken und auch die Funktion der Nebennieren unterdrücken können. Siehe L.H. Broersen, A.M. Pereira, J.O. Jørgensen und O.M. Dekkers: »Adrenal Insufficiency in Corticosteroids Use: Systematic Review and Meta-Analysis«, erschienen in: *Journal of Clinical Endocrinology and Metabolism.*

Weitere Informationen zu der Beziehung zwischen Adipositas und Asthma: M. Gruchala-Niedoszytko, S. Malgorzewicz, M. Niedoszytko, M. Gnacinska, und E. Jassem: »The influence of obesity on inflammation and clinical symptoms in asthma«, erschienen in: *Advances in Medical Sciences* (2013) sowie A. van Huisstede, M. Castro Cabezas, G.J. van der Geijn, G.H. Mannaerts, T.L. Njo, C. Taube, P.S. Hiemstra und G.J. Braunstahl: »Underdiagnosis and overdiagnosisobese of asthma in the morbidly obese«, erschienen in: *Respiratory Medicine* (2013).

In *Current Opinion in Pulmonary Medicine* (2016) befasst sich C.S. Ulrik mit den günstigen Auswirkungen auf Asthma, die ein Gewichtsverlust bei Menschen hat, die sowohl unter Adipositas als auch unter Asthma leiden. Siehe dazu den Artikel: »Asthma and obesity: is weight reduction the key to achieve asthma control?«

Eline S. van der Valk, Erica L.T. van den Akker, Mesut Savas, Lotte Kleinendorst, Jenny A. Visser, Mieke M. van Haelst, Arya M. Sharma und Elisabeth F.C. van Rossum geben in ihrem in *Obesity Rewiev* 2019 erschienenen Artikel: »A comprehensive diagnostic approach to detect underlying causes of obesity in adults« einen Überblick über die Medikamente, die als Nebenwirkung zu einer Gewichtszunahme führen können.

M. Dayabandara u.a.: »Antipsychotic-associated weight gain: management strategies and impact on treatment adherence«. In: *Neuropsychiatr Dis Treat* (2017). In diesem Artikel werden die Mechanismen beschrieben, wie bestimmte Neuoleptika zu einer Gewichtszunahme führen können plus was man gegen diese Auswirkungen tun kann.

Einzelheiten wie Betablocker (häufig verschriebene Medikamente gegen Bluthochdruck) zu einer Gewichtszunahme führen können, sind in dem Artikel von Arya M. Sharma, Tobias Pischon, Sandra Hardt, Iris Kunz und Friedrich C. Luft zu lesen: »b-Adregenic Receptor Blockers and Weight Gain, A Systematic Analysis« erschienen in: *Hypertension* (2001).

Die niederländische Organisation Wemos hat ein Factsheet zu hormonellen Schadstoffen ins Netz gestellt: https://www.wemos.nl/wp-content/uploads/2016/11/Wemos-Factsheet-Dit-moet-je-weten-over-hormoonverstorende stoffen_November-2016-1.pdf (abgerufen September 2018).

The Endocrine Society, der US-amerikanische Fachverband der Endokrinologen, hat 2015 in dem führenden Fachblatt *Endocrine Review* unter dem Titel »The Endocrine Society's Second Scientific Statement on Endocrine-Disrupting Chemicals« einen wichtigen Artikel über die Auswirkungen hormoneller Schadstoffe und das Adipositas- und Diabetesrisiko veröffentlicht. Siehe dazu: https://endocrinenews.endocrine.org/edcs-linked-to-rising-diabetes-obesity-risk/ (abgerufen September 2018). Darüber hinaus gibt The Endocrine Society Tipps, was man selbst noch mehr tun kann, um den Kontakt mit hormonellen Schadstoffen so weit wie möglich einzuschränken. Diese findet man online unter: https://www.endocrine.org/topics/edc/what you can do (abgerufen September 2018). Mehr dazu, wie hormonelle Schadstoffe unsere Esslust und unseren Stoffwechsel negativ beeinflussen können und sogar Auswirkungen haben können, die von einer Generation an die nächste weitergegeben werden können finden Sie auf der Website: https://www.endocrine.org/topics/edc/what-edcs are/common-edcs/metabolic (abgerufen September 2018).

2017 verfasste Philippa D. Dabre einen interessanten Artikel, der unter der Überschrift »Endocrine Disruptors and Obesity«, in: *Current Obesity Reports* erschien. Hier geht es über den Teufelskreis, der möglicherweise entsteht, wenn man zu viel Körperfett hat, in dem hormonelle Schadstoffe gespeichert werden können, die ihrerseits diverse Erkrankungen, darunter auch Krebs, hervorrufen können.

Ein Team von Wissenschaftlern unter der Leitung von Jeffrey Gordon von der Washington University School of Medicine in St. Louis publizierte 2016 in der renommierten Fachzeitschrift *Science* eine aufsehenerregende Studie mit dem Titel: »Gut Microbiota from Twins Discordant for Obesity Modulate Metabolism in Mice«. Hier werden Experimente beschrieben, die belegen, dass körperliche Merkmale wie Adipositas oder Schlanksein durch die Transplantation menschlicher Darmbakterien in Mäuse übertragen werden können.

Eine interessante wissenschaftliche Lektüre zur Rolle der Darmbakterien bei Adipositas und über Stuhltransplantationen als mögliche Therapieform sind die folgenden Artikel: Y. Kang und Y. Cai: »Gut micro biota and obesity: implications for fecal microbiota transplantation therapy«, in: *Hormones* (2017) und A. Vrieze u.a.: »Transfer of intestinal microbiota from lean donors increases insulin sensitivity in individuals with metabolic syndrome«, erschienen in: *Gastroenterology* (2020).

Weitere Artikel aus dem Jahr 2018 zur Rolle unserer Darmbakterien bei Adipositas: Olga Castaner u.a.: »The Gut Mikrobiome Profile in Obesity: A Systematic Review«, erschienen in: *International Journal of Endocrinology* und A.S. Meijnikman, V.E. Gerdes, M. Nieuwdorp und H. Herrema: »Evaluating Causality of Gut Microbiota in Obesity and Diabetes in Humans«. In: *Endocrine Reviews*.

Mehr über die These des Arztes Richard Atkinson, dass auch Viren zu der weltweiten Adipositas-Epidemie beigetragen haben könnten, finden Sie in seinem online verfügbaren Artikel: »Obesity Due to a Virus: How this Changes the Game« auf der Website der Obesity Action Coalition: https://www.obesityaction.org/community/article-library/obesity-due-to-a-virus-how-this-changes-the game/ (abgerufen September 2018). Darüber hinaus behandelte Richard Atkinson u.a. schon 2005 in einem wissenschaftlichen Beitrag den Zusammenhang zwischen dem Adenovirus-36 und Adipositas in einem Artikel mit dem Titel: »Human adenovirus-36 is associated with increased body weight and paradoxial reduction of serum lipids«, der in: *International Journal of Obesity* erschienen ist. 2015 wurde in *Medicine* ein Artikel veröffentlicht, in dem die Studien der zurückliegenden Jahre zu dieser Thematik unter die Lupe genommen wurden. Siehe dazu: M.Y. Xu u.a.: »Human Adenovirus-36 Infection Increased the Risk of Obesity: A Meta-Analysis Update«.

Forschungsergebnisse über die Einnahme von Antibiotika in den ersten Lebensjahren und die negativen Auswirkungen auf das Mikrobiom sowie über den Zusammenhang mit einer Gewichtszunahme wurden 2016 in dem Artikel von Katri Korpela u.a.: »Intestinal microbiome is related to lifetime antibiotic use in Finnish pre-school children« in der führenden Fachzeitschrift *Nature Communications* veröffentlicht.

10 Übergewicht effektiv bekämpfen

Eine ausführliche Darstellung der Studien zu den Auswirkungen des täglichen Konsums eines zuckerhaltigen Getränks auf das Gewicht von Schulkindern enthält der folgende Artikel: J.C. de Ruyter u.a.: »A trial of sugar-free or sugar-sweetened beverages and body weight in children«, erschienen 2012 in: *The New England Journal of Medicine*.

Empfehlungen für die entsprechende Behandlung der unterschiedlich schweren Formen von Übergewicht und Adipositas sind nachzulesen in den Richtlinien Zorgstandaard Obesitas, die 2010 von der Partnerschap Overgewicht Nederland (PON) abgefasst wurden. PON ist der niederländische Dachverband der Berufsverbände der Mediziner und Paramediziner, der niederländischen Krankenversicherer, des GGD-GHOR und der Patientenvereinigungen, die unter anderem gegenüber dem niederländischen Gesundheitsministerium eine beratende Funktion einnimmt.

Wie die Diagnostik dick machender und stabilisierender Faktoren aussehen kann, wird in den nachfolgend genannten Artikeln beschrieben. Eline S. van der Valk, Mesut Savas, Jan Steven Burgerhart, Maaike de Vries, Erica L.T. van den Akker, und E.F.C. van Rossum: »Obesitas in de spreekkamer. Eerst diagnostiek en daarna effectieve behandeling (klinische les)«. In: *Nederlands Tijdschrift voor Geneeskunde* (2017). 161. D2310. Und: Eline S. van der Valk, Erica L.T. van den Akker, Mesut Savas, Lotte Kleinendorst, Jenny A. Visser, Mieke M.

van Haelst, Arya M. Sharma und Elisabeth F.C. van Rossum: »A comprehensive diagnostic approach to detect underlying causes of obesity in adults«. In: *Obesity Reviews* (2019). Bei diesen beiden Titeln handelt es sich um wissenschaftliche Publikationen. Leichter verständlich ist die Antrittsvorlesung von Liesbeth van Rossum mit dem Titel »Dik ben je niet voor de lol« (Dick ist man nicht zum Spaß), die im Internet zur Verfügung steht oder ihre TEDX-Präsentation: »Solutions for the obesity epidemic«.

Wenn Sie sich eingehender über eine Impfung gegen das Hungerhormon Ghrelin informieren möchten, die bei Ratten zu einer reduzierten Gewichtszunahme führte, können Sie dazu den Artikel von E.P. Zorilla u.a.: »Vaccination against weight gain«, in: *Proceedings of he National Academy of Sciences* (2006) lesen.

11 »Fatshaming« und die psychischen Folgen von Adipositas

Eet mij ist eine interessante Publikation über die psychologischen Aspekte von Essen und Übergewicht. Geschrieben hat dieses Buch die in Kapitel 11 genannte Asha ten Broeke, Psychologin und Kolumnistin der niederländischen Tageszeitung *De Volkskrant*, zusammen mit Ronald Veldhuizen, Biologe und Wissenschaftsjournalist.

Einen ausführlichen Überblick über die Forschung zu Vorurteilen und Stigmatisierung von Menschen mit Übergewicht und Adipositas bietet der Artikel von R.M. Puhl und K.D. Brownell: »Bias, discrimination, and obesity«. In: *Obesity Research* (2001), 9. S. 788-905

Mehr über den Umgang mit dem Adipositas-Stigma finden Sie in dem Artikel von Angela S. Alberga, Shelly Russell-Mayhew, Kristin M. von Ranson und Lindsey McLaren: »Weight bias: a call to action«, in: *Journal of Eating Disorders* (2016).

Mehr Details zu den Beobachtungen, dass Adipositas auch mit Nachteilen bei einer Bewerbung auf eine Stelle verbunden ist, bietet die wissenschaftliche Studie von Stuart W. Flint, Martin Ĉadek, Sonia C. Codreanu, Vanja Ivić, Colene Zomer und Amalia Gomoiu: »Obesity Discrimination in the Recruitment Process: You're not hired!«, in: *Frontiers in Psychology* (2016), 7.

Einen ausführlichen Überblick über die biologischen Erklärungen zu dem Zusammenhang zwischen Adipositas und Depression enthält unser Artikel »Depression and obesity: evidence of shared biological mechanisms«, der von Yuri Milaneschi, Kyle Simmons, Elisabeth (Liesbeth) F.C. van Rossum und Brenda Penninx verfasst wurde und 2018 in *Molecular Psychiatry* erschienen ist.

Sabrina Mörkl, Jolana Wagner-Skacel, Theresa Lahousen, Sonja Lackner, Sandra Johanna Holasek, Susanne Astrid Bengesser, Annamaria Painold, Anna Katharina Holl und Eva Reininghaus haben einen faszinierenden Beitrag zur Kommunikation zwischen Darm und Hirn verfasst. »The Role of Nutrition and the Gut-Brain-Axis in Psychiatry: A Review of the Literature« ist 2019 in: *Neuropsychobiology* erschienen.

Mehr Informationen über das Konzept einer Art »Leckage« der Darmbakterien und anderer Substanzen, die über die Blutbahn in das Gehirn gelangen, sind dem Artikel »Leaky Gut, Leaky Brain?« von Mark E.M. Obrenovich in: *Microorganisms* zu entnehmen.

Wenn Sie mehr darüber erfahren wollen, wie sich die Symptome einer Depression durch Gewichtsverlust verbessern können, empfehlen wir Ihnen diesen wissenschaftlichen Artikel: A.N. Fabricatore u.a.: »Intentional weight loss and changes in symptoms of depression: a systematic review and meta-analysis«, in: *International Journal of Obesity* (2011).

Die psychischen Folgen einer Magenverkleinerung als Methode einer Adipositasbehandlung werden von Sandra

Jumbe u.a. in dem Artikel: »Psychological Aspects of Bariatric Surgery as a Treatment for Obesity«, in: *Current Obesity Reports* (2017), 6. S. 72-76 beschrieben.

Mehr Informationen über ein erhöhtes Risiko eines Alkoholmissbrauchs nach einer Magenverkleinerung enthält der Artikel: »Alcohol and Drug Use Among Postoperative Bariatric Patients: A Systematic Review of the Emerging Research and Its Implications« von Christine E. Spadola u.a., in: *Alcoholism: Clinical and Experimental Research* (2015), 39(9). S. 1582-1601.

Sachregister

Absengen (Darmschleimhaut) 237f.
Adenovirus-36 207f.
Adiponectin 74f., 112, 265
Adipositas 24, 50-55, 62, 64, 68f., 71f., 80, 84f., 91f., 95f., 98, 100, 110, 122f., 138, 160ff., 167f., 177, 185ff., 194-197, 201-204, 206-209, 214, 221f., 224ff., 230, 232ff., 237, 240f., 243, 247-262, 265
Adrenalin 45, 175f., 265
Agouti-related Peptid (AgRP) 114, 265
Alkohol 57, 156, 188f., 219, 227, 281
Antibiotika 205f.
Antidepressiva 195f., 228, 250, 253
Antiepileptika 195f., 228
Apfelfigur 88f., 102

Ballaststoffe 40, 47, 125, 169f., 204
Bauchfett 34, 36, 52, 85, 88f., 91f., 102, 181, 183, 186f., 189, 232, 256
Bauchspeicheldrüse 42, 90, 109, 111f., 117f., 237, 265, 267, 269f.
Belohnungssystem 112, 118, 120ff., 128, 267f.
Betablocker 196ff., 228

Bewegung 86, 97, 102, 115, 131f., 134, 201, 209, 215, 218, 220ff., 224ff., 236, 260
biologische Uhr 151-155, 160, 162, 209, 265
Biorhythmus 149f., 155f., 161, 163, 218, 265
Birnenfigur 88f.
Bisphenol A (BPA) 199f., 202f., 266
Blutzuckerspiegel 41f., 45f., 49, 113, 142, 146, 159, 162, 269f.
Blutzuckerstoffwechsel 119, 156
Body-Mass-Index 50ff., 194, 206, 230, 265f.
braunes Körperfett 99, 135-146, 163, 188, 198, 205, 224, 238
Butyrat 204f.

chemischer Stress, s. Stress
Cholecystokini (CCK) 111, 117, 266
Cholesterin 56, 84, 102, 171, 181, 183
Corticosteroid(-rezeptor) 182f., 192-196, 228, 266
Cortisol 45, 53, 156, 158, 176, 178, 181-189, 192-195, 220, 255f., 266f.
Crashdiät, s. Diät

CRON-Diät, s. Diät
Cushing-Syndrom 181ff., 186, 189, 229, 255f., 266f.

Darmbakterien 169, 203-206, 259
Darmhormon 116f., 236ff., 266, 269
Dauerstress, s. Stress
Delta-9-Tetrahydrocannabinol (THC) 118f., 267
Depression 85, 181, 252-261
Diabetes Typ 2 43, 55, 65, 75, 89ff., 103, 116, 132, 145, 150, 159, 162f., 185f., 197f., 219f., 222, 236f., 250, 260, 267
Diät 23, 54ff., 73, 164-171, 187, 225, 250, 260
Dickmacher 191, 203, 206, 209, 218f., 233, 249, 262
Dinitrophenol (DNP) 22
Diskriminierung 256ff.
Dopamin 111, 122, 267
Dumping-Syndrom 213f., 240, 267f.

Endocannabinoid-System 111, 118ff., 122, 268
Energie 17, 19f., 29, 31, 33, 39-42, 53, 78, 103, 109, 111f., 119, 130f., 134, 168, 198, 200, 220, 222-225, 232, 236, 255, 257
Entzündungsstoff/-zelle 74, 84f., 91ff., 98, 103, 186, 204, 236, 256f., 259
Esslust 62, 67, 72, 103, 106, 108f., 111f., 118, 122, 128, 139, 150, 153, 159f., 163, 167, 169, 187, 200, 205, 215, 223, 229, 232, 254f., 257, 268
Essverhalten 121, 124, 127, 153, 160, 165, 217, 226

Fetthormon 73f., 80, 95, 103, 186, 195
Fettsäure 32, 37f., 46, 48f., 54, 56, 85, 89, 130, 140, 204, 268
Fettzelle 27, 34ff., 38, 71, 84-92, 101, 109, 119, 130, 139f., 145f., 186, 200ff., 206, 208, 256
fidgeting 131-135, 222, 268
Flemyng, Malcolm 25f.
Frisch, Rose 77, 98
Fruchtbarkeit 76-79, 95ff., 199

Gallensäure 238f.
Gehirn 28, 45, 54, 64, 71, 78ff., 85, 108f., 111f., 114-118, 122f., 125f., 139f., 175-180, 223, 229, 256-259
Ghrelin 109, 111, 114-117, 158, 160, 167, 233, 269
Glucagon-like Peptid 1 (GLP-1) 111f., 117, 232, 237, 269
Glucose 31ff., 36ff., 40, 42, 45, 85, 117, 133, 171, 176, 181, 183, 200, 219, 238, 269f., 273
Glykogen 31ff., 38, 42f., 176, 269

Herz-Kreislauf-Erkrankung 48, 102, 132, 159, 161f., 185, 222, 234

hormonelle Schadstoffe 198-202, 209, 266, 269, 272
Hungergefühl 54, 62, 68f., 73, 107, 109, 111, 114, 119, 123, 128, 167, 187, 228, 257, 265f., 269, 271
Hypophyse 175f., 178, 207, 255, 269f.
Hypothalamus 64, 108ff., 112ff., 119, 139, 153ff., 175f., 178, 229, 255, 257, 265, 267f., 270f.

injizierter Stress, s. Stress
Insulin 42, 49, 90, 93, 111ff., 117f., 142, 155, 162, 167, 197f., 219, 236f., 240, 250, 258, 265, 267, 270
Intervallfasten 170f.

Jo-Jo-Effekt 163, 166ff., 170, 226

Kälte 139, 142-146, 224, 228
Kisspeptin 78f., 270
Kohlenhydrate 40ff., 54ff., 123, 219, 268ff.
körperlicher Stress, s. Stress
Kortison, s. Corticosteroid
Krebs 98f., 103, 137, 150

Leptin 62f., 67-74, 78ff., 88, 95, 103, 108-112, 114, 158, 160, 163, 223, 257, 271
Lifestyle-Intervention 214, 230ff., 241, 260
Lipodystrophie 36, 78
Lorcaserin 123

Magenband 234f., 237
Magenbypass 234-240
Magenoperation 99, 195, 214, 233f., 236, 239f.
Magenverkleinerung 86, 229, 234f., 259ff.
Medikamente 75, 110, 116, 145, 193f., 196ff., 209, 218, 221, 228, 232f., 250, 257
Melanocortin 4-Rezeptor (MC4R) 106f., 110f., 123, 271, 273
Melatonin 155
Menstruation 76ff., 95, 97, 173
Mikrobiom 203f., 206, 239, 258
Mitochondrie 27, 137, 140f., 271

Neuroleptika 195ff.
Neuropeptid 45, 114, 271
Neurotransmitter 114, 259, 265, 267, 271
New England Fat Men's Club 21
nudging 216f., 272

Obstruktives Schlafapnoe-System (OSAS) 84, 160f., 272
Östrogen 53, 96, 98, 101f., 272

Peptid YY (PYY) 111, 117f., 237
Phthalat 199, 272
psychischer Stress, s. Stress
Pubertät 78f., 87, 101, 252

Rimonabant 120

Sättigungsgefühl 64, 66ff., 71ff., 105, 108-115, 123-126, 128, 158, 167f., 189, 237, 257, 271, 273
Schilddrüse 53, 65, 99f., 145, 229, 269
Schlaf 132, 152, 156-161, 179, 188, 209, 220f., 227, 249, 272
Serotonin 111, 122f., 259, 273
Short, Thomas 25f.
Sport 29ff., 129, 131ff., 144, 168, 221f.
Stoffwechsel 57, 62, 73f., 99f., 103, 107, 109, 116, 129ff., 134f., 139, 142-146, 153, 159f., 163, 166, 168f., 171, 215, 223, 238f.
Stress 165, 175-179, 181-188, 191, 194, 209, 221, 228, 247, 255
subkutanes Fett 25, 34, 36, 52, 86, 88f., 91f., 181

Testosteron 53, 96, 101ff., 189, 265
Thermogenese 131, 273
time-restricted fooding 171f.
Triglycerid 38, 46, 49, 54, 268, 273

Uhren-Gene 152, 162, 273

Wechseljahre 98, 101f.
Weight Watchers 23

Zucker 29ff., 40-43, 47f., 56f., 75, 90f., 113f., 116f., 124, 130, 136f., 155, 187, 205, 208, 216, 219, 238, 258, 267-270